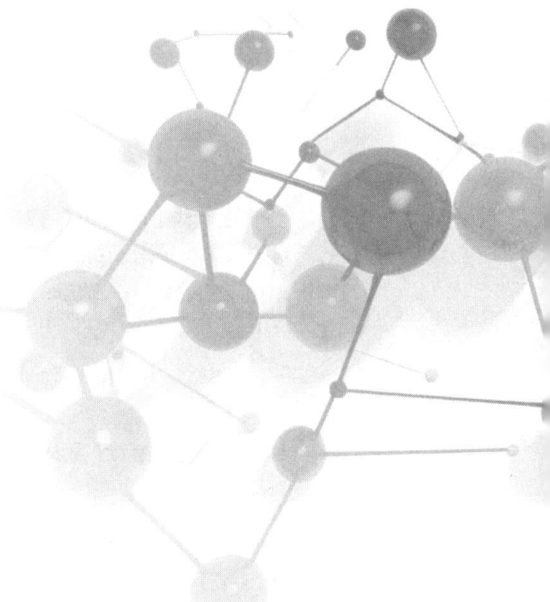

免疫检查点抑制剂相关不良反应综合管理和经典病例解析

彭 玲◎主编

四川大学出版社
SICHUAN UNIVERSITY PRESS

图书在版编目（CIP）数据

免疫检查点抑制剂相关不良反应综合管理和经典病例解析 / 彭玲主编. — 成都 : 四川大学出版社, 2023.11
ISBN 978-7-5690-6430-8

Ⅰ. ①免… Ⅱ. ①彭… Ⅲ. ①免疫抑制剂—研究 Ⅳ. ① R979.5

中国国家版本馆 CIP 数据核字 (2023) 第 207463 号

书　　名：免疫检查点抑制剂相关不良反应综合管理和经典病例解析
Mianyi Jianchadian Yizhiji Xiangguan Buliang Fanying Zonghe Guanli he Jingdian Bingli Jiexi

主　　编：彭　玲

选题策划：周　艳　倪德君
责任编辑：倪德君
责任校对：周　艳
装帧设计：墨创文化
责任印制：王　炜

出版发行：四川大学出版社有限责任公司
地址：成都市一环路南一段 24 号（610065）
电话：（028）85408311（发行部）、85400276（总编室）
电子邮箱：scupress@vip.163.com
网址：https://press.scu.edu.cn
印前制作：成都完美科技有限责任公司
印刷装订：成都金阳印务有限责任公司

成品尺寸：185mm×260mm
印　　张：13.5
字　　数：287 千字

版　　次：2024 年 1 月 第 1 版
印　　次：2024 年 1 月 第 1 次印刷
定　　价：68.00 元

扫码获取数字资源

四川大学出版社
微信公众号

编委会

主　编　彭　玲

副主编　杨雄涛　李　琦

编　委　蒋迎春　李　达　周秋曦　董　航
袁晓丽　李　静　王春丽　毕　刚
李　舸　王吕雨

作者单位：四川省肿瘤医院

序

正常情况下，免疫系统可以识别并清除肿瘤微环境中的肿瘤细胞。为了生存和生长，肿瘤细胞会采用不同策略使免疫系统受到抑制，从而在抗肿瘤免疫反应的各阶段得以幸存，肿瘤细胞的上述特征被称为免疫逃逸。

肿瘤免疫治疗（免疫检查点抑制剂治疗）是通过重新启动并维持肿瘤-免疫循环，恢复机体正常的抗肿瘤免疫反应，从而控制与清除肿瘤的一种治疗方法。目前肿瘤免疫治疗已经在黑色素瘤、肺癌、结直肠癌等多种肿瘤治疗中取得重大突破和进展，展现出广阔的应用前景。

肿瘤免疫治疗过程中不可避免地会出现“矫枉过正”的情况，即免疫系统过度激活，导致免疫细胞攻击自身的组织器官，从而发生免疫检查点抑制剂相关不良反应（immune-related adverse events，irAEs）。irAEs 影响范围很广，几乎可影响所有组织器官。最常见的 irAEs 是免疫检查点抑制剂相关皮肤毒性、胃肠道毒性、内分泌毒性、肺毒性等。大部分 irAEs 为轻度至中度，停药之后可自行缓解，无需特殊治疗，但有时会出现一些严重的，甚至致死率高的不良反应，危及患者的生命安全。

本书意在梳理、总结 irAEs 的流行病学、发病机制、危险因素、诊断、治疗及相关研究进展，并通过临床经典病例解析加深临床医师对 irAEs 的认识，助力临床医师对 irAEs 的有效管理，改善肿瘤患者生活质量和延长其生存时间。

易　群

四川省肿瘤医院

目 录

第一章　免疫检查点抑制剂相关心脏毒性

第一节　概述

一、流行病学

1. 发生率与病死率

近年来，免疫检查点抑制剂（immune checkpoint inhibitors，ICIs）的临床应用改善了多种肿瘤的疗效和预后，成为最有前景的抗肿瘤治疗手段。ICIs 主要通过阻断 T 细胞上表达的抑制性受体与相关配体的相互作用，重新激活机体抗肿瘤免疫应答来杀伤肿瘤细胞，T 细胞活化后难免会对正常组织造成免疫损伤，称为免疫检查点抑制剂相关不良反应（immune-related adverse events，irAEs）。irAEs 常见的靶器官包括皮肤、内分泌腺体、肝、胃肠道、肺和骨骼肌，而心脏、神经、血液、肾和眼较少被累及。2011 年获美国食品药品监督管理局（FDA）批准上市的伊匹木单抗（ipilimumab）是首个进入临床的 ICIs，最初的临床试验中并未报道心脏毒性。2015 年开始出现心肌炎的病例报告，心肌炎是 ICIs 相关心脏毒性最常见的形式，约占 45%，其他还有心力衰竭或心肌病（约占 27%）、心包疾病（约占 15%）和传导系统疾病（约占 12%）（这些数据可能与真实数据有差异）。程序性死亡受体 1（programmed death 1，PD-1）抑制剂、程序性死亡受体配体 1（programmed death ligand 1，PD-L1）抑制剂、细胞毒性 T 细胞相关抗原 4（cytotoxic T lymphocyte-associated antigen-4，CTLA-4）抑制剂单独使用时心肌炎的发生率是否存在差异尚不明确，不同的研究报道结论不同，但总的来说单药所致心肌炎的发生率较低。一项调查显示：2013 年 11 月至 2017 年 7 月在哈佛大学医学院附属麻省总医院接受 ICIs 治疗的 964 例患者中，11 例患者（1.14%）发生了心肌炎，单独使用 PD-1 抑制剂的患者心肌炎发生率为 0.5%～0.6%；单独使用 PD-L1 抑制剂的患者心肌炎发生率为 2.4%；单独使用 CTLA-4 抑制剂的患者心肌炎发生率为 3.3%。对世界卫生组织（WHO）个案安全报告数据库（VigiBase）的分析显示，相比 CTLA-4 抑制剂，心肌炎和心包疾病更多报告于 PD-1/PD-L1 抑制剂，而对美国 FDA 不良事件报告系统（FAERS）的分析并未显示这两类 ICIs 相关心脏毒性上报率间存在明显差异。另外一项对964例患者的回顾性分析显示，CTLA-4抑制剂相关心肌炎的发生率并不低于PD-1抑制剂和PD-L1抑制剂，分别为3.3%、0.5%、2.4%。国内单中心和多中心回顾性分析显示，我国ICIs相关心肌炎发生率分别为1.06%和1.05%。由于文献数据多基于患者经过严格筛选的临床试验，因此实际上ICIs相关心脏毒性的发生率可能更高。

ICIs相关心脏毒性发生率虽然相对较低，但病死率很高。一项对7个研究中1600万发生药物不良反应的病例进行的荟萃分析发现，在131例发生ICIs相关心肌炎的病例中，死亡52例（病死率39.69%），对WHO药物警戒数据库（Vigilyze）的分析显示，PD-1/PD-L1抑制剂相关致死性心肌炎的上报率高于CTLA-4抑制剂。国外其他一些研究报道ICIs相关心脏毒性病死率可高达39.7%～50.0%。

ICIs联合治疗可明显增加ICIs相关心脏毒性的发生率和病死率。纳武利尤单抗（nivolumab）单独使用的严重心肌炎发生率为0.06%，伊匹木单抗联合纳武利尤单抗治疗时严重心肌炎发生率为0.27%。其他报道联合使用PD-1抑制剂和CTLA-4抑制剂的患者中，心肌炎发生率为2.4%；联合使用PD-L1抑制剂和CTLA-4抑制剂的患者中，心肌炎发生率为1.0%。ICIs联合治疗的患者心肌炎症状更严重，一旦发生严重心肌炎，平均病死率为46%，其中PD-1抑制剂联合CTLA-4抑制剂相关心肌炎患者病死率高达67%。

综上所述，ICIs单药使用时，CTLA-4抑制剂引起心肌炎的风险相对较高，而ICIs联合治疗时心肌炎发生率和病死率较单药使用时更高。

VigiBase显示ICIs相关心包疾病发生率居所有ICIs相关心脏毒性的第二位，多发生在接受纳武利尤单抗和伊匹木单抗治疗者。ICIs相关心包炎可单独发生或与ICIs相关心肌炎伴发，其病死率高达21%。

ICIs相关心脏毒性患者中，14%存在Takotsubo综合征表现。另有报道，心律失常与心肌炎的发生时间一致，并且可在心肌炎好转后缓解。心律失常与ICIs导致的心血管相关病死率增加有关。有报道帕博利珠单抗（pembrolizumab）导致的心力衰竭发生率为0.4%，阿替利珠单抗（atezolizumab）会导致心肌梗死。

2. 发生时间

从接受ICIs治疗到出现心肌炎的时间间隔差异很大，2017年一项研究显示发病中位时间为ICIs治疗开始后65天，而2018年的另一项研究显示发病中位时间为ICIs治疗开始后34天。总结相关研究显示，发病通常在ICIs治疗开始后1～2个月内，中位发病时间为ICIs治疗开始后17～65天，81%的心肌炎出现在ICIs治疗开始后3个月内，发病时间相对早于其他器官irAEs。另一项研究统计了2017年以前101个接受ICIs治疗后出现严重心肌炎的病例，76%的严重心肌炎发生于ICIs治疗开始后6周。部分患者仅接受1～2次ICIs治疗就出现严重心肌炎。值得注意的是，并非所有的ICIs相关心肌炎都出现在 ICIs 治疗开始后早期或中期（<90 天），在晚期（90～454 天）也有可能发生心肌炎，发病较晚的心肌炎患者以心力衰竭为临床表现的比例更高，但他们的心血管相关病死率和总病死率与发生时间较早的心肌炎患者并无差别。联合使用 PD-1/PD-L1 抑制剂和 CTLA-4 抑制剂，心肌炎可能会更早发生，联合治疗后心肌炎的发病中位时间为 ICIs 治疗开始后 17 天（范围为 13～64 天）。

3. 危险因素

ICIs 相关心脏毒性确切的危险因素仍不是十分清楚，证据最充分的是 ICIs 联合治疗。以下危险因素也有较多的相关报道。

1）同时出现其他 irAEs，如 ICIs 相关肌炎。

2）有心肌损伤的病史，如心力衰竭、急性冠状动脉综合征等。一项包括 30 例 ICIs 相关心脏毒性患者的分析显示，半数患者既往有心血管疾病病史、自身免疫性疾病病史等。

3）年龄和性别：年龄>80 岁者和男性更易发生 ICIs 相关心肌炎。一项多中心注册研究显示，71% 的 ICIs 相关心肌炎患者为男性。

4）之前使用过有明显心脏毒性的抗肿瘤药物（如血管内皮生长因子抑制剂和蒽环类药物等）。

5）放疗：有研究显示，联合纵隔、肺门的放疗会增加 ICIs 相关心脏毒性发生风险；胸部放疗的小鼠同时阻断 PD-1 后急性心肌炎发生率和病死率增高。一项在非小细胞肺癌患者中对比同步放化疗序贯 PD-1 抑制剂和单纯同步放化疗的Ⅲ期随机对照研究显示，使用 PD-1 抑制剂治疗组严重心脏毒性的发生率更高（7.2% vs 2.1%）。

6）肥胖和糖尿病也是 ICIs 相关心肌炎的独立危险因素。一项分析显示，ICIs 相关心肌炎患者中糖尿病患者比例高于无糖尿病患者（32% vs 13%），提示糖尿病患者使用 ICIs 发生心肌炎的风险可能更高。

ICIs 相关心脏毒性的危险因素见表 1-1。

表 1-1　ICIs 相关心脏毒性的危险因素

类别	具体因素
治疗相关因素	ICIs 联合治疗、ICIs 与其他心脏毒性药物联合治疗、接受过心脏毒性药物化疗、既往有抗肿瘤治疗导致的左心功能损伤
合并其他 irAEs	ICIs 相关肌炎、重症肌无力等
基础心血管疾病	心肌梗死、心力衰竭、心肌炎
自身免疫性疾病	系统性红斑狼疮、类风湿关节炎、结节病、干燥综合征等
肿瘤相关因素	肿瘤中表达心脏抗原、心脏 T 细胞克隆
其他慢性基础疾病	糖尿病、肥胖

二、发病机制

目前 ICIs 相关心脏毒性的发病机制还未完全明确，多数研究基于小鼠模型，也有少量临床患者取样研究。此外，不同 ICIs 引起的心脏毒性的机制也可能不尽相同，比如小鼠模型显示 PD-1 抑制剂通过破坏免疫稳态和诱导代谢失调（包括蛋白质组和脂质组）影响心脏完整性，*CTLA* 敲除的小鼠通过全身性淋巴组织增生导致心脏毒性等。目前关于 ICIs 相关心脏毒性发病机制的研究，主要认为 T 细胞、巨噬细胞、外泌体和一些炎性细胞因子等参与其中。

1. T 细胞学说

T 细胞作为免疫系统的调节剂和效应剂发挥着关键作用。较多的文献支持 ICIs 导致 T 细胞对抗存在于肿瘤和正常组织的抗原活性增强，造成包括心脏在内的器官系统损伤。Läubli 等报道了一名 73 岁的转移性恶性黑色素瘤患者因使用帕博利珠单抗治疗导致严重 ICIs 相关心肌炎，患者的影像学检查显示左心室功能严重受损，所有的心脏病毒学检查都是阴性，心脏组织活检显示 $CD8^+$ T 细胞浸润，$FOXP3^+$ 调节性 T 细胞（regulatory T cell，Treg 细胞）明显减少。经过标准化心力衰竭治疗和糖皮质激素治疗后，患者左心室衰竭的症状明显改善。一项动物研究显示缺乏 CTLA-4 的小鼠发生严重心肌炎，并伴有大量 T 细胞浸润。Escudier M 等认为在受损的组织中，有大量的 T 细胞浸润、激活和克隆增殖。其他相关临床报道也显示，ICIs 相关暴发性心肌炎合并多发性肌炎患者的心肌、骨骼肌和肿瘤 3 种组织中拥有相同的 T 细胞受体克隆，提示机体可能针对肿瘤-肌细胞的共同抗原产生了 T 细胞介导的免疫反应。由于绝大多数 ICIs 相关心肌炎患者的心肌中有 T 细胞浸润，因此 T 细胞介导的免疫反应可能是 ICIs 致心脏损伤的主要机制。

2. 炎性细胞因子学说

一些研究认为炎性细胞因子在 ICIs 相关心脏毒性中起重要作用。Tay 等的一项研究证实，纳武利尤单抗不像阿霉素等细胞毒性药物那样诱导心肌细胞凋亡，而是只增加 $CD4^+$T 细胞中促炎细胞因子的产生，产生的最常见细胞因子包括肿瘤坏死因子 α（TNF-α）、颗粒酶 B 和 γ 干扰素（IFN-γ）。Escudier M 等发现在细胞毒性 T 细胞（cytotoxic T lymphocyte，CTL）介导的心肌炎中，心肌内膜的 PD-L1 表达的上调是依赖 T 细胞分泌的 IFN-γ，阻断 IFN-γ 信号传导会导致疾病的恶化。2 例转移性黑色素瘤患者应用纳武利尤单抗和伊匹单抗联合治疗后发生了致死性免疫性心肌炎，病理学检查结果提示患者心肌、骨骼肌和肿瘤组织中都有大量 T 细胞浸润，并进行下一代 T 细胞受体测序，结果显示 2 例患者在心肌、骨骼肌和肿瘤的浸润细胞中都有共同的高频 T 细胞受体序列 。这表明肿瘤和心肌之间可能存在同源抗原表位，进而出现针对这些同源抗原表位的共享 T 细胞，ICIs 可以增强 T 细胞效应功能，导致自身免疫性心肌炎的发生。另外，有研究发现炎性细胞因子的上游信号分子在ICIs治疗后也发生了改变，心肌细胞中炎症转录因子NLRP3、MyD88和p65/NF-κB的表达也增加。

3. 自身抗体学说

也有研究证实自身抗体的存在导致了心脏毒性。获得2018年诺贝尔生理学或医学奖的日本免疫学家Tasuku Honjo教授早在2001年就在*Science*杂志上报道了PD-1受体缺陷的小鼠发生自身免疫性扩张性心肌病，并用免疫电镜发现IgG颗粒沉积在心肌细胞的浆膜表面和细胞基质中，还用免疫共沉淀法再次证实循环中的自身抗体特异性识别只表达在心脏组织上的33kDa蛋白。Calle等报道的一例病例表明，患者确实存在抗心肌肌钙蛋白T（cTnT）的IgG自身抗体，但尚不清楚该抗体在ICIs治疗开始前是否就已存在。然而，更多的病例研究表明，在组织学或血液检查中未发现自身抗体。因此，对自身抗体是否介导了ICIs相关心脏毒性的争论较大。

此外，还有一些研究表明巨噬细胞、白细胞及外泌体也参与了ICIs相关心脏毒性的发生。

ICIs相关心脏毒性的主要发病机制见表1-2。

表1-2　ICIs相关心脏毒性的主要发病机制

主要发病机制	相关细胞或分子
T细胞	$CD4^+$、$CD25^+$、$FOXP3^+$Treg细胞
炎性细胞因子	TNF-α、颗粒酶B、IFN-γ
自身抗体	cTnT特异性抗体

三、诊断与鉴别诊断

ICIs相关心脏毒性临床表现形式多样，不具特异性，心肌炎是ICIs相关心脏毒性最常见的表现形式，其他还有心力衰竭、心肌病、心包疾病、传导系统疾病等。ICIs相关心肌炎可合并其他临床表现形式，如心力衰竭、各种心律失常（心房颤动、房室传导阻滞、束支传导阻滞、室性心动过速等）、心包炎、心肌病、急性冠状动脉综合征、血管炎，甚至心源性休克、心搏骤停和心源性猝死等，超过70%的患者有多种临床表现合并存在，约83%的患者表现有心力衰竭，心力衰竭常常由心肌炎引起，常伴cTn水平升高，但一部分患者可表现为不伴cTn水平升高的孤立性心力衰竭。心肌炎和心包疾病则较少重叠出现。心律失常多伴有心力衰竭，但也可独立出现。患者临床表现不具有特异性，在发生ICIs相关心脏毒性的患者中，46%～50%的患者同时出现其他irAEs，如ICIs相关肌炎、重症肌无力和肝毒性等。

1. 临床症状

ICIs相关心脏毒性轻重不一，可能是暴发性的，伴有血流动力学不稳定、危及生命的心律失常和多器官衰竭，也可能是无症状的，只有心肌标志物（如 cTn）水平升高。呼吸困难是 ICIs 相关心肌炎患者最常见的症状，也可有疲劳、胸痛、双下肢水肿、肌痛、心悸、晕厥、心源性休克、心搏骤停，常常病情进展迅速。典型心肌炎临床综合征包括心悸、胸痛、急性或慢性心力衰竭，以及心包炎等一系列表现；少数情况下，心肌炎以惰性方式出现，常伴有轻度心功能不全。

由于 ICIs 相关心肌炎具有发病早、无典型临床表现、进展迅速等特点，美国临床肿瘤学会（American Society of Clinical Oncology，ASCO）/美国国立综合癌症网络（National Comprehensive Cancer Network，NCCN）指南对 ICIs 相关心脏毒性的早期识别非常警惕。启动 ICIs 治疗前应充分告知患者及其家属 ICIs 相关心脏毒性发生的可能性和表现，如患者在治疗中出现乏力、劳力性呼吸困难、水肿、恶心、心悸等症状，一定要及时就医，避免错过最佳治疗时机。

2. 辅助检查

目前仍然没有单一的临床或者影像学检查可以确诊 ICIs 相关心脏毒性。2018 年《ASCO/NCCN ICIs 治疗相关毒性的管理指南》中指出心脏毒性相关检查包括在开始治疗前要进行基线检查，检查项目至少包括：①详细的病史和体格检查；②心肌标志物：cTn、脑钠肽（BNP）或 N 末端脑钠肽前体（NT-proBNP）；③心电图（异常者加做 24 小时动态心电图）；④超声心动图。尤其是接受联合 ICIs 治疗的患者，一旦出现了症状或体征，可考虑咨询心内科医师，进行心电图、cTn、BNP 或 NT-proBNP、超声心动图等检查；必要时可在心内科医师的指导下进行其他检查，如运动负荷检查、心导管检查及心血管磁共振（CMR）等。

1）心肌标志物：常用的心肌标志物主要包括血清 cTn、BNP 或 NT-proBNP，以及肌红蛋白（Mb）、肌酸激酶（CK）、肌酸激酶同工酶（CK-MB）、谷草转氨酶（AST）、高密度脂蛋白（HDL）等。有研究表明，ICIs 相关心肌炎患者中有 94%～97% 伴有心肌标志物水平升高，心肌标志物水平升高程度反映了心肌损害的程度，通常暴发性心肌炎患者心肌标志物水平升高明显。

（1）cTn：包括 cTnI、cTnT。cTnI 为心肌损伤的特异性标志物，是心肌损伤相关疾病的首选标志物。cTnI 与 ICIs 相关心肌炎的诊断密切相关，伴临床症状的 ICIs 相关心肌炎患者通常 cTnI 水平明显升高。cTnI 是可靠的早期心肌标志物，灵敏度高达 94%～100%。cTnI 不仅有助于诊断，还有助于评估预后。有研究表明，cTnT＞1.5ng/mL 时，发生主要心血管不良事件（MACE）的风险增加 4 倍，且 cTnT 水平持续升高时间明显超过急性心肌梗死患者。但需要注意，有 ICIs 引发心力衰竭或心肌病而 cTn 正常的病例报道。cTn 有可能出现假阳性结果，因此出现 cTnI 或 cTnT 其中之一轻度升高的无症状患者可检测另一种 cTn 进行确认。

（2）BNP/NT-proBNP：通常情况下 ICIs 相关心肌炎患者伴有 BNP/NT-proBNP 水平升高。BNP/NT-proBNP 灵敏度可达到 66%～100%，但对心肌炎的诊断无特异度。BNP/NT-proBNP 是确定的有助于诊断心力衰竭的心肌标志物，但血清 BNP 水平升高也可由癌症相关慢性炎症引起。

（3）其他：患有心肌炎时，也可出现 Mb、CK、CK-MB 等的水平升高，炎性标志物水平（红细胞沉降率、C 反应蛋白、白细胞计数等）也可能升高，但无特异度，在伴发肌炎时，Mb、CK、CK-MB 水平甚至比 cTnI 水平升高更显著。

有研究发现，可溶性生长刺激表达基因 2 蛋白（sST2）和脂肪酸结合蛋白 2（FABP 2）在心肌损伤和纤维化的过程中表达增加，对 ICIs 相关心肌炎灵敏且对预后有重要的独立预测价值。

2）心电图：心电图可用于支持或确定心肌炎的诊断。迄今为止最大的 ICIs 相关心肌炎临床病例系列研究中，与基线相比，89% 的 ICIs 相关心肌炎患者的心电图异常，但多为非特异性改变。值得注意的是，部分 ICIs 相关心肌炎患者心电图可正常。常见的心电图异常包括 ST-T 改变（ST 段抬高或 T 波倒置等）、R 波幅度减低、异常 Q 波、低电压、心房颤动、不同程度房室传导阻滞、束支传导阻滞、室内传导阻滞、房性或室性心动过速、窦性停搏、心脏停搏等，并呈动态变化。ST-T 改变最为多见，发生率约为 39%，心房颤动、室性心动过速和房室传导阻滞的发生率分别为 30%、27% 和 17%，后 3 种心律失常可不伴心功能异常而独立出现，相对特异性表现的心律失常为房室传导阻滞，致死性心肌炎中以房室传导阻滞者病死率最高，这种情况下植入心脏起搏器和全面的心内科专科治疗对于改善预后最为重要。

ICIs 相关心包疾病发生时可表现为 QRS 低电压和 T 波倒置。

3）超声心动图：超声心动图是评估心功能的有效无创检查手段，可作为疑似 ICIs 相关心肌炎患者的基础影像学检查。ICIs 相关心肌炎患者的超声心动图主要表现为节段性或弥漫性室壁运动异常、弥漫性左心室收缩功能减退［左心室射血分数（LVEF）下降］、心腔扩大或室壁增厚、舒张功能减退、心包积液等。40%～79% 发生 ICIs 相关心脏毒性的患者会出现左心室收缩功能异常。但超声心动图对诊断 ICIs 相关心肌炎的灵敏度、特异度都不高。像暴发性心肌炎这类严重类型，患者的 LVEF 可能是正常的。有研究表明，整体纵向应变（GLS）是 ICIs 相关心脏毒性更特异的指标。Awadalla 等回顾比较了 101 例 ICIs 相关心肌炎患者和 92 例非心肌炎患者的斑点追踪超声心动图 GLS，发现 ICIs 相关心肌炎患者的 GLS 低于对照组，无论 LVEF 保留或降低，更低的 GLS 与 ICIs 相关心脏毒性和发展为 MACE（包括心血管死亡、心肌梗死、脑卒中）相关。

4）CMR：CMR 能够显示心外膜下和（或）心肌中层局限性或弥漫性延迟强化（LGE），反映心肌炎引起的心肌水肿、细胞浸润、坏死和瘢痕形成等组织特征，并且有助于了解左心室功能。CMR 是 ICIs 相关心肌炎影像学检查的主要手段之一，但灵敏度中等，对 LVEF 下降者灵敏度高于 LVEF 正常者（55% vs 43%）。另一项研究显示 CMR 在 ICIs 相关心肌炎中阳性率只有 23%～48%，也有研究发现约 80% 的 ICIs 相关心肌炎患者伴有 CMR 异常。ICIs 相关心肌炎患者 CMR 主要表现：①LGE；②LVEF 下降；③T_2加权像可发现心肌水肿、T_2和 T_1加权像放射性核素成像异常和细胞外体积分数异常等。CMR 对心肌炎的非侵入性诊断作用和监测疾病进展的价值获得肯定。然而，CMR 也有短板，如重症患者可能无法耐受检查；诊断 ICIs 相关心肌炎灵敏度不高，患者出现 LGE 的比例不足 50%，低于传统病因所致的心肌炎。

值得注意的是，LGE 的阳性率与检查距离发病的时间有关。一项研究显示住院前 3 天 LGE 阳性率仅为 21.6%，而住院第 4 天，LGE 阳性率升高到 72%。

应激性心肌病急性期时，T_2加权像表现为弥漫性或穿透肌层分布的高信号强度，表示左心室心肌水肿，同时伴室壁运动异常，这些特征可用于与心肌炎和急性心肌梗死的鉴别。

5）正电子发射计算机体层显像（PET/CT）：如果怀疑 ICIs 相关心肌炎，PET/CT 是一种灵敏的检查方法，如^{18}F-脱氧葡萄糖（^{18}F-FDG）PET/CT，它不仅能提供^{18}F-FDG 的代谢信息，还能提供解剖信息。Arponen 等的病例报告显示，如果在 CMR 检查阴性时仍怀疑 ICIs 相关心肌炎，PET/CT 可能有助于进一步明确诊断。Boughdad 等对临床疑似 ICIs 相关心肌炎患者进行的回顾性研究表明，尤其是在心肌炎的早期阶段，结合免疫相关的^{68}Ga-DOTATOC PET/CT 是检测 ICIs 相关心肌炎的一种高度灵敏的方法。当无法进行 CMR 时，PET/CT 可成为 CMR 的替代检查。

6）心内膜心肌活检（EMB）：EMB 是诊断 ICIs 相关心肌炎的“金标准”。典型受累区域的病理学检查显示：局灶性或弥漫性 T 细胞浸润，大多数病例以 $CD8^+$T 细胞浸润为主，$CD4^+$T 细胞和巨噬细胞浸润也常见于心肌。也可能显示存在细胞特异性标志物，有的病例可有嗜酸性粒细胞浸润，偶有中性粒细胞浸润的病例，多数病例没有 $CD20^+$B 细胞浸润或仅散在少量浸润，也没有肉芽肿形成。炎症细胞可浸润心房、心室、室间隔、传导系统和心包等各个部位。更高密度 T 细胞浸润的心肌炎致死性更强。心肌细胞可表现为坏死、纤维化和水肿。

由于 EMB 有较高的并发症风险，因此不作为常规检查。ASCO 注意到了该检查的风险，并指出：对于不稳定、对初步治疗没有反应或诊断有疑问的患者，才应该进行 EMB。

ICIs 相关心肌炎诊断方法的灵敏度、特异度比较见表 1-3。

表 1-3　ICIs 相关心肌炎诊断方法的灵敏度、特异度比较

项目	表现和意义	灵敏度	特异度	可行性
病史、症状、体格检查	ICIs 用药史，心力衰竭、心律失常的症状和体征是判断 ICIs 相关心肌炎的必备条件	高	低	高
cTnI、cTnT	升高	高	较高	高
BNP/NT-proBNP	升高	高	低	高
心电图	ST 段抬高、QRS 波群增宽、房室传导阻滞、室性心动过速	高	低	高
超声心动图	节段性或弥漫性室壁运动异常、LVEF 下降、室壁增厚、心包积液，排除其他心脏疾病	低	较高	高
CMR	可发现心肌水肿和 LGE，对判断预后具有重要价值	较高	高	较高
冠状动脉造影	多正常，排除其他心脏疾病	高	较低	高
EMB	炎症细胞浸润和心肌细胞坏死，免疫组化染色显示 $CD8^+$T 细胞、$CD4^+$T 细胞和巨噬细胞，是确诊 ICIs 相关心肌炎的“金标准”	高	高	较低

由表 1-3 可以看出，诊断 ICIs 相关心脏毒性，很难从一项检查中找到确凿证据，需要联合多项检查综合考虑。

3．**诊断标准**

ICIs 相关心肌炎的诊断需结合患者病史（特别是 ICIs 用药史及使用 ICIs 到发病的间隔时间）、临床症状及体征、心肌标志物、心电图、超声心动图、CMR、EMB 及冠状动脉造影等进行综合评估，并进行危险分级。

ICIs 相关心肌炎诊断标准见表 1-4。

表 1-4　ICIs 相关心肌炎诊断标准

诊断分层	诊断标准
确诊的心肌炎	有明确的 ICIs 用药史且至少存在以下一种情况： 1. EMB 表现符合心肌炎； 2. CMR 可诊断心肌炎且有心肌炎的临床表现和心肌标志物阳性或心电图异常； 3. 超声心动图提示室壁运动异常，有心肌炎的临床表现，心肌标志物阳性，心电图异常，冠状动脉造影阴性
可能性较大的心肌炎	有明确的 ICIs 用药史且至少存在以下一种情况： 1. CMR 确诊心肌炎而不伴有心肌炎临床表现、心电图异常或心肌标志物阳性； 2. CMR 疑似诊断且伴有心肌炎的临床表现、心电图异常或心肌标志物阳性； 3. 有心肌炎的临床表现，超声心动图提示室壁运动异常，心电图异常或心肌标志物阳性

续表

诊断分层	诊断标准
有可能的心肌炎	有明确的ICIs用药史且至少存在以下一种情况： 1. CMR疑似诊断而无心肌炎临床表现、心电图异常或心肌标志物阳性； 2. 有心肌炎的临床表现且超声心动图提示室壁运动异常或心电图异常； 3. 心肌标志物阳性伴心肌炎的临床表现或心电图异常且排除其他诊断
亚临床心肌损伤	仅有心肌标志物阳性（排除其他疾病所致），伴或不伴BNP水平升高，而无临床症状，无心电图、超声心动图或CMR改变

4. 鉴别诊断

1）急性冠状动脉综合征：ICIs相关心肌炎的临床表现及心电图表现特异度较低，心肌标志物变化及超声心动图等结果与急性冠状动脉综合征（包括不稳定型心绞痛、非ST段抬高型心肌梗死和ST段抬高型心肌梗死）表现相似。当无法区分时，及时行冠状动脉造影可排除急性冠状动脉综合征，而有助于心肌炎的诊断。

2）肺栓塞（PE）：肿瘤患者是肺栓塞高危人群。肺栓塞患者除血流动力学改变外多伴有氧分压下降。$S_{Ⅰ}Q_{Ⅲ}T_{Ⅱ}$属于肺栓塞患者比较典型的心电图表现。D-二聚体阴性有助于排除肺栓塞。如D-二聚体阳性，则根据肺栓塞可能性评分，遵循肺栓塞诊断流程图，结合血气分析、超声心动图、静脉超声等检查协助判断。病情允许时可行肺动脉CT血管成像（CTA）检查进一步协助诊断。

3）病毒、细菌、非典型病原体等感染：肿瘤患者在接受抗肿瘤治疗后多出现免疫力低下，因病毒、细菌、非典型病原体感染侵及心脏，引起与ICIs相关心脏毒性类似的表现，一旦病因诊断错误，截然相反的治疗方案可能会加速患者病情进展。除非患者有确切的病原体感染史或临床信息提示有病原体感染等原因所致心肌炎可能，否则无需常规鉴别。

4）其他原因所致的心律失常：其他抗肿瘤药物、电解质平衡紊乱、自身心血管疾病进展、邻近肿瘤压迫等可引起室上性早搏、室性早搏、心房颤动等心律失常，此时通常cTn水平无升高，部分心律失常患者可能伴有BNP/NT-proBNP水平轻度升高。

5）其他原因所致的心功能不全或心力衰竭：遗传性心肌病、先天性心脏病、既往心血管疾病进展、存在其他导致心力衰竭的药物或毒素（如铂剂、蒽环类药物、酒精等），此时通常BNP/NT-proBNP水平明显升高，而cTnI水平无升高或轻度升高，结合家族史、个人史、病史和CMR有助于鉴别。

5. 危险分级

ICIs相关心肌炎的危险分级见表1-5。

表 1-5　ICIs 相关心肌炎的危险分级

分级	表现
1 级	• 无症状 • 心肌标志物水平升高或心电图异常
2 级	• 轻微症状 • 心肌标志物水平升高和心电图异常
3 级	• 中度症状 • 超声心动图提示 LVEF＜50% 或室壁局部节段运动异常 • CMR 确诊或疑似诊断为心肌炎
4 级	• 严重症状 • 有危及生命的检查异常，如心电图提示室性心动过速、超声心动图提示严重的心功能下降

6. 监测

所有患者在接受 ICI 治疗前完成以下检查项目，结果用于基线对照：①病史和体格检查；②心电图、超声心动图；③cTn、BNP/NT-proBNP、Mb 或 CK、CK-MB、D-二聚体检查。接受首剂 ICIs 注射 7 天后随访症状和体征，复查心电图和 cTn。推荐接受 ICIs 双周方案的患者在第 2～9 周期内（接受 ICIs 3 周方案者在第 2～6 周期内），每次给药前询问患者症状并行体格检查，复查心电图和 cTn。此后每周期前均需要询问患者症状并行体格检查，复查心电图。

四、治疗

ICIs 相关心肌炎的治疗主要包括停止 ICIs 治疗、糖皮质激素等药物治疗、限制体力活动、抗心力衰竭治疗和抗心律失常治疗。

如怀疑 ICIs 相关心肌炎，立即停用 ICIs，请心内科医师会诊，注意观察是否同时发生其他器官的 irAEs，必要时组建多学科诊疗团队，包括重症医学科医师协助诊治。ICIs 相关心肌炎比一般的心肌炎预后更差，需要尽快诊断和治疗。除亚临床心肌损伤患者外，其余患者均需卧床休息。

1. 停止 ICIs 治疗

由于 ICIs 相关心肌炎易快速发展为暴发性心肌炎，ASCO、美国癌症免疫治疗学会（Society for Immunotherapy of Cancer，SITC）和中国临床肿瘤学会（Chinese Society of Clinical Oncology，CSCO）指南建议任何级别 ICIs 相关心肌炎均需停用 ICIs。

2. 糖皮质激素治疗

糖皮质激素治疗是 ICIs 相关心肌炎治疗的首选及核心方案，早期、足量的糖皮质激素有助于改善心肌炎预后。糖皮质激素主要是通过抑制淋巴细胞活性和抑制细胞因子合成来治疗心肌炎。尽早给予大剂量糖皮质激素治疗：泼尼松龙或甲基泼尼松龙 1～2mg/kg。NCCN 指南推荐糖皮质激素的使用应更加积极，建议心律失常、显著超声异常、心肌标志物升高、血流动力学不稳定患者考虑使用甲基泼尼松龙 0.5～1.0g/d 冲击治疗 3～5 天，恢复至常见不良事件评价标准（common terminology criteria for adverse events，CTCAE）1 级或心功能基线水平后逐渐减量，至少使用 4～5 周。

1）初始剂量推荐：对于初始使用哪类激素，选用哪种剂型，使用多大剂量，要根据 ICIs 相关心肌炎危险分级而定。多数指南都未对 1 级 ICIs 相关心肌炎激素治疗方案做出推荐，因为此阶段激素治疗获益不明确，建议继续监测，部分患者并不会发展为临床型心肌炎。

使用糖皮质激素治疗时，一定要迅速且足量才能够有效降低患者死亡率，因为低剂量糖皮质激素的应用与更高的 cTn 水平和 MACE 发生率有关。ICIs 相关心肌炎各大指南对糖皮质激素治疗的推荐方案见表 1-6。

表 1-6　ICIs 相关心肌炎各大指南对糖皮质激素治疗的推荐方案

指南	ICIs 相关心肌炎危险分级			
	1 级	2 级	3 级	4 级
NCCN（2019）	静脉或者口服给予泼尼松龙 1～2mg/(kg·d)	静脉或者口服给予泼尼松龙 1～2mg/(kg·d)	/	/
NCCN（2020V1）	/	/	甲基泼尼松龙 1g/d，3～5 天后减量	
ASCO（2018）	/	泼尼松 1～2mg/(kg·d)	甲基泼尼松龙 1mg/d	/
CSCO（2019）	/	/	甲基泼尼松龙 1mg/d，3～5 天后减量	/

2）减量方案推荐：对于 1～2 级 ICIs 相关心肌炎患者，可以通过监测患者 cTnI 水平来观察治疗效果。cTnI 水平持续下降时，5～7 天后开始减量，首次减量 25%～40%，以后每周减量 1 次，减量过程不宜短于 4 周，直至 cTnI 恢复到基线水平后停用。

对于 24 小时内无改善或血流动力学不稳定的 3～4 级 ICIs 相关心肌炎患者，予甲基泼尼松龙 0.5～1.0g/d 冲击治疗，若临床情况趋于稳定，通常在 3～5 天后逐渐减量至 1～2mg/（kg·d），待传导阻滞及心功能恢复后开始减量，每 1～2 周减量 1 次，减量过程可能持续 6～8 周，甚至更长，直至 cTnI 恢复到基线水平后停用。

在糖皮质激素减量过程中，如心肌炎再次加重，可视情况选择上调糖皮质激素剂量或联合吗替麦考酚酯、他克莫司、英夫利昔单抗等中 1 种药物。此后在糖皮质激素减量过程中缩小减量梯度，延长减量间隔时间。

3）使用疗程：总疗程一般需4～8周，甚至更长。据临床观察，完全控制心肌炎通常需要1个月甚至更久。

4）治疗反应：不同类型的ICIs相关心脏毒性对糖皮质激素的反应存在差异。左心室功能不全对糖皮质激素的反应较好，Escudier等的分析显示使用糖皮质激素的12例患者中8例LVEF完全恢复，而未使用糖皮质激素的6例患者中仅1例LVEF恢复。Mahmood等的分析显示，ICIs相关心肌炎患者初始使用更高剂量的糖皮质激素与MACE发生率下降和cTnT下降程度相关，但仍有使用甲基泼尼松龙1g/d的患者发生MACE。Johnson等报道了2例患者首次输注PD-1抑制剂和CTLA-4抑制剂治疗后15天内出现暴发性心肌炎，表现为非特异性心肌酶和cTnI极度升高，使用大剂量甲基泼尼松龙无效而死亡，这些病例均提示存在糖皮质激素抵抗的致死性心肌炎。而应激性心肌病和心包炎的预后相对较好，多数应激性心肌病患者使用β受体阻滞剂、血管紧张素转化酶抑制剂后快速好转，并且其对大剂量糖皮质激素反应也较好。心包炎患者使用糖皮质激素和（或）非甾体抗炎药联合心包积液引流疗效较好。

5）治疗注意事项：糖皮质激素治疗期间需监测血糖水平，并采取适当措施预防深静脉血栓形成、骨质疏松，防止继发细菌、真菌、肺孢子菌等机会性感染。

需预防消化性溃疡，可使用H_2受体阻滞剂和胃黏膜保护剂，除非患者存在急性胃黏膜病变、消化性溃疡等治疗性适应证，否则慎用质子泵抑制剂，因后者可能缩短患者生存期。

部分心肌炎患者尽管在激素冲击治疗后心肌酶稳步下降，后续仍可出现恶性心律失常导致死亡，心肌活检也证实心肌内存在未控制的炎症。

因为已有研究表明使用糖皮质激素预防ICIs相关心肌炎及其他并发症会导致ICIs抗肿瘤疗效下降，所以不推荐不良反应出现之前预防性使用糖皮质激素。

3．抗心力衰竭治疗

根据美国心脏病学会/美国心脏协会等的指南，有急性失代偿性心力衰竭症状的患者，应限制体力活动，使用利尿剂和抗心力衰竭药物治疗；在ICIs相关心肌炎慢性期，给予标准的抗心力衰竭和抗心肌重构治疗，如可耐受，可考虑使用β受体阻滞剂和血管紧张素转化酶抑制剂或血管紧张素Ⅱ受体阻滞剂和盐皮质激素/醛固酮受体阻滞剂。对于暴发性心肌炎导致心源性休克患者，除予以血管活性药物治疗外，紧急情况下可以考虑予以体外膜肺氧合、主动脉内球囊反搏等机械循环支持。

4．抗心律失常治疗

抗心律失常治疗对于ICIs相关心肌炎治疗也是必不可少的：有缓慢型心律失常或传导阻滞时，可能需要暂时或永久放置起搏器；对室性心律失常应用抗心律失常药物，如

β 受体阻滞剂或胺碘酮等药物，以及快速复律和除颤治疗。

5．其他治疗方法

3～4 级 ICIs 相关心脏毒性患者，在积极采取上述治疗措施 24 小时后，若患者病情仍未好转，则需考虑联合其他免疫抑制剂等药物和非药物手段（血浆置换和淋巴细胞清除）进行治疗。这些药物包括化学药物（吗替麦考酚酯、他克莫司）、生物制剂［抗胸腺细胞球蛋白（ATG）、英夫利昔单抗、阿仑单抗和阿巴西普］和静脉注射免疫球蛋白（IVIG）三类。对于 ICIs 相关心肌炎，目前证据相对较多的是英夫利昔单抗、吗替麦考酚酯、ATG、他克莫司和免疫球蛋白。

1）化学药物。

（1）吗替麦考酚酯：需要与糖皮质激素联合应用，常用剂量为每次 0.5～1.0g，每 12 小时 1 次。

（2）他克莫司：也需要与糖皮质激素联合应用，使用时需要密切监测血药浓度，如其他药物无法获得或者疗效不佳，可在有经验的医师指导下应用。

2）生物制剂。

（1）ATG：ATG 获得多个指南或共识推荐作为 ICIs 相关严重心肌炎的附加治疗方案。ATG 是一种抗人胸腺细胞和胸导管淋巴细胞的多克隆抗体，主要用于同种异体排斥反应和严重再生障碍性贫血的治疗。选择 ATG 治疗是基于糖皮质激素难治性心源性休克和心肌活检中 $CD3^+$T 细胞的证据提示其机制与心脏移植排斥反应相似。近年来越来越多的研究报道了 ATG 用于治疗 ICIs 相关心肌炎病例，如 Tay 报道了一例 ATG（500mg/d，疗程 5 天）成功治疗纳武利尤单抗给药继发的暴发性心肌炎患者；Jain 等报道了一例 ATG 治疗纳武利尤单抗联合伊匹木单抗给药引起的自身免疫性心肌炎患者。两位患者在接受 ICIs 治疗前均没有自身免疫性疾病及心脏病病史，在接受 ICIs 治疗后几天内就出现了相关症状（复视、弥漫性肌痛和近端肌无力、皮疹、低血压等），给予大剂量糖皮质激素（甲基泼尼松龙 0.5g/d）和其他免疫抑制剂治疗及对症治疗后病情仍未得到控制，入院第 8～10 天出现血流动力学不稳定，最终发展为完全性心脏传导阻滞，EMB 显示弥漫性心肌细胞坏死和明显淋巴细胞浸润，予以 ATG 治疗 3～5 天，患者症状和心脏监测情况明显好转。尽管还需要更多的数据和经验来证明 ATG 治疗的安全性和有效性，但对于危重患者来说，ATG 是一种可行的选择。

ATG 的理想剂量及疗程并不确定，治疗过程中应尽量监测 T 细胞亚群计数，使用时需注意遵循个体化的原则，加强对不良反应的监测并预防机会性感染。

（2）英夫利昔单抗：英夫利昔单抗是一种嵌合 IgG1 单克隆抗体，通过抑制 TNF-α 来减少淋巴细胞浸润和诱导 T 细胞凋亡。Agrawal 等研究病例发现，英夫利昔单抗可用于治疗糖皮质激素难治性心肌炎复发的患者，患者心肌炎复发后开始注射英夫利昔单抗，注射 2 次后 cTnI 恢复正常，临床症状明显改善。

英夫利昔单抗主要用于严重的激素难治性心肌炎复发患者，但应该注意的是，其与心力衰竭患者病情恶化有关，在出现中重度心力衰竭的病例中，使用英夫利昔单抗可能是禁忌证，因此也有文献警告心肌炎时慎用英夫利昔单抗。

英夫利昔单抗是 ICIs 相关心肌炎的二线用药推荐。用法：首次 5mg/kg 静脉滴注，在 2～6 周后可能需要第 2 次重复应用。如果患者同时存在免疫性肝炎，则禁用英夫利昔单抗；如患者存在中重度心力衰竭（纽约心脏病学会心功能分级 Ⅲ～Ⅳ 级且 LVEF≤35%），英夫利昔单抗剂量不宜超过 5mg/kg。最新研究提示英夫利昔单抗可能影响患者生存期。

（3）阿仑单抗和阿巴西普：对阿仑单抗（抗 CD52 单抗）通过清除外周血 T 细胞而成功治愈难治性心肌炎、阿巴西普（CTLA-4 激动剂）通过竞争性结合 CD80/CD86 抑制 T 细胞的刺激信号通路成功治疗难治性心肌炎均有个案报道，对于后者，由于潜在促肿瘤生长的风险，因此建议仅在联合其他药物无效的重症或危重心肌炎患者中才考虑应用。

对于以上这些药物，其安全性是限制使用的主要因素，尤其是继发感染的风险，毕竟，免疫抑制后继发感染也是重症心肌炎的常见死亡原因。

3）IVIG：IVIG 有清除血浆中细胞因子和免疫复合物等作用，对于心肌炎患者来说具有抗病毒及抗炎作用，相关病例研究证实了 IVIG 治疗急性暴发性心肌炎的疗效。Huang 等的荟萃分析表明，联合 IVIG 治疗在降低 ICIs 相关心肌炎患者住院死亡率方面优于常规治疗。与常规治疗相比，联合 IVIG 治疗可明显改善患者左心室功能。Yamaguchi 等报道了一例纳武利尤单抗引起的迟发性暴发性心肌炎患者使用泼尼松龙和 IVIG 联合治疗后 2 天，症状和 LVEF 均逐渐好转。

用法：IVIG 总量为 2g/kg，前 2 天 20～40g/d，此后改为 10～20g/d，连续应用 5～7 天后停用。

4）血浆置换和淋巴细胞清除：血浆置换和淋巴细胞清除通过清除血浆中细胞因子、免疫复合物和激活的淋巴细胞，抑制体液免疫和细胞免疫，主要用于治疗 ICIs 所致的重症肌无力、格林-巴利综合征、肌炎、脑炎、横贯性脊髓炎等神经系统不良反应。临床实践中也有对 ICIs 相关心肌炎患者给予血浆置换治疗后临床症状得到改善的报道。

五、重启 ICIs 治疗的时机

2018 年《ASCO/NCCN ICIs 治疗相关毒性的管理指南》中指出：若 ICIs 相关心肌炎等级超过 1 级，应当永久停用 ICIs 治疗。

尽管相关指南建议出现 1 级以上的 MACE 时，应当停止免疫治疗。但在 ICIs 相关心肌炎发生后是否重启 ICIs 治疗需要从多方面考虑，要考虑到癌症本身的情况、心脏功能、心脏毒性的严重程度及患者的选择等。继续或者停止 ICIs 治疗应当由肿瘤科和心内科等多学科专家会诊后慎重决定。Peleg 等报道的病例中有 3 例 ICIs 相关心肌炎患者重启 ICIs 治疗，观察到成功重启 ICIs 治疗和失败的患者之间的差异是后者心肌炎危险级别更高，伴有较高的 BNP 水平和近期出现的 LVEF 降低。另有病例报道显示 4 例 PD-1 抑制剂引起心包积液的患者再次用药后未再出现心包积液，提示这种情况下可考虑再次用药。

因此，对于低级别心肌炎，在临床体征消失、实验室异常恢复及 LVEF 正常化后，考虑重启 ICIs 治疗可能是合理且安全的；对于曾经患有严重的 ICIs 相关心肌炎和心脏传导阻滞的患者，不建议重启 ICIs 治疗。

《免疫检查点抑制剂相关心肌炎监测与管理中国专家共识（2020 版）》也提出相应建议：亚临床心肌损伤患者当 cTnT 恢复至基线水平后可重启 ICIs 治疗；接受 1 种 ICIs 治疗的患者，如再次出现稳定的亚临床心肌损伤，可在严密观察下继续 ICIs 治疗；继续使用后如再次出现亚临床心肌损伤，治愈后考虑更换其他 ICIs 治疗；联合 ICIs 治疗患者可考虑改为 PD-1/PD-L1 抑制剂单药治疗。而任何程度的明确诊断的心肌炎患者在未治愈前均不推荐重启 ICIs 治疗，2 级以上心肌炎通常不建议重启 ICIs 治疗。如患者无其他替代抗肿瘤治疗方案，应由心内科医师、肿瘤科医师与患者共同讨论后决定是否重启 ICIs 治疗。

六、结语与展望

在恶性肿瘤的治疗中，ICIs 优异的抗肿瘤活性为肿瘤患者带来福音和希望。但随之而来的各种并发症特别是 ICIs 相关心肌炎也是临床上的棘手问题。虽然 MACE 发生率低，但致死率较高，且发病隐匿，发病机制尚不完全明确，也缺乏系统性的诊断标准。鉴于此，ICIs 的使用以及 ICIs 相关心肌炎的相关治疗需更加慎重。ICIs 相关心脏毒性患者的临床表现通常具有变异性，从疲劳、乏力、呼吸困难、胸痛到实验室检查异常、严重心律失常等均可能出现且相互转化。但值得注意的是，ICIs 相关心肌炎通常呈暴发式发展，因此，一旦诊断 ICIs 相关心肌炎，应立即启动大剂量糖皮质激素治疗（具体情况视患者的临床症状与相关检测指标严重程度而定），并可以使用其他免疫抑制剂包括吗替麦考酚酯、他克莫司、ATG 等。未来需要逐步完善对 ICIs 相关心肌炎发病机制、病理生理、相关诊疗规范的研究，探索预测 ICIs 相关心肌炎的早期特异性标志物，在最大限度地保证 ICIs 抗肿瘤效果的前提下减少或避免其不良反应的产生。医师在使用 ICIs 时需做到严密监测、及时发现、早期治疗，并且加强多学科团队协作，改善患者预后，提高患者生存率及生活质量。

【参考文献】

1. Mir H, Alhussein M, Ahashidi S, et al. Cardiac complications associated with checkpoint inhibition: a systematic review of the literature in an important emerging area [J]. Can J Cardiol, 2018, 34 (8): 1059-1068.

2. 郭潇潇，王汉萍，周佳鑫，等. 免疫检查点抑制剂相关心脏不良反应的临床诊治建议 [J]. 中国肺癌杂志，2019，22 (10): 627-631.

3. Liu Y, Wu W. Cardiovascular immune-related adverse events: evaluation, diagnosis and management [J]. Asia Pac J Clin Oncol, 2020, 16 (4): 232-240.

4. Mahmood SS, Fradley MG, Cohen JV, et al. Myocarditis in patients treated with immune checkpoint inhibitors [J]. J Am Coll Cardiol, 2018, 71 (16): 1755-1764.

5. Lyon AR, Yousaf N, Battisti NML, et al. Immune checkpoint inhibitors and cardiovascular toxicity [J]. Lancet Oncol, 2018, 19 (9): e447-e458.

6. Salem JE, Manouchehri A, Moey M, et al. Cardiovascular toxicities associated with immune checkpoint inhibitors: an observational, retrospective, pharmacovigilance study [J]. Lancet Oncol, 2018, 19 (12): 1579-1589.

7. Al-Kindi SG, Oliveira GH. Reporting of immune checkpoint inhibitor associated myocarditis [J]. Lancet, 2018, 392 (10145): 382-383.

8. Wang DY, Okye GD, Neilan TG, et al. Cardiovascular toxicities associated with cancer immunotherapies [J]. Curr Cardiol Rep, 2017, 19 (3): 21.

9. Wang F, Sun X, Qin S, et al. A retrospective study of immune checkpoint inhibitor-associated myocarditis in a single center in China [J]. Clin Oncol, 2020, 9 (2): 16.

10. Wang DY, Salem JE, Cohen JV, et al. Fatal toxic effects associated with immune checkpoint inhibitors: a systematic review and meta-analysis [J]. JAMA Oncol, 2018, 4 (12): 1721-1728.

11. Liu Y, Wang H, Deng J, et al. Toxicity of tumor immune checkpoint inhibitors—more attention should be paid [J]. Transl Lung Cancer Res, 2019, 8 (6): 1125-1133.

12. Johnson DB, Balko JM, Compton ML, et al. Fulminant myocarditis with combination immune checkpoint blockade [J]. N Engl J Med, 2016, 375 (18): 1749-1755.

13. Upadhmsta S, Elias H, PateI K, et al. Managing cardiotoxicity associated with immune checkpoint inhibitors [J]. Chronic Dis Transl Med, 2019, 5 (1): 6-14.

14. Escudier M, Cautela J, Malissen N, et al. Clinical features management and outcomes of immune checkpoint inhibitor-related cardiotoxicity [J]. Circulation, 2017, 136 (21): 2085-2087.

15. Hardy T, Yin M, Chavez JA, et al. Acute fatal myocarditis after a single dose of anti - PD - 1 immunotherapy, autopsy findings: a case report [J]. Cardiovasc Pathol, 2020, 46: 107202.

16. Dolladille C, Ederhy S, Allouche S, et al. Late cardiac adverse events in patients with cancer treated with immune checkpoint inhibitors [J]. J Immunother Cancer, 2020, 8 (1): e000261.

17. Oren O, Yang EH, Molina JR, et al. Cardiovascular health and outcomes in cancer patients receiving immune checkpoint inhibitors [J]. Am J Cardiol, 2020, 125 (12): 1920-1926.

18. Konala VM, Adapa S, Aronow WS. Immune checkpoiIlt inhibitors - related cardiotoxicity [J]. Am J Ther, 2020, 27 (6): e591-e598.

19. 李松珊，曹慧丽，赵娅敬，等. 程序性死亡受体 1 抑制剂相关性心肌炎研究进展 [J]. 中国心血管病研究，2022，20 (7)：662-665.

20. Du S, Zhou L, Alexander GS, et al. PD-1 modulates radiation induced cardiac toxicity through cytotoxic T lymphocytes [J]. J Thorac Oncol, 2018, 13 (4): 510-520.

21. Ganatra S, Parikh R, Neilan TG. Cardiotoxicity of immune therapy [J]. Cardiol Clin, 2019, 37 (4): 385-397.

22. Michel L, Helfrich I, Hendgen - Cotta UB, et al. Targetingearly stages of cardiotoxicity from anti - PD1 immune checkpoint inhibitor therapy [J]. Eur Heart J, 2022, 43 (4): 316-329.

23. Peleg Hasson S, Salwen B, Sivan A, et al. Re - introducing immunotherapy in patients surviving immune checkpoint inhibitors - mediated myocarditis [J]. Clin Res Cardiol, 2021, 110 (1): 50-60.

24. Rubio-Infante N, Ramírez-Flores YA, Castillo EC, et al. Cardiotoxicity associated with immune checkpoint inhibitor therapy: a meta-analysis [J]. Eur J Heart Fail, 2021, 23 (10): 1739-1747.

25. D'Souza M, Nielsen D, Svane IM, et al. The risk of cardiac events in patients receiving immune checkpoint inhibitors: a nationwide Danish study [J]. Eur Heart J, 2021, 42 (16): 1621-1631.

26. Li Y, Hu Y, Yang B, et al. Immunotherapy-related cardiotoxicity re-emergence in

non-small cell lung cancer—a case report [J]. Onco Targets Ther, 2021, 14: 5309-5314.

27. Wei SC, Meijers WC, Axelrod ML, et al. A genetic mouse model recapitulates immune checkpoint inhibitor - associated myocarditis and supports a mechanism - based therapeutic intervention [J]. Cancer Discov, 2021, 11 (3): 614-625.

28. Tay WT, Fang YH, Beh ST, et al. Programmed cell death-1: programmed cell death-ligand 1 interaction protects human cardiomyocytes against T-cell mediated inflammation and apoptosis response in vitro [J]. Int J Mol Sci, 2020, 21 (7): 2399.

29. Quagliariello V, Passariello M, Rea D, et al. Evidences of CTLA-4 and PD-1 blocking agents - induced cardiotoxicity in cellular and preclinical models [J]. J Pers Med, 2020, 10 (4): 179.

30. Xia W, Zou C, Chen H, et al. Immune checkpoint inhibitor induces cardiac injury through polarizing macrophages via modulating microRNA-34a/Kruppel-like factor 4 signaling [J]. Cell Death Dis, 2020, 11 (7): 575.

31. Xia W, Chen H, Chen D, et al. PD-1 inhibitor inducing exosomal miR-34a-5p expression mediates the cross talk between cardiomyocyte and macrophage in immune checkpoint inhibitor-related cardiac dysfunction [J]. J Immunother Cancer, 2020, 8 (2): e001293.

32. Läubli H, Balmelli C, Bossard M, et al. Acute heart failure due to autoimmune myocarditis under pembrolizumab treatment for metastatic melanoma [J]. J Immunother Cancer, 2015, 3: 11.

33. Ederhy S, Salem JE, Dercle L, et al. Role of cardiac imaging in the diagnosis of immune checkpoints inhibitors related myocarditis [J]. Front Oncol, 2021, 11: 640985.

34. Veronese G, Ammirati E. Differences in clinical presentation and outcome between immune checkpoint inhibitor - associated myocarditis and classical acute myocarditis: same disease, distinct challenges to face [J]. Int J Cardiol, 2019, 296: 124-126.

35. Saade A, Mansuet - Lupo A, Arrondeau J, et al. Pericardial effusion under nivolumab: case reports and review of the literature [J]. J Immunother Cancer, 2019, 7 (1): 266.

36. Asnani A. Cardiotoxicity of immunotherapy: incidence, diagnosis, and management [J]. Curr Oncol Rep, 2018, 20 (6): 44.

37. Arora P, Talamo L, Dillon P, et al. Severe combined cardiac and neuromuscular toxicity from immune checkpoint blockade: an institutional case series [J]. Cardiooncology, 2020, 6: 21.

38. Darnell EP, Mooradian MJ, Baruch EN, et al. Immune - related adverse events

(irAEs): diagnosis, management, and clinical pearls [J]. Curr Oncol Rep, 2020, 22 (4): 39.

39. Lee Chuy K, Oikonomou EK, Postow MA, et al. Myocarditis surveillance in patients with advanced melanoma on combination immune checkpoint inhibitor therapy: The Memorial Sloan Kettering Cancer Center experience [J]. Oncologist, 2019, 24 (5): e196-e197.

40. Brahmer JR, Lacchetti C, Schneider BJ, et al. Management of immunerelated adverse events in patients treated with immune checkpoint inhibitor therapy: American society of clinical oncology clinical practice guideline [J]. J Clin Oncol, 2018, 36 (17): 1714-1768.

41. Esfahani K, Buhlaiga N, Thebault P, et al. Alemtuzumab for immunerelated myocarditis due to PD-1 therapy [J]. N Engl J Med, 2019, 380 (24): 2375-2376.

42. Bando S, Boeki T, Matsuura T, et al. Plasma brain natriuretic peptide levels are elevated in patients with canner [J]. PLoS One, 2017, 12 (6): e0178607.

43. 李政，王妍，林瑾仪，等. 可溶性生长刺激表达基因 2 蛋白对免疫检查点抑制剂相关心肌炎预后的预测价值 [J]. 中国临床医学，2021，28 (2): 159-163.

44. Yuan M, Zang L, Xu A, et al. Dynamic changes of serum heart type fatty acid binding protein in cancer patients treated with immune chenckpoint inhibitors [J]. Front Pharmacol, 2021, 12: 748677.

45. Palaskas N, Lopez - Mattei J, Durand JB, et al. Immune checkpoint inhibitor myocarditis: pathophysiological characteristics, diagnosis, and treatment [J]. J Am Heart Assoc, 2020, 9 (2): e013757.

46. Chen DY, Huang WK, Chien - Chia Wu V, et al. Cardiovascular toxicity of immune checkpoint inhibitors in cancer patient: a review when cardiology meets immune - oncology [J]. J Formos Med Assoc, 2020, 119 (10): 1461-1475.

47. Norwood TG, Westbrook BC, Johnson DB, et al. Smoldering myocarditis following immune checkpoint blockade [J]. J Immunother Cancer, 2017, 5 (1): 91-96.

48. Zhang LL, Awadalla M, Mahmood SS, et al. Cardiovascular magnetic resonance in immune checkpoint inhibitor - associated myocarditis [J]. Eur Heart J, 2020, 41 (18): 1733-1743.

49. Hasson SP, Salwen B, Sivan A, et al. Re-introducing immunotherapy in patients surviving immune checkpoint inhibitors - mediated myocarditis [J]. Clin Res Cardiol, 2021, 110 (1): 50-60.

50. Lyon AR, Bosssone E, Schneider B, et al. Current state of knowledge on Takotsubo syndrome: a position statement from the task-force on Takotsubo syndrome of the Heart Failure Association of the European Society of Cardiology [J]. Eur J Heart Fail, 2016, 18 (1): 8-27.

51. Heinzerling L, Ott PA, Hodi FS, et al. Cardiotoxicity associated with CTLA4 and PD1 blocking immunotherapy [J]. J Immunother Cancer, 2016, 4: 50.

52. Zhou YW, Zhu YJ, Wang MN, et al. Immune checkpoint ihibitor associated cardiotoxicity: current understanding on its mechanism, diagnosis and management [J]. Front Pharmacol, 2019, 10: 1350.

53. Champion SN, Stone JR. Immune checkpoint inhibitor associated myocarditis occurs in both high-grade and low-grade forms [J]. Mod Pathol, 2020, 33 (1): 99-108.

54. 中国抗癌协会整合肿瘤心脏病学分会，中华医学会心血管病学分会肿瘤心脏病学学组，中国医师协会心血管内科医师分会肿瘤心脏病学专业委员会，等. 免疫检查点抑制剂相关心肌炎监测与管理中国专家共识（2020 版）[J]. 中国肿瘤临床，2020，47 (20): 1027-1038.

55. Puzanov I, Diab A, Abdallah K, et al. Managing toxicities associated with immune checkpoint inhibitors: consensus recommendations from the Society for Immunotherapy of Cancer (SITC) Toxicity Management Working Group [J]. J Immunother Cancer, 2017, 5 (1): 95.

56. 中国临床肿瘤学会指南工作委员会. 中国临床肿瘤学会（CSCO）免疫检查点抑制剂相关的毒性管理指南 [M]. 北京：人民卫生出版社，2019.

57. Ederhy S, Voisin AL, Champiat S. Myocarditis with immune checkpoint blockade [J]. N Engl J Med, 2017, 376 (3): 290-291.

58. Tay RY, Blackley E, McLean C, et al. Successful use of equine anti-thymocyte globulin (ATGAM) for fulminant myocarditis secondary to nivolumab therapy [J]. Br J Cancer, 2017, 117 (7): 921-924.

59. Salem JE, Allenbach Y, Vozy A, et al. Abatacept for severe immune checkpoint inhibitor-associated myocarditis [J]. N Engl J Med, 2019, 380 (24): 2377-2379.

60. Kadota H, Gono T, Shirai Y, et al. Immune checkpoint inhibitor-induced myositis: a case report and literature review [J]. Curr Rheumatol Rep, 2019, 21 (4): 10.

第二节　典型病例

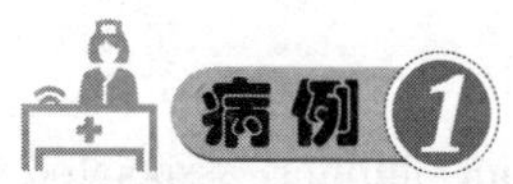

患者，女，63 岁。“宫颈鳞癌放化疗后 10 年，局部复发转移 3 周期化疗联合靶向治疗后、1 周期信迪利单抗治疗后 20 天”，于 2020 年 7 月 30 日入院。

1. **现病史**

10 年前，患者确诊“宫颈鳞癌”后予根治性放化疗，放化疗结束后定期随访。2020 年 4 月，不明原因阴道流液，局部穿刺活检等检查证实宫颈肿瘤复发转移。予多西他赛 100mg ivgtt d1+卡铂 500mg ivgtt d1（分别于 2020 年 5 月 29 日、2020 年 6 月 19 日、2020 年 7 月 10 日开始，共 3 周期）+贝伐珠单抗 400mg ivgtt d1（分别于 2020 年 5 月 29 日、2020 年 6 月 19 日、2020 年 7 月 10 日开始，共 3 周期）+信迪利单抗 200mg ivgtt d1（2020 年 7 月 10 日）治疗。2020 年 7 月 30 日患者出现明显心悸症状，检查心电图：窦性心动过速，Ⅰ度房室传导阻滞，Ⅱ度Ⅰ型房室传导阻滞，2∶1 房室传导阻滞，右束支完全阻滞，间歇性左前束支阻滞，ST-T 改变（图 1-1）。

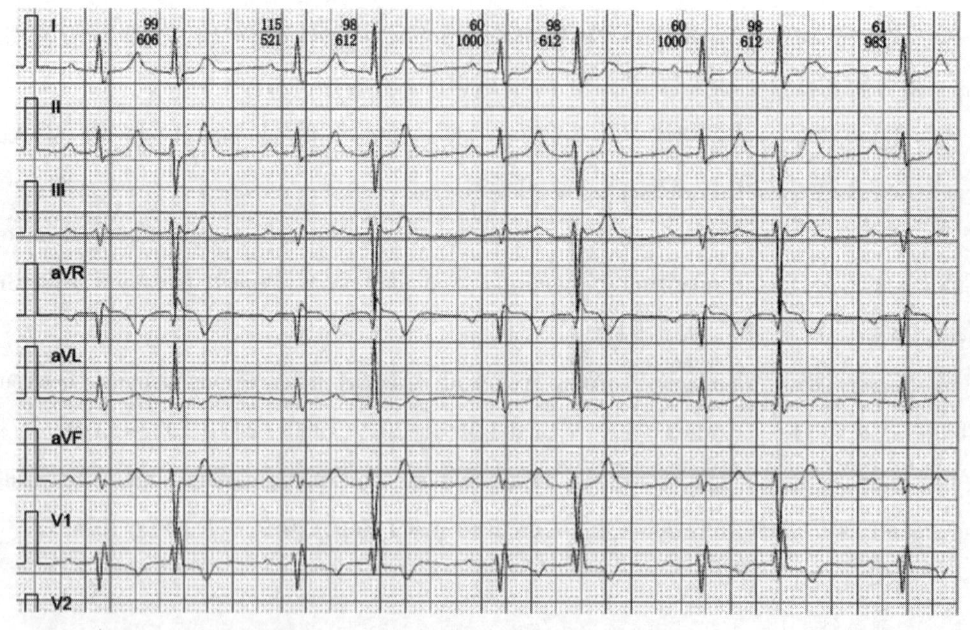

图 1-1　病例 1 心电图（2020 年 7 月 30 日）

2．入院后诊疗经过

入院后检查：2020 年 7 月 30 日查肝功能［谷丙转氨酶（ALT）、AST］、促甲状腺激素（TSH）、非特异性心肌酶（Mb、CK、CK－MB）、心肌标志物（cTnI、NT－proBNP），均明显升高。病例 1 入院后实验室检查结果见表 1-7。

表 1-7　病例 1 入院后实验室检查结果

时间	ALT（U/L）	AST（U/L）	TSH（mIU/L）	Mb（ng/mL）	cTnI（ng/mL）	CK（U/L）	CK-MB（U/L）	NT-proBNP（pg/mL）
2020 年 7 月 30 日	216	303	6. 808	＞500	0. 129	5102	199. 7	1447
2020 年 8 月 3 日	103	146	/	421	2. 744	1432	89. 6	1280
2020 年 8 月 13 日	56	63	/	258	2. 037	407	44. 9	175
2020 年 8 月 30 日	41	52	/	39	0. 013	298	27. 0	＜100

病史特点：患者肝、甲状腺、心肌及骨骼肌多组织器官受损；心脏超声示室壁运动异常，射血分数（EF）52%。

治疗：立即给予甲基泼尼松龙（2mg/kg 初始）+IVIG 20g×5 天，2020 年 8 月 13 日（治疗第 14 天）心电图完全恢复正常（图 1-2）。

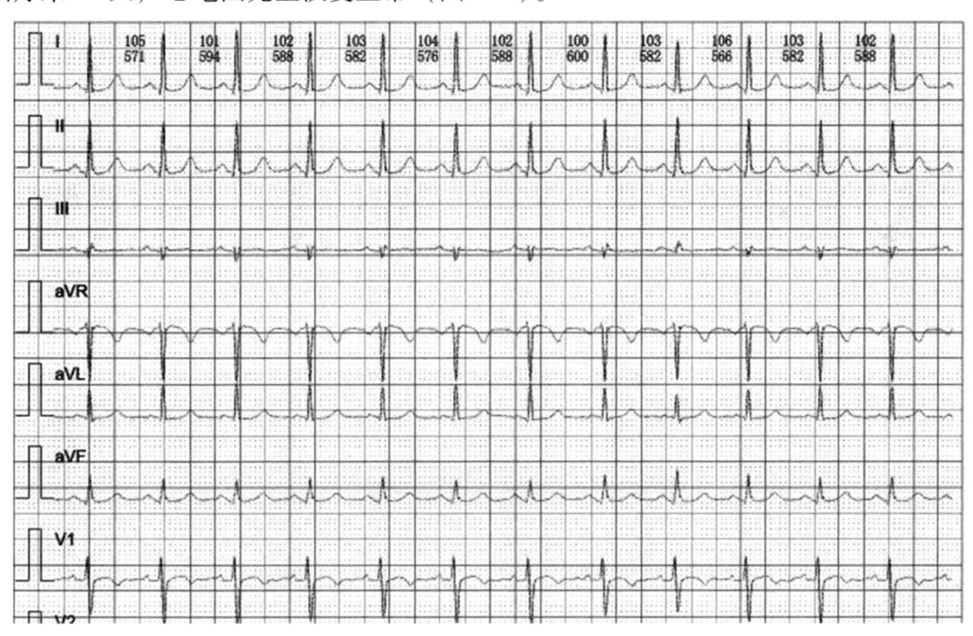

图 1-2　病例 1 激素治疗后心电图（2020 年 8 月 13 日）

2020 年 8 月 13 日甲基泼尼松龙开始逐渐减量，改用泼尼松口服到停药，激素总疗程 8 周。cTnI 在 2020 年 8 月 30 日完全恢复正常（表 1-7）。以后永久性停用免疫治疗。

3．病例总结

根据《免疫检查点抑制剂相关心肌炎监测与管理中国专家共识（2020 版）》中的分

层诊断标准，该患者诊断：确诊的心肌炎（2～3 级）。

诊断依据：①有免疫治疗病史；②免疫治疗后 20 天，有明显心悸症状；③cTnI、其他心肌酶、NT-proBNP 升高，心电图（传导阻滞为主的心律失常）、心脏超声异常；④不能用其他心脏疾病解释（无急性冠状动脉综合征的心电图特点，无急性心力衰竭的临床特征性表现等）。

【参考文献】

中国抗癌协会整合肿瘤心脏病学分会，中华医学会心血管病学分会肿瘤心脏病学学组，中国医师协会心血管内科医师分会肿瘤心脏病学专业委员会，等. 免疫检查点抑制剂相关心肌炎监测与管理中国专家共识（2020 版）［J］. 中国肿瘤临床，2020，47(20)：1027-1038.

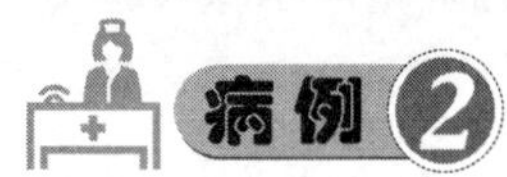

患者，男，67 岁。“右肺上叶腺癌肺部病灶冲击放疗及 3 周期化疗、2 周期免疫治疗后 20 余天”，于 2020 年 8 月 10 日入院。

1. 现病史

2019 年 11 月患者无明显诱因出现颜面部水肿，行胸部 CT 平扫（2019 年 11 月 18 日）：右肺上叶前段结节占位，肿瘤性病变可能性大。于 2019 年 11 月 25 日在外院行“经皮右肺包块穿刺活检术”，病理学检查：查见非小细胞癌，倾向腺癌；该送检组织 *KRAS* 基因 2 号外显子检出 P. G12C 或 P. G12R 或 P. G12V 或 P. G12A 或 P. G13C 中的某种已知突变；其余基因（*ALK*、*ROS*1、*RET*、*EGFR*、*NRAS*、*BRAF*、*HER*2、*PIK3CA*、*MET*）未检测出已知变异。后因各种原因，抗肿瘤治疗推迟。患者抗肿瘤治疗方案见表 1-8。

表 1-8　病例 2 抗肿瘤治疗方案

时间	方案	周期
2020 年 5 月 19 日/ 2020 年 6 月 17 日/ 2020 年 7 月 15 日	培美曲塞 800mg ivgtt d1+卡铂 500mg ivgtt d1	3
2020 年 5 月 14 日/ 2020 年 5 月 18 日	肺部病灶冲击放疗（12Gy/3F，4Gy/F）， 缓解上腔静脉综合征	
2020 年 6 月 17 日/ 2020 年 7 月 15 日	信迪利单抗 200mg ivgtt d1	2

注：ivgtt，静脉滴注；d1，第 1 天。

信迪利单抗治疗前（2020 年 6 月 10 日）心电图正常（图 1-3）。

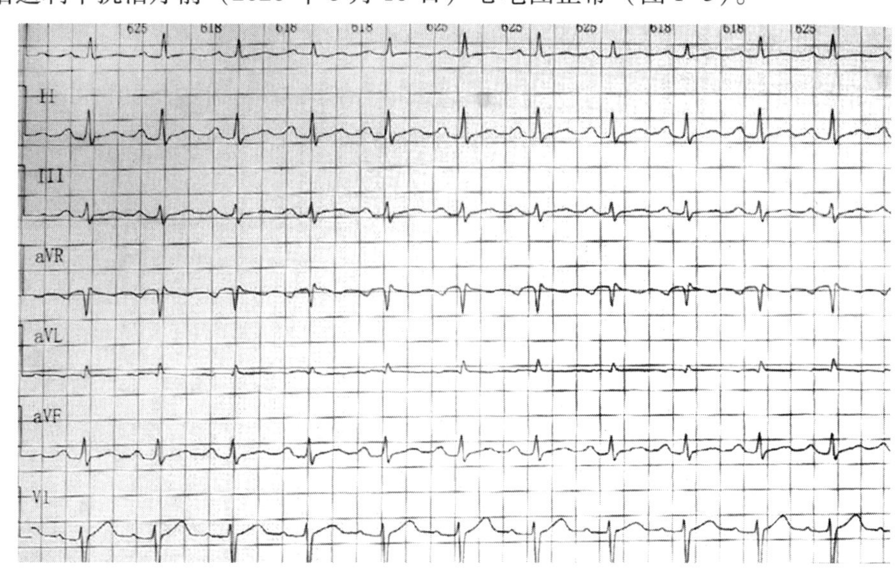

图 1-3　病例 2 信迪利单抗治疗前心电图（2020 年 6 月 10 日）

2．入院后诊疗经过

入院后检查：信迪利单抗开始治疗后第 58 天（2020 年 8 月 13 日），常规随访心电图（图 1-4）提示，①窦性心动过速；②间歇性完全性左束支传导阻滞。动态心电图提示：间歇性完全性左束支传导阻滞，24 小时中有 12 小时是完全性左束支传导阻滞，无其他 ST-T 改变。

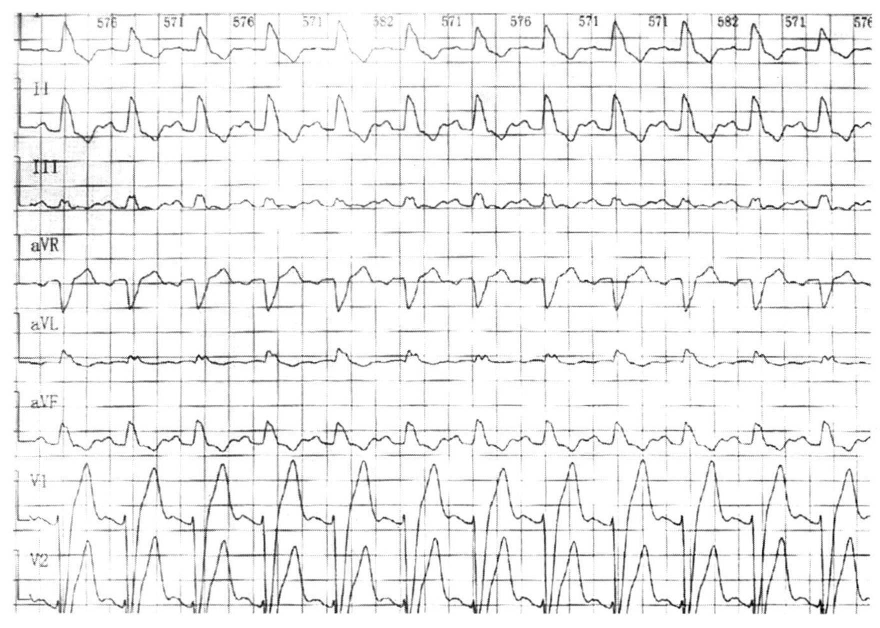

图 1-4　病例 2 信迪利单抗开始治疗后第 58 天心电图（2020 年 8 月 13 日）

病史特点：患者无心悸、胸痛、气紧等症状，心脏超声、冠状动脉 CT、Mb、cTnI 正常，NT-proBNP 648pg/mL（正常值范围 0～250pg/mL）。

治疗：给予甲基泼尼松龙［1.5mg/（kg·d）］治疗。2 天后复查心电图示：窦性心律，未见完全性左束支传导阻滞。后续糖皮质激素逐渐减量至停药，疗程为 4 周。2 个月后（2020 年 10 月 13 日）复查动态心电图：24 小时间歇性完全性左束支传导阻滞共计约 20 分钟。患者永久性停用 ICIs 治疗。

3. 病例总结

1）与基线水平比较，患者抗肿瘤治疗（包括手术、化疗、放疗、靶向治疗等）后出现各种心律失常（包括窦性心动过速、心房颤动、频发早搏、室上性心动过速、室内传导阻滞等），非特异 ST-T 改变非常常见。仔细甄别发生心律失常可能的病因非常重要。

2）同步联合治疗是抗肿瘤治疗的常见方案，《免疫检查点抑制剂相关心肌炎监测与管理中国专家共识（2020 版）》中指出：患者的一般状态、营养水平，可能的原发心血管疾病、肿瘤进展及其并发症、其他抗肿瘤治疗（化疗、放疗等）均有可能导致相关心血管并发症，如临床特征可以完全归因于另一种原因，则不能诊断 ICIs 相关心肌炎。

3）约 90% 的 ICIs 相关心肌炎患者可出现心电图异常，表现为各种类型的心律失常，相对特异性心电图表现为房室传导阻滞，常同时伴有 cTnI 升高。

4）《免疫检查点抑制剂相关心肌炎监测与管理中国专家共识（2020 版）》分层诊断心肌炎的依据中，没有以心电图异常为主要依据的诊断推荐。但有较多文献报道 ICIs 相关心脏毒性的表型中有孤立的心律失常类型。

综上所述，该患者诊断：有可能的 ICIs 相关心肌炎（2 级）。

这类以心电图异常为主要表现的 ICIs 相关心肌炎处理意见：①可暂停 ICIs 治疗，密切监测心电图，如有加重趋势（如出现窦性停搏、房室传导阻滞、室内传导阻滞持续时间延长、室性心动过速等更严重心律失常、QT 间期延长、ST 段抬高或 T 波倒置、R 波幅度减低、异常 Q 波、低电压等），及时按 ICIs 相关心肌炎处理；如已经使用糖皮质激素，在没有更多证据支持 ICIs 相关心肌炎的诊断时，应及时停用糖皮质激素，不需要长疗程治疗。②密切随访 Mb、CK 及 CK-MB、cTnI，1～2 天 1 次，观察 1～2 周；如仍高度怀疑 ICIs 相关心肌炎，可行 CMR 协助诊断。③观察有无电解质平衡紊乱、疼痛、贫血、睡眠障碍等原因导致心电图异常。④请心内科会诊是各 irAEs 指南推荐的方法。⑤该例患者如果抗肿瘤治疗需要，可以重启 ICIs 治疗。

【参考文献】

1. 中国抗癌协会整合肿瘤心脏病学分会，中华医学会心血管病学分会肿瘤心脏病学学组，中国医师协会心血管内科医师分会肿瘤心脏病学专业委员会，等. 免疫检查点抑制剂相关心肌炎监测与管理中国专家共识（2020 版）[J]. 中国肿瘤临床，2020，47（20）：1027–1038.

2. Escudier M，Cautela J，Malissen N，et al. Clinical features management and outcomes of immune checkpoint inhibitor related cardiotoxicity [J]. Cirulation，2017，136（21）：2085–2087.

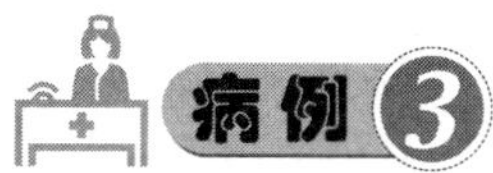

患者，女，69 岁。"纵隔恶性肿瘤放疗中，1 周期化疗联合免疫治疗后 19 天"，于 2018 年 12 月 10 日入院。

1．现病史

2018 年 9 月，患者无明显诱因出现声音嘶哑，并逐渐加重，行颈根部胸骨上窝偏左软组织结节穿刺活检：可疑非小细胞癌（鳞癌可能性较大）。初诊时患者的心电图正常（图 1–5）。

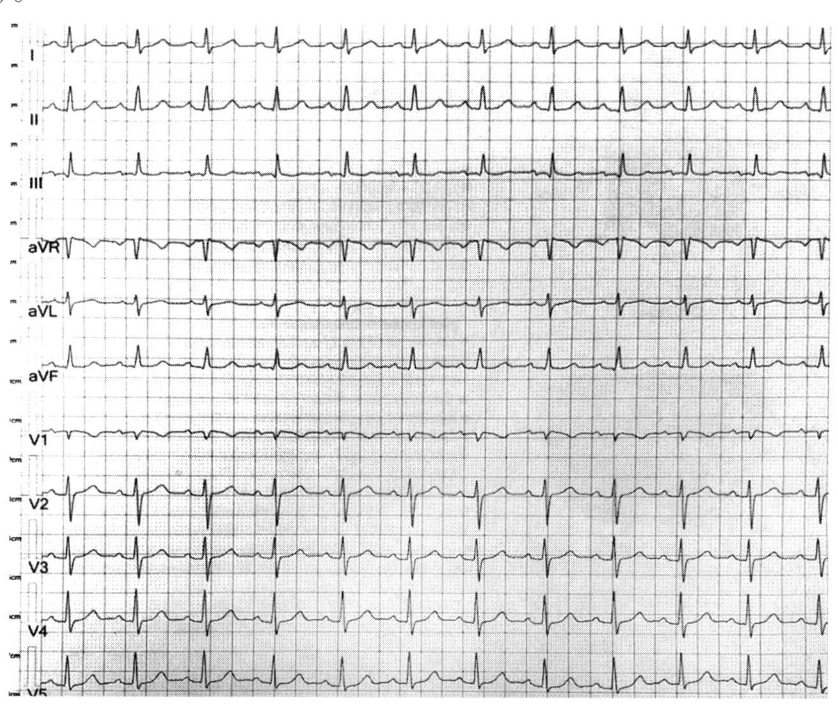

图 1–5 病例 3 初诊时心电图

患者抗肿瘤治疗方案见表 1–9。

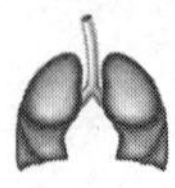

表 1-9　病例 3 抗肿瘤治疗方案

时间	方案	周期
2018 年 11 月 5 日开始	图像引导下适形调强放疗： 计划 1：GTVln 3.0Gy/F×15F，5F/w。 计划 2：GTV 3.0（D80）Gy/F；GTVln2 2.5Gy/F×15F，5F/w。 两个计划同时执行	
2018 年 11 月 21 日/ 2018 年 12 月 17 日	帕博利珠单抗 100mg d1+顺铂 30mg d1～3，q21d	2

注：GTVln，颈部淋巴结靶区；GTV，肿瘤靶区；d1，第 1 天；d1～3，第 1～3 天；q21d，每 21 天 1 次。

2. 入院后诊疗经过

入院后检查：患者行第 2 周期化疗联合免疫治疗后第 2 天（2018 年 12 月 19 日）感心悸，立即完善以下检查。

1）心电监护：心率 43～46 次/分，血压 136/61mmHg，血氧饱和度 98%～100%。

2）Mb 298ng/mL，CK 2393U/L，CK-MB 132.42U/L，cTnI 2.633ng/mL。

3）心脏超声：左心房增大，左心室稍大，肺动脉增宽，二尖瓣、三尖瓣反流（轻度），左心室壁搏动异常，射血分数 64%。

4）心电图（图 1-6）：心动过速，Ⅰ度房室传导阻滞，2∶1 房室传导阻滞，不完全性右束支阻滞，左前分支阻滞，ST 段改变。

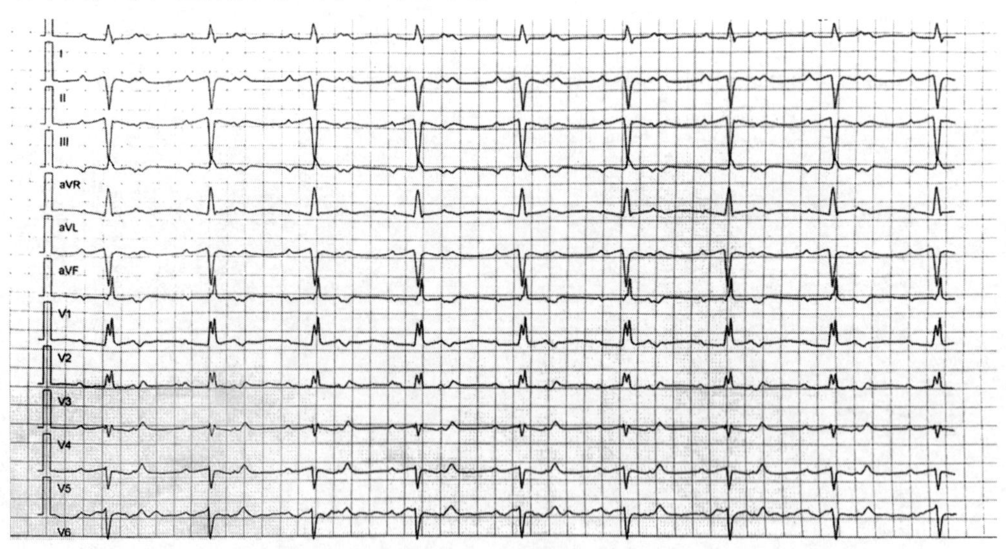

图 1-6　病例 3 入院后心电图

治疗：给予 1,6-二磷酸果糖营养心肌治疗。

2018 年 12 月 20 日复查心电图（图 1-7）：窦性心律，频发多源性室性早搏，呈二联律，短暂室性心动过速，Ⅰ度房室传导阻滞，2∶1 房室传导，不完全性右束支阻滞，左前分支阻滞，异常 Q 波。

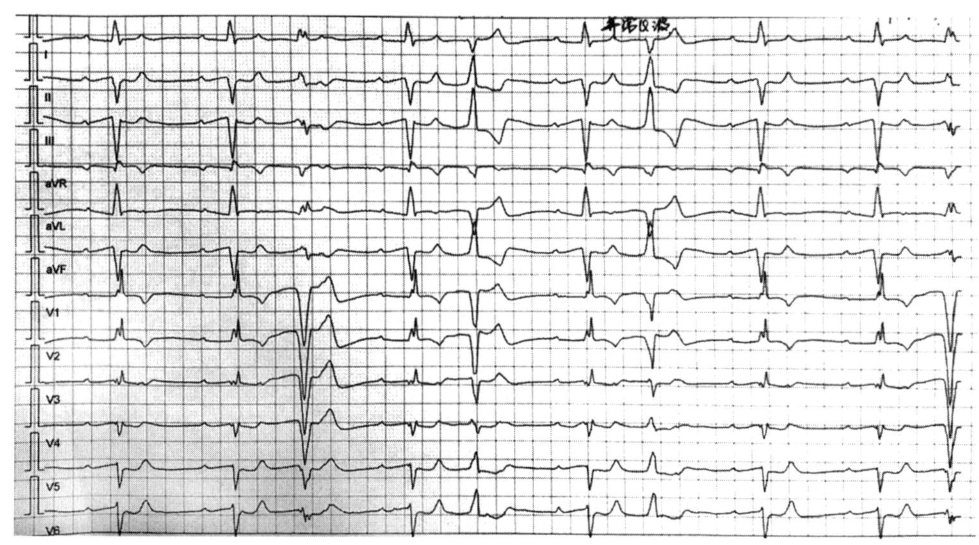

图 1–7　病例 3 治疗后复查心电图（2018 年 12 月 20 日）

病情变化：患者心悸加重，伴明显呼吸困难、全身大汗、心率减慢，再次行床旁心电图（图 1–8）：示间歇性Ⅲ度房室传导阻滞。

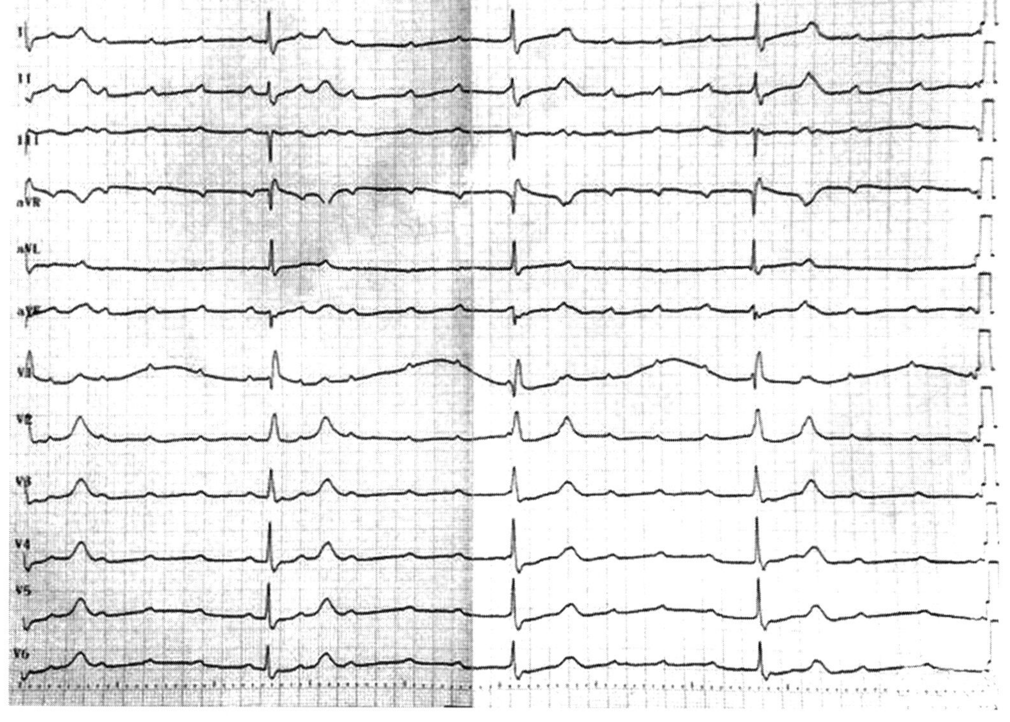

图 1–8　病例 3 病情加重后复查心电图

入院后患者 ALT、AST、Mb、cTnI、CK、CK-MB、NT-proBNP 变化情况见表 1-10。

表 1-10　病例 3 入院后实验室检查指标变化

时间	ALT (U/L)	AST (U/L)	Mb (ng/mL)	cTnI (ng/mL)	CK (U/L)	CK-MB (U/L)	NT-proBNP (pg/mL)
2018 年 12 月 11 日	52	55	403	3.772	582	38.30	/
2018 年 12 月 19 日	164	235	298	2.633	2393	132.42	1590
2018 年 12 月 20 日	/	/	310	2.441	/	/	3233

预后：因患者心肌受损，发生严重恶性心律失常和心力衰竭，死亡风险极高，转综合医院心内科治疗。后电话随访，患者转院当天晚上死亡。

3．病例总结

1）在 2018 年年末，国内刚开始肿瘤免疫治疗，绝大部分肿瘤专科医师、心内科医师对 irAEs 的认识都不深刻。现复习文献，101 个接受 ICIs 治疗后出现严重心肌炎的病例，发病中位时间为 27 天，76% 的严重心肌炎发生于用药后 6 周内，甚至部分患者仅接受 1～2 次 ICIs 治疗就出现严重心肌炎。

2）该患者有以下病史特点：

（1）ICIs 使用后 30 天发病。

（2）无冠心病危险因素（吸烟、高脂血症、2 型糖尿病、肥胖、高血压病、心血管疾病家族史等），无其他心脏疾病。

（3）患者第 2 周期化疗联合免疫治疗后第 2 天出现心悸，并且病情进展非常迅速。

（4）心电图：心动过速，房室传导阻滞，束支传导阻滞，ST 段改变，很快加重，并出现Ⅲ度房室传导阻滞。

（5）心肌标志物（cTnI、BNP）水平明显升高。

故该患者可诊断为：确诊的 ICIs 相关心肌炎（3 级）。

3）ICIs 相关心脏毒性死亡风险高，能否快速准确诊断直接关系到患者的安危。欧洲肿瘤学会（ESMO）和 ASCO/NCCN 等指南对于 ICIs 相关心脏毒性的诊断、评估和治疗意见：一旦怀疑，首先暂停免疫治疗；尽快完善检查明确诊断，及时进行危险分级，立即给予不同强度、以糖皮质激素为主的治疗，是挽救患者生命的重要措施。

4）该患者本应予以大剂量糖皮质激素甚至糖皮质激素冲击治疗，但因当时刚开始应用肿瘤免疫治疗，对 ICIs 相关心脏毒性认识不深，所致后果严重。

【参考文献】

1. Moslehi JJ, Salem JE, Sosman JA, et al. Increased reporting of fatal immune checkpoint inhibitor-associated myocarditis [J]. Lancet, 2018, 391 (10124): 933.

2. Hardy T, Yin M, Chavez JA, et al. Acute fatal myocarditis after a single dose of anti－PD－1 immunotherapy, autopsy findings: a case report [J]. Cardiovasc Pathol, 2020, 46: 107202.

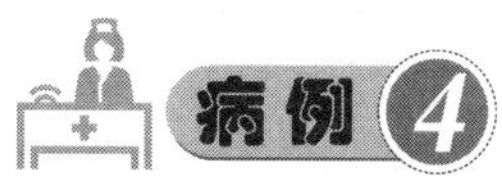

患者，男，56岁。“胃癌术后化疗后4⁺年，腹膜淋巴结转移化疗后1年，肿瘤进展3周期化疗后20余天”，于2021年8月31日入院。

1. 现病史

2017年4月10日，患者因上腹不适1⁺月，在外院行胃镜：胃体上段后壁近贲门口下缘见一溃疡型病变，边界不清，底覆血痂。活检后病理学检查：（胃体上段后壁）腺癌。于2017年4月21日在全麻下行“腹腔镜胃癌根治术（全胃切除术）”，术后病理学检查示：胃溃疡型低分化腺癌，癌组织浸润胃壁全层，侵犯神经。脉管内未见癌栓。

术后予以全身抗肿瘤治疗，具体抗肿瘤治疗方案见表1-11。

表1-11　病例4抗肿瘤治疗方案

时间	方案	周期	评价
2017年6月9日—2017年8月18日	奥沙利铂+替加氟+亚叶酸钙（外院治疗，剂量不详）	6	治疗后定期于院外复查，均诉未见特殊异常

2020年5月14日复查时发现肿瘤标志物升高：糖类抗原199 228.70U/mL（正常值范围0～37U/mL）。外院胃镜检查：全胃切除术后，食管黏膜光滑，贲门口黏膜光滑；距门齿40cm见吻合口黏膜光滑通畅；输入输出袢黏膜光滑通畅；鞍部黏膜光滑。外院PET/CT：胃癌手术后，胃大部分缺如，术区未见确切肿瘤复发征象；腹膜后多发增大淋巴结伴异常PDG代谢增高，考虑多为淋巴结转移。2020年7月1日外院补充病理学检查（2017年4月21日手术切除组织）：Her-2（-）。为进一步治疗于2021年7月10日到四川省肿瘤医院治疗。

四川省肿瘤医院抗肿瘤治疗方案见表1-12。此次住院是为行下一周期的化疗联合免疫治疗。

表1-12　病例4在四川省肿瘤医院抗肿瘤治疗方案

时间	方案	周期	评价
2020年7月15日—2020年9月18日	XELOX方案：奥沙利铂180mg ivgtt d1+卡培他滨1500mg po bid d1～14，q21d	3	SD
2020年10月28日—2021年12月23日	XELOX方案：奥沙利铂180mg ivgtt d1+卡培他滨1500mg po bid d1～14，q21d	6	PD

续表

时间	方案	周期	评价
2021年6月9日/2021年7月4日/2021年8月2日	紫杉醇（白蛋白结合型）370mg ivgtt d1+信迪利单抗200mg ivgtt d1	3	PR

注：ivgtt，静脉滴注；d1，第1天；po，口服；bid，每天2次；d1～14，第1～14天；q21d，每21天1次；SD，疾病稳定；PD，疾病进展；PR，部分缓解。

2. 入院后诊疗经过

入院后检查结果如下：

1）入院后常规实验室检查：cTnI 8.308ng/mL。

2）心脏超声：室间隔中段至心尖段运动幅度稍减低，左心室收缩功能为正常低限。

3）心电图变化不明显。

4）CMR：左右心室结构及功能未见明显异常。

病史特点：患者为中年男性，既往无心脏基础疾病，无心血管危险因素，cTnI明显升高，伴心电图非特异性改变，结合正在接受ICIs治疗病史，诊断为ICIs相关心肌炎（亚临床心肌损伤型）。

病情变化：糖皮质激素治疗方案和cTnI变化情况见表1-13。

表1-13　病例4糖皮质激素治疗方案和cTnI变化情况

时间	cTnI（ng/mL）	糖皮质激素治疗方案
2021年6月8日	0.100	/
2021年9月1日—2021年9月2日	8.308	甲基泼尼松龙120mg qd
2021年9月3日—2021年9月9日	7.266	甲基泼尼松龙80mg q12h
2021年9月10日—2021年9月16日	5.591	甲基泼尼松龙40mg q12h
2021年9月17日	4.857	甲基泼尼松龙40mg qd
2021年9月18日（出院）	/	继续泼尼松40mg po qd，每周递减10mg，总疗程6周
2021年11月17日	6.053	/
2022年2月25日	0.001	/

注：qd，每天1次；q12h，每12小时1次；po，口服。

2021年9月2日心电图（图1-9）：窦性心律；顺钟向转位；右心室高电压ST Ⅱ、Ⅲ、aVF、V4、V5、V6上斜抬高0.1mV，QRS Ⅱ、Ⅲ、aVF降至顿挫（T波?）。

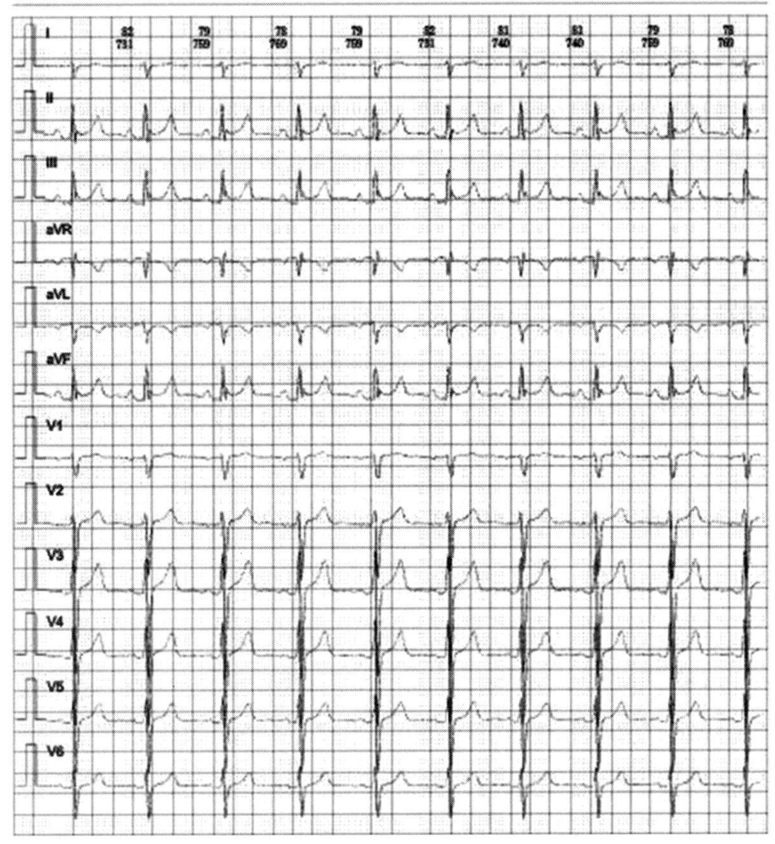

图 1-9　病例 4 心电图（2021 年 9 月 2 日）

2021 年 9 月 5 日动态心电图：①窦性心律，可见窦性心律不齐，窦房结内游走心律伴不齐，平均心率 69 次/分，最高心率 136 次/分，最低心率 48 次/分；②最长 RR 间期 1.3 秒，发生于 2021 年 9 月 4 日 01：00：40，为窦性心动过缓；③室性早搏（1 次）；④偶见房室传导阻滞；⑤部分时间 QRS Ⅲ、aVF 降至顿挫（J 波?）；⑥大部分时间 ST Ⅱ、Ⅲ、aVF、V4、V5 上斜抬高≥0.1mV。

治疗：2021 年 11 月 24 日、2021 年 12 月 22 日再次予 2 周期紫杉醇（白蛋白结合型）370mg ivgtt d1+信迪利单抗 200mg ivgtt d1，无 ICIs 相关心脏毒性发生。

3. 病例总结

患者 ICIs 治疗后出现 cTnI 水平明显升高，但无临床症状，心电图也为非特异改变。虽给予糖皮质激素治疗，但 cTnI 水平恢复缓慢，好像与糖皮质激素的治疗无关。这也可能是《免疫检查点抑制剂相关心肌炎监测与管理中国专家共识（2020 版）》中建议“对稳定的亚临床心肌损伤（cTn 保持相对稳定），糖皮质激素治疗的获益与风险尚不明确，推荐继续监测，部分患者可能并不发展为临床心肌炎”的临床依据。

【参考文献】

中国抗癌协会整合肿瘤心脏病学分会，中华医学会心血管病学分会肿瘤心脏病学学组，中国医师协会心血管内科医师分会肿瘤心脏病学专业委员会，等. 免疫检查点抑制剂相关心肌炎监测与管理中国专家共识（2020 版）［J］. 中国肿瘤临床，2020，47（20）：1027-1038.

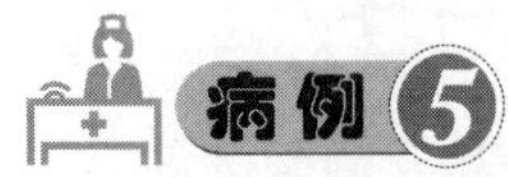

患者，女，66 岁。“左肺癌术后 4 周期化疗后 2^{+}年，骨转移 1 周期化疗后、放疗后、免疫治疗后 16 天”，于 2021 年 1 月 11 日入院。

1. 现病史

2018 年 6 月患者因咳嗽行胸部 CT（2018 年 6 月 12 日）：左肺上叶纵隔旁不规则且不均匀强化团片状致密占位，大小约 4.7cm×4.9cm。于 2018 年 6 月 25 日在全麻胸腔镜下行左肺上叶癌根治术+胸膜粘连烙断术+肺修补术。术后病理学检查：（左肺上叶）腺癌，以腺泡型、微乳头型为主，累及胸膜脏层，支气管残端未见癌累及，支气管根部淋巴结 4 枚、第 4 组淋巴结 7 枚、第 7 组淋巴结 2 枚、第 10 组淋巴结 5 枚，未见肿瘤转移。患者术后抗肿瘤治疗方案见表 1-14。此次住院拟行下一周期治疗。

表 1-14　病例 5 术后抗肿瘤治疗方案

时间	方案	周期	评价
2018 年 8 月 7 日/2018 年 9 月 3 日/2018 年 9 月 25 日/2018 年 10 月 26 日	培美曲塞 800mg d1+卡铂 400mg d1	4	CR
2019 年 7 月 15 日起	IGRT：骨转移灶及其临床靶区，GTV 3.5Gy/F，CTV 3.0Gy/F	10 次	$T_{4\sim5}$、T_{10}、$L_{2\sim3}$椎体，右侧髂后代谢增高灶
2020 年 11 月 20 日起	骶椎放疗：GTV 3.5Gy/F；CTV 3.0Gy/F，共 13 次。肋骨放疗：GTV 3.0Gy/F，12 次		纵隔、肺门淋巴结转移，左侧第 8 肋后段、T_{10}、T_{12}骨质破坏，左侧骶髂关节转移
2020 年 12 月 12 日	紫杉醇（白蛋白结合型）0.4g	1	
2020 年 12 月 23 日	信迪利单抗 200mg d1	1	

注：d1，第 1 天；IGRT，图像引导放疗；GTV，肿瘤靶区；CTV，肿瘤临床靶区；CR，临床缓解。

2. 入院后诊疗经过

入院后检查结果如下。

1）cTnI 0.860ng/mL。

2）肝功能：ALT 63U/L，AST 82U/L。

3）Mb 209ng/mL，CK 1284U/L。

4）心脏超声：左心室舒张功能降低。

5）心电图（图 1-10）：①窦性心动过速；②左胸导联低电压；③T 波改变。

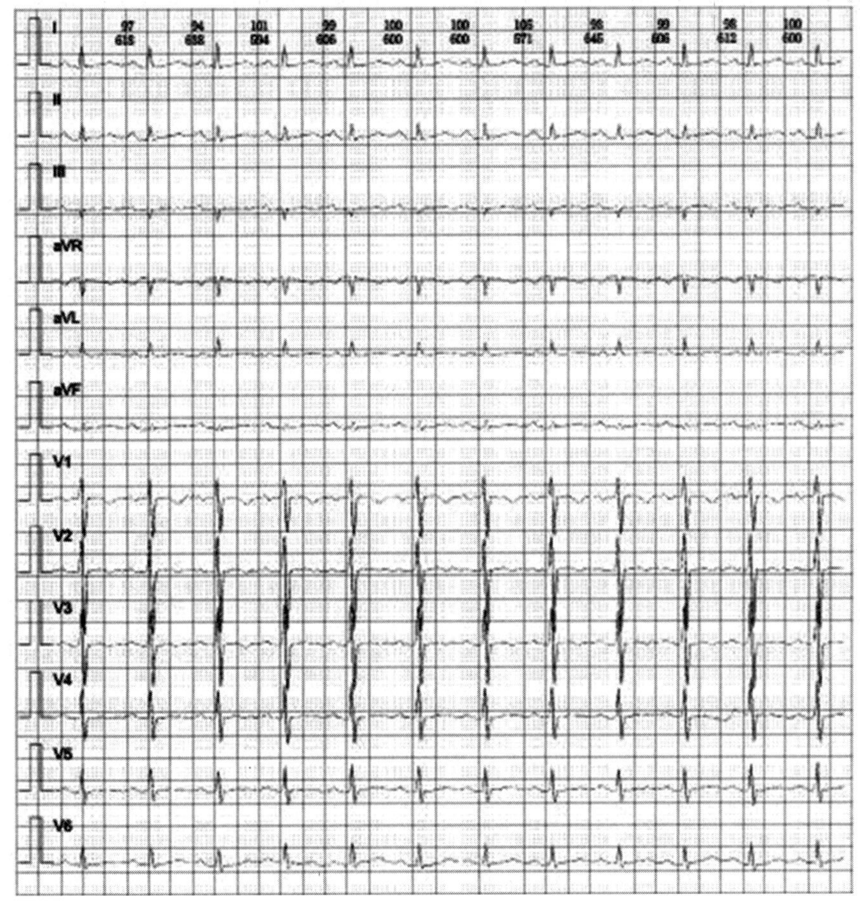

图 1-10　病例 5 入院后心电图

病情变化：立即密切观察患者 cTnI 等指标及心电图动态变化。

1）2021 年 1 月 15 日心电图（图 1-11）：①窦性心律；②ST V1～4 似弓背型抬高≤0. 1mV；③T 波改变。

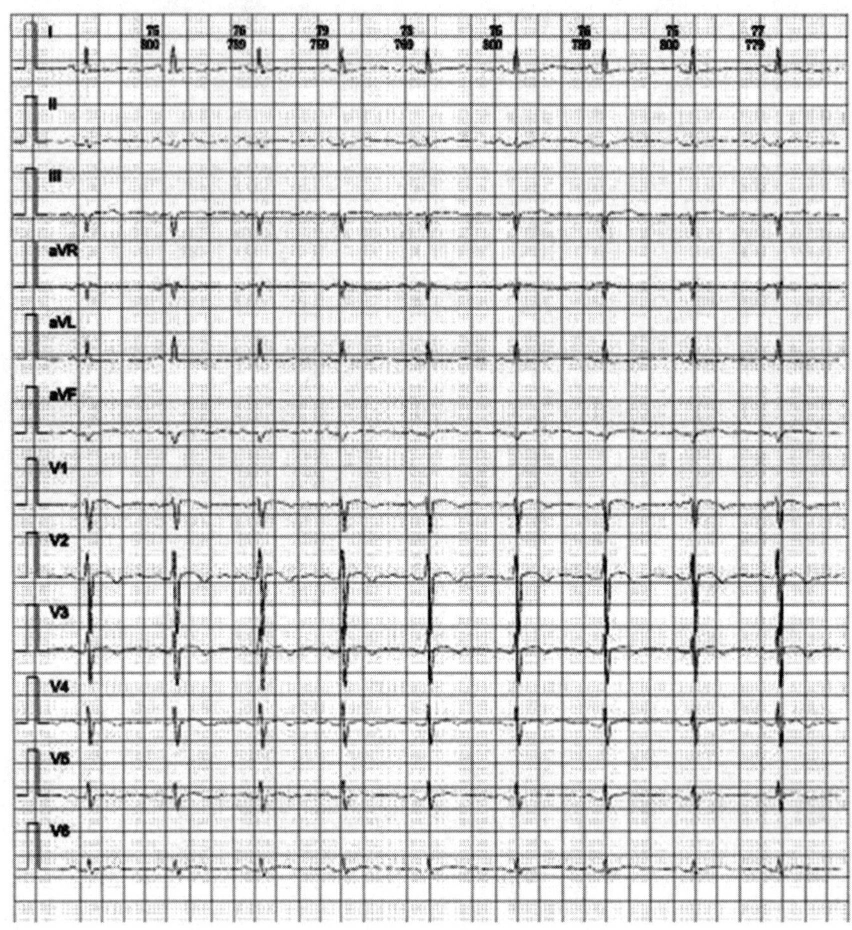

图 1-11　病例 5 心电图（2021 年 1 月 15 日）

2）冠状动脉 CT 成像：左右冠状动脉主干及主要分支未见明显异常。

3）ALT、AST、Mb、cTnI、CK、CK-MB、NT-proBNP 变化情况见表 1-15。

表 1-15　病例 5 入院后实验室检查指标变化情况

时间	ALT（U/L）	AST（U/L）	Mb（ng/mL）	cTnI（ng/mL）	CK（U/L）	CK-MB（U/L）	NT-proBNP（pg/mL）
2021 年 1 月 12 日	63	82	209	0.860	1284	/	/
2021 年 1 月 15 日	90	133	184	5.097	1137	95.40	1086
2021 年 1 月 16 日	/	/	/246	4.287	/	/	1759
2021 年 1 月 17 日	/	/	195	3.502	/	/	2104
2021 年 1 月 18 日	/	/	81	3.071	/	/	1911
2021 年 1 月 20 日	/	/	109	4.120	/	/	1626
2021 年 1 月 25 日	/	/	24	0.225	/	/	839

病史特点如下。

1）正在接受化疗联合免疫治疗。

2）无冠心病危险因素（吸烟、高脂血症、2 型糖尿病、肥胖、高血压病、心血管疾病家族史等）。

3）虽患者无心悸等症状，但心电图及心肌标志物异常，并排除冠心病心肌缺血坏死。

诊断：有可能的 ICIs 相关心肌炎（1 级）。

治疗：患者糖皮质激素治疗方案见表 1–16，同时给予 IVIG 20g/d，连续 5 天。

表 1–16　病例 5 糖皮质激素治疗方案

时间	糖皮质激素治疗方案
2021 年 1 月 12 日—2021 年 1 月 14 日	甲基泼尼松龙 40mg/d［约 1mg/（kg · d）］
2021 年 1 月 15 日—2021 年 1 月 17 日	甲基泼尼松龙 40mg q12h［约 2mg/（kg · d）］
2021 年 1 月 18 日—2021 年 1 月 20 日	甲基泼尼松龙 80mg qd
2021 年 1 月 21 日—2021 年 1 月 22 日	甲基泼尼松龙 80mg bid
2021 年 1 月 23 日—2021 年 1 月 26 日	甲基泼尼松龙 80mg qd
后续改为口服泼尼松，逐渐减量，总疗程 6 周	

注：q12h，每 12 小时 1 次；qd，每天 1 次；bid，每天 2 次。

患者情况逐渐稳定，2021 年 2 月 8 日复查心电图：恢复正常。

3．病例总结

实际中，ICIs 治疗后仅 cTn 水平轻度升高的现象相对较多，由于心肌炎一旦进展，预后非常差，故医师一般都给予积极的糖皮质激素治疗（特别是合并心电图改变者）。部分医师还以 cTn 水平升高程度，决定糖皮质激素使用的剂量，这符合 ICIs 相关心肌炎的管理原则，只是怎样使诊疗更加精准，有待于更多的前瞻性研究论证。

第二章　免疫检查点抑制剂相关胃肠道毒性

第一节　概述

ICIs通过阻断负向调节信号增强免疫应答发挥抗肿瘤作用，已在多种恶性肿瘤的治疗中发挥重要作用。随着ICIs的广泛应用，研究者对irAEs的认识也在不断深入。结肠是irAEs常见的受累部位，最典型表现为腹泻及结肠炎，其他表现包括腹痛、便血、恶心、呕吐等，严重的ICIs相关胃肠道毒性是导致ICIs停用的常见原因。

一、流行病学

1. 发生率

目前已上市部分ICIs早期试验中腹泻及结肠炎的发生率见表2-1。

表2-1　已上市部分ICIs早期试验中腹泻及结肠炎的发生率

药物名称	药物剂量	腹泻发生率（≥3级发生率）	结肠炎发生率（≥3级发生率）
CTLA-4抑制剂			
伊匹木单抗	10mg/kg，每3周1次	41.2%（9.8%）	15.5%（8.2%）
PD-1抑制剂			
纳武利尤单抗	3mg/kg，每2周1次	16.0%（1.0%）	1.0%（0.5%）
帕博利珠单抗	2mg/kg，每3周1次	7.0%（1.0%）	1.0%（1.0%）
西米普利单抗	3mg/kg，每3周1次	27.0%（2.0%）	/
替雷利珠单抗	200mg，每3周1次	5.0%（0.3%）	/
卡瑞利珠单抗	200mg，每3周1次	6.7%（0）	/
信迪利单抗	200mg，每3周1次	1.0%（0）	/
特瑞普利单抗	3mg/kg，每2周1次	5.2%（0）	/
PD-L1抑制剂			
阿维鲁单抗	10mg/kg，每2周1次	7.0%（0）	/
阿替利珠单抗	1200mg，每3周1次	15.4%（0.7%）	0.3%（0）

续表

药物名称	药物剂量	腹泻发生率（≥3 级发生率）	结肠炎发生率（≥3 级发生率）
度伐利尤单抗	10mg/kg，每 2 周 1 次	0.7%（0.2%）	0.4%（0）
伊匹木单抗联合纳武利尤单抗	伊匹木单抗 3mg/kg，纳武利尤单抗 1mg/kg，每 3 周 1 次	45.0%（9.0%）	13.0%（8.0%）

可见 ICIs 相关胃肠道毒性更常见于 CTLA-4 抑制剂，其所致腹泻发生率为 27%～54%，结肠炎发生率为 8%～22%；接受 PD-1 抑制剂治疗的患者腹泻发生率为 12.1%～13.7%，结肠炎发生率为 0.7%～1.6%；联合用药时，ICIs 相关胃肠道毒性的发生率及严重程度都会大幅升高。ICIs 相关胃肠道毒性除主要表现为腹泻和结肠炎外，其他如食管炎、胃炎等均有报道。

2. 发生时间

不同种类 ICIs 导致的胃肠道毒性出现的时间不同。一般情况下，CTLA-4 抑制剂相关结肠炎的发生时间多早于 PD-1 抑制剂相关结肠炎，CTLA-4 抑制剂相关结肠炎通常发生在首次治疗后 4～8 周，从发现结肠炎到末次用药的中位时间为 11 天，最长时间不超过 2 个月；而 PD-1/PD-L1 抑制剂相关结肠炎发生时间则较晚，为首次治疗后 2～4 个月，中位时间约为 3 个月，甚至可延迟至 1 年后发作。

3. 危险因素

一项回顾性分析（n=826）表明接受 ICIs 治疗后使用抗厌氧菌抗生素会增加 ICIs 相关结肠炎的发生风险，提示了肠道菌群失调与结肠炎的关联性。

有研究表明 ICIs 治疗前肠道菌群的组成与 ICIs 相关胃肠道毒性相关，基线肠道菌群富集厚壁菌门的患者使用 CTLA-4 抑制剂治疗有更高的结肠炎风险。

二、发病机制

CTLA-4 抑制剂和 PD-1 抑制剂引起胃肠道毒性的机制不同，与这两种 ICIs 介导 T 细胞反应的机制不同相关，因而产生的毒性动力学有差异。

1. CTLA-4 抑制剂

CTLA-4 抑制剂相关结肠炎的特点是结肠黏膜中有大量的 $CD4^+$T 细胞。CTLA-4 是一种由活化的细胞毒性 T 细胞表达的蛋白质，主要表达于活化的 $CD4^+$T 细胞和 $CD8^+$T 细胞表面，是 T 细胞介导的抗肿瘤反应的负调控因子。T 细胞受体激活后 CTLA-4 表达上调，CTLA-4 与 CD28 竞争性结合抗原提呈细胞上的 B7，抑制了 T 细胞的活化和增殖，肿瘤细胞从而逃避免疫清除。

CTLA-4 是由 Treg 细胞分泌的，Treg 细胞除了可以产生免疫抑制细胞因子外，还可以通过与抗原提呈细胞的相互作用下调 CD80 和 CD86 的表达，进而间接影响 $CD4^+T$ 细胞和 $CD8^+T$ 细胞的表达，以达到免疫抑制的作用。研究显示，*CTLA*-4 突变患者的 Treg 细胞中 CTLA-4 蛋白表达缺陷导致 Treg 细胞免疫抑制能力受损，常导致复杂的免疫失调综合征与严重的胃肠道疾病，如腹泻、结肠炎等。除阻断 B7-CTLA-4 相互作用外，CTLA-4 抑制剂的治疗作用可能归因于肿瘤微环境中的抗体依赖细胞介导的细胞毒作用（ADCC）所致的 Treg 细胞的耗竭，进而导致外周免疫耐受性的丧失和 irAEs 的发生。

2. PD-1/PD-L1 抑制剂

PD-1 抑制剂相关结肠炎的特点是黏膜和上皮中有大量的 $CD8^+T$ 细胞。在 PD-1/PD-L1 抑制剂治疗中，PD-1/PD-L1 阻断会减弱 $CD4^+$、$CD25^+$、FOXP3 表达，并下调 Treg 细胞功能而引起自身抗原耐受性缺失，PD-L1 通过控制信号转导与转录激活因子 5（STAT-5）磷酸化负向调节慢性炎症位点的 Treg 细胞。PD-1 和 PD-L1 的相互结合可以抑制与效应性 T 细胞功能相关的细胞因子和转录因子，也可抑制 Treg 细胞的功能，而这些细胞均为肠道黏膜表面重要的效应细胞，所以 PD-1/PD-L1 抑制剂治疗可导致 ICIs 相关胃肠道毒性。

3. 肠道菌群

肠黏膜免疫系统也是人体最大的免疫器官之一。位于肠道内的广泛次级淋巴组织占整个免疫系统的 70%，在肠道中有 3.8×10^{13} 个肠道细菌存在于弱免疫反应性环境中，这些肠道菌群还参与肠道 $CD4^+T$ 细胞和 $CD8^+T$ 细胞编程，维持其功能。因此，肠道菌群可对机体的免疫功能产生影响，同时也影响 ICIs 抗肿瘤应答和治疗相关毒性。一项针对伊匹木单抗治疗转移性黑色素瘤的研究发现，基线肠道细菌富集粪杆菌属和厚壁菌门的患者与富集拟杆菌属的患者相比，无进展生存期和总生存期更长，结肠炎发生率更高。Dubin 等研究发现，在接受伊匹木单抗治疗后基线大便标本的细菌多样性高、拟杆菌丰度高、缺乏厚壁菌门的患者，ICIs 相关结肠炎的发生率更低。肠道菌群可通过作用于 Treg 细胞来影响 ICIs 相关胃肠道毒性，还可通过 IL-1β 介导肠道毒性促进 ICIs 相关结肠炎发生。

三、诊断与鉴别诊断

目前，ICIs 相关胃肠道毒性尚无诊断的“金标准”，其诊断依赖于临床症状与病情严重程度分级、临床症状与用药时间的关系、实验室检查及内镜检查结果、组织学特征等。

1. 临床症状与病情严重程度分级

虽然 ICIs 相关胃肠道毒性临床症状无特异性，需要与消化道感染及原发肿瘤症状鉴别，但通常情况下，ICIs 相关胃肠道毒性的主要症状是腹泻，同时也可出现腹痛、恶心、呕吐、大便带血或黏液和发热等，甚至可能出现肠梗阻、结肠扩张或肠穿孔等严重并发症，少部分可表现为吞咽困难和上腹痛等。结肠炎和腹泻的严重程度根据美国国家癌症研究所（National Cancer Institute，NCI）发布的 CTCAE 进行分级（表 2-2）。

表 2-2　结肠炎及腹泻严重程度分级

分级	结肠炎	腹泻
1 级	无症状，仅为临床或诊断所见；无需治疗	与基线比，大便次数增加，每天＜4 次；造口排出物轻度增加
2 级	腹痛，黏液便或血便	与基线比，大便次数增加，每天 4～6 次；造口排出物中度增加；借助工具的日常生活活动受限
3 级	剧烈腹痛，腹膜刺激征阳性	与基线比，大便次数增加，每天＞7 次；造口排出物重度增加；自理性日常生活活动受限
4 级	危及生命，需要紧急治疗	危及生命，需要紧急治疗
5 级	死亡	死亡

2．临床症状与用药时间的关系

ICIs 相关胃肠道毒性多发生于开始 ICIs 治疗后 5～10 周内，少数患者可在几个月 ICIs 治疗甚至停止治疗一段时间后才出现胃肠道毒性。

3．相关检查

1）大便微生物检测：使用 ICIs 治疗的患者首次出现腹泻或腹痛的症状时，需完善大便微生物检测，包括虫卵、寄生虫、艰难梭菌、病毒等的检测。

2）完善血常规、C 反应蛋白（CRP）、生化等检查：ICIs 相关结肠炎患者通常出现贫血、血清 CRP 升高及低白蛋白血症，还可出现抗中性粒细胞胞质抗体（ANCA）等免疫性抗体阳性。

此外，某些大便生物标志物对 ICIs 相关结肠炎诊断具有参考价值，如乳铁蛋白及钙卫蛋白可以用于炎症性肠病的诊断、活动性及疗效评估、动态监测。一项回顾性研究表明，乳铁蛋白对检出内镜下或组织学肠道炎症的灵敏度分别为 70% 和 90%。肠道溃疡患者的大便钙卫蛋白的平均值明显高于内镜下表现正常的患者。如果以大便钙卫蛋白＞150μg/g 为阈值，对内镜下溃疡、水肿、糜烂的检出灵敏度为 68%，对炎症细胞浸润、隐窝脓肿等组织学炎症的检出灵敏度为 86%。作为无创手段，大便中钙卫蛋白水平可用于动态监测结肠炎，减少频繁使用内镜的负担。但钙卫蛋白对 ICIs 相关结肠炎诊断的阈值尚无统一标准，对于疾病活动性的监测及疗效评估的价值仍需要更多的前瞻性研究探索。

3）腹部 CT 等影像学检查：临床表现为腹膜炎症状（如发热、严重腹痛、反跳痛、肌紧张、腹胀等）的患者，应行腹部 CT 检查进行评估，以排除中毒性巨结肠、脓肿、肠穿孔等严重疾病；腹部 CT 也可作为临床表现有便血的患者，排除其他胃肠道疾病如消化性溃疡、恶性肿瘤等引起的出血的主要检查方法。

腹部 CT 是一种快速、可靠和无创的结肠炎诊断方法，对组织学阳性的结肠炎的阳性预测值高达 96%，对于需要使用糖皮质激素缓解症状的结肠炎阳性预测值为 92%。腹盆腔增强 CT 常用于 3 级及以上 ICIs 相关胃肠道毒性的诊断。肠炎患者行 CT 检查可发现 2 个常见的影像学表现：一是肠系膜血管充血、肠壁增厚和结肠扩张、肠系膜脂肪增多及气液平面等；二是节段性肠炎伴憩室病，可有节段肠壁增厚，这些表现常累及直肠和乙状结肠。影像学检查对于 ICIs 相关结肠炎的早期诊断、治疗指导具有重要意义。

4）胃、十二指肠镜、结肠镜检查：临床上建议对持续的 2 级或更高级别胃肠道毒性患者进行内镜（弯曲乙状结肠镜/结肠镜）检查，包括回肠末端检查和黏膜活检，其是诊断 2 级或以上持续性腹泻患者 ICIs 相关肠炎的“金标准”。

ICIs 相关结肠炎患者内镜下多表现为溃疡（57%～79%），还可表现为红斑、弥漫性或斑片状糜烂、血管纹路消失及假膜性结肠炎，也可以表现为外观正常的黏膜。病变范围多为左半结肠或全结肠病变，亦有同时累及小肠或仅有小肠炎的报道，其中大多数患者的病变常累及直肠和乙状结肠，约 10% 的患者仅累及右半结肠或末端回肠。食管溃疡、胃炎、十二指肠炎也有报道。

内镜检查的时机是影响预后的重要因素，及时完善内镜检查的患者预后较好，需要接受重症监护及使用生物制剂治疗的比例较低，可见内镜对于 ICIs 相关结肠炎的早期诊断、治疗指导具有重要意义。

5）组织病理学检查：ICIs 相关结肠炎内镜活检表现与急性或慢性结肠炎表现相似，多出现中性粒细胞、嗜酸性粒细胞浸润等急性结肠炎表现，也有部分出现慢性炎症性肠病的特征，如固有层淋巴细胞、浆细胞、单核细胞增多及中性粒细胞浸润、肉芽肿隐窝异常（萎缩、扭曲、分支和发芽）等。十二指肠中则主要表现为淋巴细胞、浆细胞的浸润，中性粒细胞较少。研究显示，腹泻级别与内镜炎症或结肠炎级别无关，但内镜下表现如溃疡深度＞2mm、长度＞1cm 及结肠广泛受累是高级别肠炎的重要标志。

4. 诊断标准

根据《免疫检查点抑制剂相关消化系统不良反应的临床诊治建议》，诊断 ICIs 相关肠炎的标准：①多发生于开始 ICIs 治疗后 5～10 周内，少数患者可在几个月治疗甚至停止治疗一段时间后才出现胃肠道毒性。②主要症状为腹泻，还可出现腹痛、大便带血和黏液、发热、恶心、呕吐等症状，少部分可表现为口腔溃疡、肛门病变（肛瘘、脓肿、肛裂），上消化道症状（吞咽困难和上腹痛）也可见。严重者可出现肠穿孔。③排除感染性腹泻、胃肠功能紊乱、肠道肿瘤的进展等。

四、治疗

ICIs 相关结肠炎处理原则是及时有效地控制症状、减少复发及并发症，进而最大化肿瘤免疫治疗的收益。

1 级：可继续 ICIs 治疗，予以少渣或无渣饮食、口服补液以及洛哌丁胺止泻等对症治疗，同时避免高纤维/乳糖饮食。

2 级：暂停 ICIs 治疗，初始泼尼松龙 1mg/(kg・d) po。若 48～72 小时内症状无明显缓解或加重，泼尼松龙加量至 2mg/(kg・d)，必要时使用英夫利昔单抗。

3 级、4 级：3 级应停用 CTLA-4 抑制剂治疗，在症状缓解后可考虑改用 PD-1/PD-L1 抑制剂治疗。出现 4 级不良事件的患者应永久停止 ICIs 治疗。3～4 级应静脉使用甲基泼尼松龙 2mg/(kg・d)，如症状在 48 小时内未缓解或加重，在继续应用糖皮质激素的同时考虑加用英夫利昔单抗或维多珠单抗，并在症状控制后减停糖皮质激素。

对于使用糖皮质激素有效的患者，2 级应在 2～4 周内逐渐减停糖皮质激素，每周减少 5mg 为佳，3～4 级调整为口服泼尼松龙后，在 4～8 周内减停。

静脉注射激素 2～3 天，临床症状未改善定义为激素治疗无效。这类患者应建议接受英夫利昔单抗或者维多珠单抗治疗。英夫利昔单抗通常剂量为 5mg/(kg・d)，由于存在加重感染和心力衰竭的风险，应在使用前完善相关检查，排除穿孔、结核、严重感染及心功能不全等因素。维多珠单抗的用法用量可参考炎症性肠病治疗方案，分别于第 0、2、6 周给药 300mg，具有良好的安全性。如发生肠穿孔则必须立刻采取手术治疗。

在使用糖皮质激素的同时，监测血糖，还应补充维生素 D 和钙，以减少激素不良反应的发生。炎症性肠病的治疗药物，如美沙拉嗪、甲氨蝶呤、托法替尼等对 ICIs 相关肠炎可能有改善作用。

五、ICIs 相关结肠炎研究进展

大便菌群移植是将健康人大便样本中提取的菌群移植到患者体内的治疗方法，用于改善患者体内的肠道菌群紊乱，已被用于治疗艰难梭菌相关肠炎及慢性炎症性肠病。2018 年报道了 2 例通过大便菌群移植达到完全缓解的 ICIs 相关结肠炎病例，2 例患者在接受了 ICIs 治疗后出现严重的结肠炎，且英夫利昔单抗及维多珠单抗治疗无效，在接受了大便菌群移植治疗后临床症状完全缓解，内镜检查提示溃疡消退，炎症明显减轻。但大便菌群移植的临床应用仍存在很多问题未得到解决。

【参考文献】

1. Abu-Sbeih H, Ali FS, Luo W, et al. Importance of endoscopic and histological

evaluation in the management of immune checkpoint inhibitor - induced colitis [J]. J Immunother Cancer, 2018, 6 (1): 95.

2. Robert C, Long GV, Brady B, et al. Nivolumab in previously untreated melanoma without BRAF mutation [J]. N Engl J Med, 2015, 372 (4): 320-330.

3. Herbst RS, Baas P, Kim DW, et al. Pembrolizumab versus docetaxel for previously treated, PD - L1 - positive, advanced non - small - cell lung cancer (KEYNOTE - 010): a randomised controlled trial [J]. Lancet, 2016, 387 (10027): 1540-1550.

4. Migden MR, Rischin D, Schmults CD, et al. PD - 1 blockade with cemiplimab in advanced cutaneous squamous - cell carcinoma [J]. N Engl J Med, 2018, 379 (4): 341-351.

5. Shen L, Guo J, Zhang Q, et al. Tislelizumab in Chinese patients with advanced solid tumors: an open - label, non - comparative, phase 1/2 study [J]. J Immunother Cancer, 2020, 8 (1): e000437.

6. Huang J, Mo H, Zhang W, et al. Promising efficacy of SHR - 1210, a novel anti-programmed cell death 1 antibody, in patients with advanced gastric and gastroesophageal junction cancer in China [J]. Cancer, 2019, 125 (5): 742-749.

7. Shi Y, Su H, Song Y, et al. Safety and activity of sintilimab in patients with relapsed or refractory classical Hodgkin lymphoma (ORIENT-1): a multicentre, single-arm, phase 2 trial [J]. Lancet Haematol, 2019, 6 (1): e12-e19.

8. Wang F, Wei XL, Wang FH, et al. Safety, efficacy and tumor mutational burden as a biomarker of overall survival benefit in chemo - refractory gastric cancer treated with toripalimab, a PD - 1 antibody in phase Ⅰb/Ⅱ clinical trial NCT02915432 [J]. Ann Oncol, 2019, 30 (9): 1479-1486.

9. Gulley JL, Rajan A, Spigel DR, et al. Avelumab for patients with previously treated metastatic or recurrent non-small-cell lung cancer (JAVELIN Solid Tumor): dose-expansion cohort of a multicentre, open-label, phase 1b trial [J]. Lancet Oncol, 2017, 18 (5): 599-610.

10. Rittmeyer A, Barlesi F, Waterkamp D, et al. Atezolizumab versus docetaxel in patients with previously treated non - small - cell lung cancer (OAK): a phase 3, open - label, multicentre randomised controlled trial [J]. Lancet, 2017, 389 (10066): 255-265.

11. Garassino MC, Cho BC, Kim JH, et al. Durvalumab as third - line or later treatment for advanced non-small-cell lung cancer (ATLANTIC): an open-label, single - arm, phase 2 study [J]. Lancet Oncol, 2018, 19 (4): 521-536.

12. Wolchok JD, Chiarion-Sileni V, Gonzalez R, et al. Overall survival with combined nivolumab and ipilimumab in advanced melanoma [J]. N Engl J Med, 2017, 377 (14): 1345-1356.

13. Gupta A, De Felice KM, Loftus EV Jr, et al. Systematic review: colitis associated with anti-CTLA-4 therapy [J]. Aliment Pharmacol Ther, 2015, 42 (4): 406-417.

14. Tandon P, Bourassa-Blanchette S, Bishay K, et al. The risk of diarrhea and Colitis in patients with advanced melanoma undergoing immune checkpoint inhibitor therapy: a systematic review and meta-analysis [J]. J Immunother, 2018, 41 (3): 101-108.

15. Soularue E, Lepage P, Colombel JF, et al. Enterocolitis due to immune checkpoint inhibitors: a systematic review [J]. Gut, 2018, 67 (11): 2056-2067.

16. Larkin J, Chiarion - Sileni V, Gonzalez R, et al. Combined nivolumab and ipilimumab or monotherapy in untreated melanoma [J]. N Engl J Med, 2015, 373 (1): 23-34.

17. Wang DY, Ye F, Zhao S, et al. Incidence of immune checkpoint inhibitor-related colitis in solid tumor patients: a systematic review and meta - analysis [J]. Oncoimmunology, 2017, 6 (10): e1344805.

18. Abu - Sbeih H, Ali FS, Alsaadi D, et al. Outcomes of vedolizumab therapy in patients with immune checkpoint inhibitor - induced colitis: a multi - center study [J]. J Immunother Cancer, 2018, 6 (1): 142.

19. Marthey L, Mateus C, Mussini C, et al. Cancer immunotherapy with anti-CTLA-4 monoclonal antibodies induces an inflammatory bowel disease [J]. J Crohns Colitis, 2016, 10 (4): 395-401.

20. Collins M, Michot JM, Danlos FX, et al. Inflammatory gastrointestinal diseases associated with PD-1 blockade antibodies [J]. Ann Oncol, 2017, 28 (11): 2860-2865.

21. Eigentler TK, Hassel JC, Berking C, et al. Diagnosis, monitoring and management of immune-related adverse drug reactions of anti-PD-1 antibody therapy [J]. Cancer Treat Rev, 2016, 45: 7-18.

22. Abu-Sbeih H, Herrera LN, Tang T, et al. Impact of antibiotic therapy on the development and response to treatment of immune checkpoint inhibitor-mediated diarrhea and colitis [J]. J Immunother Cancer, 2019, 7 (1): 242.

23. Chaput N, Lepage P, Coutzac C, et al. Baseline gut microbiota predicts clinical response and colitis in metastatic melanoma patients treated with ipilimumab [J]. Ann Oncol, 2017, 28 (6): 1368-1379.

24. Coutzac C, Adam J, Soularue E, et al. Colon immune-related adverse events: anti-CTLA-4 and anti-PD-1 blockade induce distinct immunopathological entities [J]. J Crohns Colitis, 2017, 11 (10): 1238-1246.

25. Yasuda Y, Urata Y, Tohnai R, et al. Immune-related colitis induced by the long-term use of nivolumab in a patient with non-small cell lung cancer [J]. Intern Med, 2018, 57 (9): 1269-1272.

26. Schubert D, Bode C, Kenefeck R, et al. Autosomal dominant immune dysregulation syndrome in humans with CTLA4 mutations [J]. Nat Med, 2014, 20 (12): 1410-1416.

27. Arce VF, Furness AJS, Litchfield K, et al. Fc effector function contributes to the activity of human anti-CTLA-4 antibodies [J]. Cancer Cell, 2018, 33 (4): 649-663.

28. Taylor S, Huang Y, Mallett G, et al. PD-1 regulates KLRG1 (+) group 2 innate lymphoid cells [J]. J Exp Med, 2017, 214 (6): 1663-1678.

29. Dubin K, Callahan MK, Ren B, et al. Intestinal microbiome analyses identify melanoma patients at risk for checkpoint-blockade-induced colitis [J]. Nat Commun, 2016, 7: 10391.

30. Andrews MC, Duong CPM, Gopalakrishnan V, et al. Gut microbiota signatures are associated with toxicity to combined CTLA-4 and PD-1 blockade [J]. Nat Med, 2021, 27 (8): 1432-1441.

31. Zou F, Wang X, Glitza Oliva IC, et al. Fecal calprotectin concentration to assess endoscopic and histologic remission in patients with cancer with immune-mediated diarrhea and colitis [J]. J Immunother Cancer, 2021, 9 (1): e002058.

32. Garcia-Neuer M, Marmarelis ME, Jangi SR, et al. Diagnostic comparison of CT scans and colonoscopy for immune-related colitis in ipilimumab-treated advanced melanoma patients [J]. Cancer Immunol Res, 2017, 5 (4): 286-291.

33. Verschuren EC, van den Eertwegh AJ, Wonders J, et al. Clinical, endoscopic, and histologic characteristics of ipilimumab-associated colitis [J]. Clin Gastroenterol Hepatol, 2016, 14 (6): 836-842.

34. Wang Y, Abu-Sbeih H, Mao E, et al. Endoscopic and histologic features of immune checkpoint inhibitor-related colitis [J]. Inflamm Bowel Dis, 2018, 24 (8): 1695-1705.

35. 孙箐，邹多武. 免疫检查点抑制剂治疗相关胃肠道不良反应的临床诊疗管理 [J]. 中华消化杂志，2021，41 (3)：214-216.

36. Esfahani K, Hudson M, Batist G. Tofacitinib for refractory immune-related colitis from PD-1 therapy [J]. N Engl J Med, 2020, 382 (24): 2374-2375.

37. Abu - Sbeih H, Wang Y. Management considerations for immune checkpoint inhibitor-induced enterocolitis based on management of inflammatory bowel disease [J]. Inflamm Bowel Dis, 2020, 26 (5): 662-668.

38. Dodin M, Katz DE. Faecal microbiota transplantation for Clostridium difficile infection [J]. Int J Clin Pract, 2014, 68 (3): 363-368.

39. Wang Y, Wiesnoski DH, Helmink BA, et al. Fecal microbiota transplantation for refractory immune checkpoint inhibitor-associated colitis [J]. Nat Med, 2018, 24 (12): 1804-1808.

第二节　典型病例

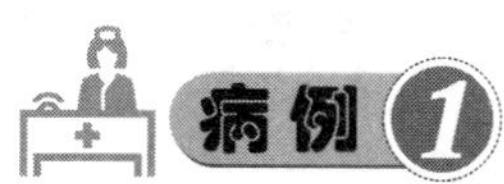

患者，男，51 岁。“右下肺鳞癌术后 4 周期化疗后、免疫治疗后，腹泻 20 余天”，于 2020 年 4 月 29 日入院。

1. 现病史

患者因“咳嗽”行胸部 CT 提示右肺下叶肿块，穿刺后送病理学检查：低分化鳞癌，于 2019 年 12 月 10 日在全麻下行“右侧开胸右肺中下叶切除+胸膜粘连烙断术+膈肌修补术”。术后组织学诊断：角化性鳞癌（ICD-O 编码 8071/3），病理分期 pT4N1Mx。右肺中下叶及肿瘤免疫表型：P40（+），ALK-v（-），ROS1（-），Ki-67（60%+）。患者抗肿瘤治疗方案见表 2-3。

表 2-3　病例 1 抗肿瘤治疗方案

时间	方案	周期
2020 年 1 月 10 日/2020 年 2 月 6 日/2020 年 2 月 26 日/2020 年 3 月 18 日	顺铂 40mg d1～3+紫杉醇（白蛋白结合型）400mg d4+卡瑞利珠单抗 200mg d1	4
2020 年 4 月 7 日	卡瑞利珠单抗 200mg ivgtt d1	1

注：d1～3，第 1～3 天；d4，第 4 天；d1，第 1 天；ivgtt，静脉滴注。

第 4 周期免疫治疗后（约 2020 年 4 月 7 日），患者出现腹痛，为阵发性绞痛，排便排气后缓解，伴腹泻，呈黄色稀样便，4～7 次/天，同时伴发热，体温最高至 39℃，院外服用止泻药等效果不佳，于2020年4月24日在外院住院治疗，予以蒙脱石散+盐酸洛哌丁胺（易蒙停）止泻、头孢他啶抗感染等对症支持治疗，患者腹痛、腹泻、发热症状无好转，且进行性消瘦，于2020年4月29日到四川省肿瘤医院住院治疗。

入院后诊疗经过

体格检查：体温37.2℃，一般情况差，美国东部肿瘤协作组（Eastern Cooperative Oncology Group，ECOG）评分3分，明显消瘦［欧洲营养不良风险筛查2002（Nutritional Risk Screening 2002，NRS2002）评分3分］，精神萎靡，腹软，全腹按压不适，无肌紧张，无反跳痛，肝脾肋下未及，移动性浊音阴性，肠鸣音4～5次/分，双下肢不肿。

入院诊断：①右肺下叶鳞癌术后（pT4N1Mx Ⅲa期）4周期化疗后；②腹泻原因待查；③重度营养不良伴消瘦。

患者入院后检查如下。

1）全腹CT平扫+三维重建（2020年4月30日）：腹盆腔内肠管内较多内容物并气液平面，不全肠梗阻可能，另可见肠壁水肿（图2-1）。

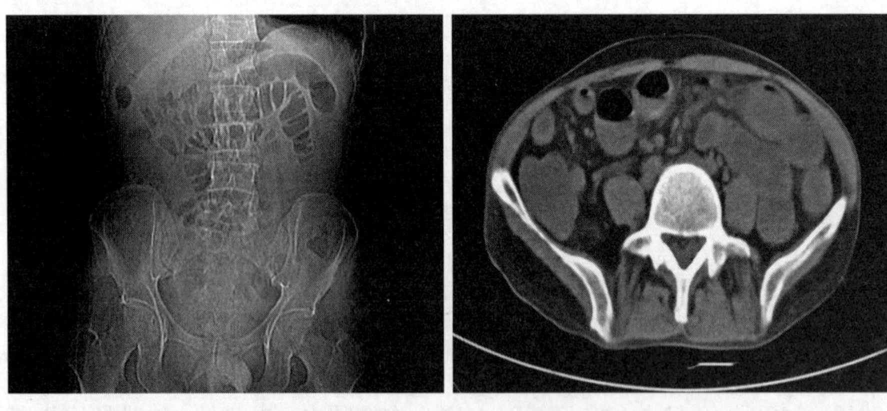

图2-1　病例1入院后全腹CT平扫+三维重建（2020年4月30日）

2）血常规：白细胞计数3.05×10^9/L，中性粒细胞计数2.23×10^9/L，血红蛋白97g/L，血小板计数182×10^9/L，超敏CRP 114.34mg/L。

3）降钙素原：<0.1ng/mL。

4）肝功能、肾功能：正常，血浆白蛋白30g/L。

5）甲状腺功能：正常。

6）大便常规：未见白细胞、脓细胞、吞噬细胞，隐血试验阴性。

入院后治疗如下。

第一阶段：入院后禁食禁饮，给予哌拉西林-他唑巴坦抗感染、升白细胞、营养支持、维持电解质平衡、双歧杆菌三联活菌调节肠道菌群、蒙脱石散止泻等对症支持治疗，患者腹痛、腹泻无好转。

患者病史特点分析：

1）化疗已停止 1^+月。

2）免疫治疗中，第 5 周期免疫治疗后 20 天左右。

3）出现腹痛、腹泻（呈黄色稀样便，4～7 次/天）、发热，全腹按压不适，无腹膜炎体征。

4）降钙素原正常，CRP 明显升高，大便常规正常，腹部 CT 见肠管扩张、肠壁水肿。

5）抗生素、保护胃肠黏膜、止泻、补充肠道益生菌等治疗无效。

根据以上病史特点，目前暂不考虑化疗后导致的消化道不良反应，不考虑感染性腹泻，应结合 ICIs 使用史，考虑腹泻的原因：ICIs 相关结肠炎（3 级）。

第二阶段：2020 年 5 月 3 日开始给予甲基泼尼松龙 80mg ivgtt qd［约 2mg/(kg・d)］抗炎治疗。

患者糖皮质激素治疗过程及相关事件见表 2-4。

表 2-4　病例 1 糖皮质激素治疗过程及相关事件

<table>
<tr><th>时间</th><th>剂量</th><th>转归</th></tr>
<tr><td>2020 年 5 月 3 日—2020 年 5 月 25 日</td><td>甲基泼尼松龙 80mg ivgtt qd</td><td rowspan="3">糖皮质激素治疗 2 天后腹痛、腹泻、发热好转，大便次数减少，1 周后腹泻停止。2020 年 5 月 23 日患者出现吞咽时胸骨后疼痛。查体，口腔可见较多白斑。行上消化道内镜（2020 年 5 月 26 日）检查：食管黏膜散在粗糙，表面覆有点状白苔，难以去除，触之易出血。真菌涂片检查：查见中量革兰阳性似酵母样孢子。考虑口腔真菌感染、食管真菌感染，给予制霉菌素漱口、氟康唑口服、口腔护理等治疗后症状缓解</td></tr>
<tr><td>2020 年 5 月 26 日—2020 年 5 月 31 日</td><td>甲基泼尼松龙 60mg ivgtt qd</td></tr>
<tr><td>2020 年 6 月 1 日</td><td>甲基泼尼松龙 40mg ivgtt qd</td></tr>
<tr><td colspan="3">2020 年 6 月 2 日出院后医嘱：出院第 1 周泼尼松 50mg po qd、第 2 周 35mg po qd、第 3 周 20mg po qd、第 4 周 10mg po qd 后停药</td></tr>
</table>

注：ivgtt，静脉滴注；qd，每天 1 次；po，口服。

2020 年 5 月 14 日复查全腹 CT 平扫（图 2-2），与 2020 年 4 月 30 日的全腹 CT 平扫结果（图 2-1）相比：腹盆腔内肠管不全梗阻明显减轻，肠壁水肿较前减轻。

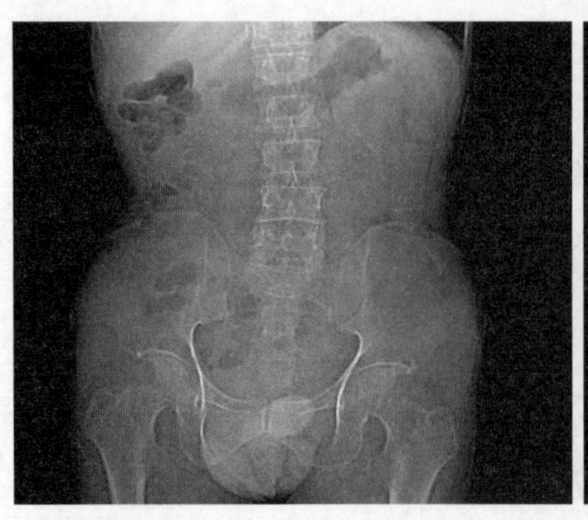
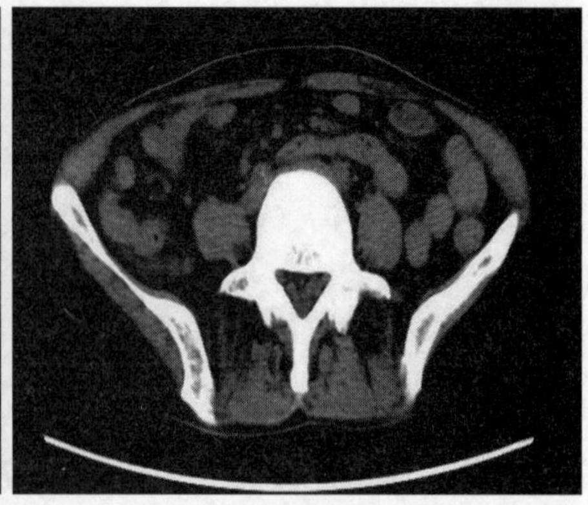

图 2-2 病例 1 复查全腹 CT 平扫（2020 年 5 月 14 日）

3．病例总结

1）此病例发生在肿瘤免疫治疗在国内刚开始不久，其不良反应的非特异性没有被广大医务工作者认识，所以导致患者诊断延误。

2）ICIs 相关胃肠道毒性的临床表现不具有特异性，因肿瘤患者出现消化道不良反应很常见，常见的原因有肿瘤放化疗、肿瘤进展、胃肠功能紊乱等，这也是该患者诊断延误的原因。

3）2 级结肠炎即建议行糖皮质激素治疗，3～4 级腹泻可以无需等待肠镜检查结果立即开始糖皮质激素治疗，本例患者为 3 级结肠炎，予初始剂量 2mg/(kg·d) 甲基泼尼松龙治疗，48 小时内腹痛、腹泻症状好转。对于静脉注射糖皮质激素 3～5 天治疗有效的患者，需及时改为口服糖皮质激素，并在 6～8 周内逐渐减量，避免减量过快。

4）感染是激素治疗的不良反应之一：免疫功能低下，真菌感染等风险明显增加。免疫抑制剂合理使用的前提下，接受等效泼尼松≥20mg/d，持续≥4 周，应考虑预防真菌感染（复方磺胺甲噁唑 480mg/d，预防耶氏肺孢子菌；氟康唑 400mg/d 或泊沙康唑 200mg/d，预防白色念珠菌等）。

5）少有研究报道 3～4 级结肠炎患者糖皮质激素应该怎样减量（什么时候开始减量？初始减量多少？）。我们的经验是腹泻恢复到 1 级（约糖皮质激素治疗 5 天）就可以减量，先减 25%，观察 5 天左右，如病情稳定可匀速减量，6～8 周减停。

【参考文献】

1. 孙箐，邹多武. 免疫检查点抑制剂治疗相关胃肠道不良反应的临床诊疗管理［J］. 中华消化杂志，2021，41（3）：214-216.

2. 中国临床肿瘤学会指南工作委员会. 中国临床肿瘤学会（CSCO）免疫检查点抑制剂相关的毒性管理指南［M］. 北京：人民卫生出版社，2019.

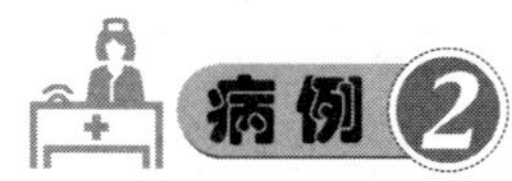

患者，男，65 岁。“确诊肺癌 2^+月，3 周期化疗后 20 余天”，于 2020 年 12 月 3 日入院。

1．现病史

患者因“咳嗽、咳痰”于 2020 年 9 月 2 日行胸部增强 CT：右肺尖结节影，边缘可见毛刺，纵隔及右肺门多发淋巴结肿大。2020 年 9 月 8 日在外院住院，行纤维支气管镜：右肺上叶前段及下叶背段新生物生长伴管腔部分阻塞，行新生物活检术、右肺支气管灌洗术。灌洗液查见肿瘤细胞，多系腺癌；纤维支气管镜活检病理结果：ROS1（-）、TTF1（+）、P63（-）、P40（-）、NapsinA（-）、Ki-67（30%+），低分化腺癌。诊断：右肺低分化腺癌伴肺门纵隔淋巴结及双肺转移［T1bN2M1a Ⅳa 期，KRAS（+）、TP53（+）、EGFR（-）、ALK（-）、ROS1（-）］。于 2020 年 9 月 9 日行第 1 周期化疗，具体方案为紫杉醇（白蛋白结合型）400mg d1+洛铂 50mg d2，q21d。2020 年 10 月 9 日患者就诊于四川省肿瘤医院，于 2020 年 10 月 14 日、2020 年 11 月 10 日分别给予第 1、第 2 周期“紫杉醇（白蛋白结合型）400mg d1+卡铂 450mg d1+帕博利珠单抗 200mg d1”方案治疗，患者治疗过程顺利，未出现明显胃肠道反应及骨髓抑制，但第 2 周期后患者有腹泻，2～3 次/天，未予重视。为行第 3 周期化疗联合免疫治疗，患者于 2020 年 12 月 3 日再次住院治疗。

2．既往史

糖尿病 4 年，血糖控制满意。余既往史无特殊。

3．入院后诊疗经过

体格检查：体温 36.2℃，一般情况可，ECOG 评分 1 分，NRS2002 评分 1 分，腹软，全腹按压不适，无肌紧张，无反跳痛，肝脾肋下未及，移动性浊音阴性，肠鸣音 3～4 次/分。

诊断：①右肺低分化腺癌伴肺门纵隔淋巴结及双肺转移［T1bN2M1a Ⅳa 期，KRAS（+）、TP53（+）、EGFR（-）、ALK（-）、ROS1（-）］；②2 型糖尿病。

患者入院后检查如下。

1）全腹 CT 平扫+三维重建（2020 年 12 月 8 日）：腹腔未见积液，腹膜后数个小淋巴结。

2）血常规：白细胞计数 5.05×10^9/L，中性粒细胞计数 3.23×10^9/L，血红蛋白 107g/L，血小板计数 80×10^9/L，超敏 CRP 10.59mg/L。

3）肝功能、肾功能：正常。

4）甲状腺功能：正常。

5）大便常规：未见白细胞、脓细胞、吞噬细胞，隐血试验阴性。

治疗：入院后先后给予蒙脱石散、黄连素、洛哌丁胺止泻，患者仍腹泻，2～7次/天，口服止泻药效果不佳。评估及沟通病情后于2020年12月9日按计划予“紫杉醇（白蛋白结合型）400mg d1+卡铂450mg d1+帕博利珠单抗200mg d1”抗肿瘤治疗。

此次治疗后患者腹泻较前加重，每天10余次，水样便，无腹痛，再次大便常规未见异常，CRP 8.09mg/L，排除感染性腹泻、肿瘤腹盆腔转移、化疗药物所致的腹泻后，诊断：ICIs相关结肠炎（3级）。

于2020年12月10开始予以甲基泼尼松龙60mg［1mg/(kg·d)］治疗，患者腹泻较前明显好转，2020年12月12日腹泻3～4次/天，大便成形，于2020年12月15日开始更换为泼尼松（40mg po qd）并逐渐减量（每周递减10mg，总疗程4周）。

腹泻停止后，患者继续ICIs治疗，未再发生腹泻。

4．病例总结

1）ICIs治疗明显延长晚期肿瘤患者的生存期，伴随而来的是约60%患者出现了不同程度的irAEs，ICIs相关结肠炎发生率较高。早识别、早干预，尽可能减少不良反应给患者带来的危害，绝大部分不良反应是可控的。

2）重度ICIs相关结肠炎（3～4级）患者，对糖皮质激素治疗敏感，经临床医师判断后，部分患者仍可以在结肠炎完全控制后继续ICIs治疗。

【参考文献】

1. Hodi FS, O'Day SJ, McDermott DF, et al. Improved survival with ipilimumab in patients with metastatic melanoma [J]. N Engl J Med, 2010, 363 (8): 711-723.

2. Menzies AM, Johnson DB, Ramanujam S, et al. Anti-PD-1 therapy in patients with advanced melanoma and preexisting autoimmune disorders or major toxicity with ipilimumab [J]. Ann Oncol, 2017, 28 (2): 368-376.

3. 王琴琴，李艳，屈慧芹，等. 临床药师参与1例帕博利珠单抗致免疫相关性肠炎的治疗实践［J］. 中国医院药学杂志，2022，42（10）：1079-1081.

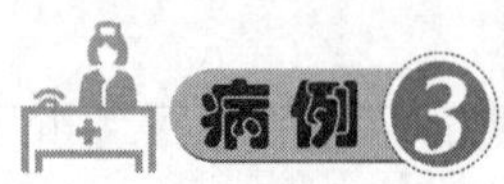

患者，女，37岁。“宫颈低分化鳞癌锥切术后12年复发、周围组织受侵伴多发淋巴结转移3⁺年，放化疗后、靶向治疗后2⁺年，免疫治疗后，腹泻伴腹痛10余天”，于2021年12月16日入院。

1．现病史

2019 年 8 月 27 日患者行左锁骨包块针吸涂片及细胞块病理学检查：（左锁骨上包块）查见鳞癌转移。2019 年 9 月 18 日行宫颈活检等相关检查，诊断：宫颈低分化鳞癌（FIGO Ⅳb 期）伴左锁骨、纵隔、肠系膜内、腹膜后、右盆壁多发淋巴结转移。患者抗肿瘤治疗方案见表 2–5。

表 2–5　病例 3 抗肿瘤治疗方案

时间	方案	周期	评价
2019 年 9 月 18 日—2019 年 12 月 18 日	紫杉醇 200mg ivgtt d1＋顺铂 40mg ivgtt d1～2，顺铂 30mg ivgtt d3，q21d，同步贝伐珠单抗 400mg q21d、特瑞普利单抗 240mg q21d	5	化疗后骨髓抑制、反复发热、鼻腔出血，PD
2019 年 12 月 24 日	双颈转移淋巴结及亚临床病灶行 IGRT：GTVlnL/R 2. 12Gy/F，CTVlnL/R 1. 64Gy/F		PR
2020 年 1 月 16 日	顺铂 30mg ivgtt d1～3 q21d	1	SD
2020 年 2 月 5 日—2020 年 2 月 25 日	盆腔外照射：GTVlnL/R/aortic 2. 3Gy/F，CTV1/CTV2/CTV3/CTV4/CTVln 1. 8Gy/F，共 13 次		SD
2020 年 2 月 27 日	顺铂 30mg d1～3，联合贝伐珠单抗 300mg d1	1	SD
2020 年 3 月 19 日—2021 年 11 月 24 日	特瑞普利单抗维持至今（200mg ivgtt q21d）		

注：ivgtt，静脉滴注；d1，第 1 天；d1～2，第 1～2 天；d3，第 3 天；q21d，每 21 天 1 次；IGRT，图像引导放疗；GTVlnL/R，左侧/右侧颈淋巴结肿瘤靶区；CTVlnL/R，左侧/右侧颈淋巴结临床靶区；d1～3，第 1～3 天；PD，疾病进展；SD，疾病稳定；PR，部分缓解。

入院前 10 多天（2021 年 12 月 4 日左右），患者无明显诱因出现腹泻伴腹痛，呈黄色稀便，4～5 次/天，腹痛便后缓解，脐周有压痛，不伴发热、腹胀、恶心、呕吐等特殊不适。现患者为求进一步治疗入住四川省肿瘤医院。

2．既往史

患者否认肝炎、甲状腺疾病病史。

3．入院后诊疗经过

主要查体：ECOG 评分 0 分，全身浅表淋巴结无肿大，腹部软，肝脾肋下未触及，无压痛、反跳痛及肌紧张，肠鸣音活跃，双下肢不肿。

入院诊断：①宫颈低分化鳞癌（FIGO Ⅳb 期）伴左锁骨、纵隔、肠系膜内、腹膜后、右盆壁多发淋巴结转移，7 周期化疗 6 周期靶向治疗后、多周期免疫治疗后；②腹泻原因待查。

患者入院后检查如下。

1）血常规：白细胞计数 2.96×10^9/L，中性粒细胞比例 59.6%，红细胞计数 3.55×10^{12}/L，血小板计数 120×10^9/L。

2）大便常规：未见明显异常，隐血试验弱阳性。

3）大便涂片：查见少许革兰阳性酵母样孢子，未见菌丝。

4）肝功能、肾功能、血糖、电解质、皮质醇、促肾上腺皮质激素（ACTH）均正常。

5）甲状腺功能治疗前后变化见表 2-6。

表 2-6　病例 3 甲状腺功能治疗前后变化

指标	免疫治疗前（2019 年 9 月 8 日）	免疫治疗后（2021 年 4 月 12 日）	左甲状腺素替代治疗后（2021 年 12 月 6 日）
FT_3（pg/mL）	2.94	2.00	2.49
FT_4（ng/dL）	0.98	0.72	1.21
TSH（mIU/L）	0.928	>100	1.816
TgAb（IU/mL）	15.99	48.49	10.10
TPOAb（IU/mL）	13.66	1.94	1.77

注：FT_3，游离三碘甲状腺原氨酸；FT_4，游离甲状腺素；TgAb，抗甲状腺球蛋白抗体；TPOAb，甲状腺过氧化物酶抗体。

6）全腹部增强 CT 未见明显异常。

7）胃肠镜：慢性非萎缩性胃炎；肠镜未见明显异常。

修正诊断：①宫颈低分化鳞癌（FIGO Ⅳb 期）伴左锁骨、纵隔、肠系膜内、腹膜后、右盆壁多发淋巴结转移，7 周期化疗 6 周期靶向治疗后、多周期免疫治疗后；②ICIs 相关甲状腺功能减退症（2 级）；③ICIs 相关结肠炎（2 级）。

治疗：①蒙脱石散、双歧杆菌；②甲基泼尼松龙 1.5mg/(kg · d) 初始，患者腹泻好转后逐渐减量至停药，总疗程 4 周；③治疗后患者腹泻逐渐停止，继续免疫治疗。

4. 病例总结

肿瘤免疫治疗后出现腹泻症状，轻者（腹泻次数≤6 次/天）可以先对症治疗，但疗效不佳时一定要考虑是否为 ICIs 相关腹泻，此时糖皮质激素治疗才有效；重者（腹泻次数≥7 次/天，甚至出现剧烈腹痛、黏液血便）必须首先考虑 ICIs 相关腹泻，及时完善检查，尽早使用糖皮质激素等治疗。

第三章　免疫检查点抑制剂相关血液系统毒性

第一节　概述

ICIs 相关血液系统毒性较少见，包括自身免疫性溶血性贫血（autoimmune hemolytic anemia，AIHA）、再生障碍性贫血（aplastic anemia，AA）、免疫性血小板减少症（immune thrombocytopenia，ITP）、纯红细胞再生障碍（pure red cell aplasia，PRCA）及获得性血友病（acquired hemophilia）等。

一、流行病学

Wu 等报道的 CheckMate 078 研究显示，在纳武利尤单抗相关血液系统毒性中贫血发生率约 4%、白细胞减少症发生率约 3%、中性粒细胞减少症发生率约 2%，而 3～4 级血液系统毒性发生率均小于 1%，3～4 级中性粒细胞减少症的发生率甚至为 0。另一个有关卡瑞利珠单抗（camrelizumab）的研究（SHR-1210）结果显示，1～2 级贫血发生率为 11%，3 级为 2%，4 级为 0；1～2 级白细胞减少症发生率为 12%，3～4 级为 0；1～2 级血小板减少症发生率为 1%，3～4 级为 0。

二、发病时间与危险因素

据多项大规模的回顾性研究显示，ICIs 相关血液系统毒性中位发病时间出现在 ICIs 使用后的 10 周内，最晚超过 1 年发生，治疗 1～2 个月缓解。ICIs 相关血液系统毒性占所有 irAEs 的 0.6%～3.6%，其发病的危险因素及发病机制目前尚无统一定论。

三、常见 ICIs 相关血液系统毒性与诊治

1. AIHA

AIHA 是较常见的血液系统疾病，是由于免疫或其他功能紊乱，产生抗体吸附于红细胞表面，通过抗原抗体反应加速红细胞破坏而引起的溶血性贫血。既往已有较多关于 AIHA 合并肿瘤的研究报道，尤以淋巴瘤居多。其机制可能为免疫治疗使机体失去免疫监视功能，无法识别自身细胞，利于抗体产生。ICIs 相关 AIHA 报道较少，需完善血常

规、网织红细胞计数、大小便常规、外周血涂片、乳酸脱氢酶、直接和间接胆红素、叶酸、维生素 B_{12}、铁蛋白、血清铁、珠蛋白、骨髓象、直接或间接 Coombs 试验、阵发性夜间血红蛋白尿筛查，并排除药物、昆虫叮咬、蛇咬伤、细菌感染、病毒感染等导致的溶血性贫血。

肿瘤及其并发症、其他抗肿瘤治疗均可导致血细胞减少，因此需要鉴别其他原因导致的贫血，如与缺铁性贫血相鉴别需完善血清铁和铁蛋白检查，与巨细胞贫血相鉴别需完善血清叶酸、维生素 B_{12}检查，不同的贫血类型，其治疗方案也不相同。AIHA 确诊指标主要包括网织红细胞计数、间接胆红素、乳酸脱氢酶升高以及 Coombs 试验阳性。骨髓检查并非必需，但为了排查其他原因导致的贫血，如骨髓异常增生综合征、肿瘤骨髓侵犯或合并罕见的纯红细胞再生障碍，需要进行骨髓检查。

2021 版 CSCO 指南推荐根据血红蛋白范围将 AIHA 分为 1～4 级：1 级为血红蛋白在正常下限至 100g/L，可继续 ICIs 治疗，同时密切随访；2 级为血红蛋白 80～100g/L，建议暂停或永久停用 ICIs 并使用泼尼松龙 0.5～1.0mg/(kg · d)；3 级为血红蛋白＜80g/L，建议永久停用 ICIs，同时给予泼尼松龙 1～2mg/(kg · d)，输注红细胞纠正贫血，输血目标为使非心脏病患者的血红蛋白达到 70～80g/L，根据患者情况决定是否请血液科会诊；4 级为危及生命，需要紧急治疗，建议永久停用 ICIs，请血液科会诊，同时予泼尼松龙 1～2mg/(kg · d)，如无效或恶化，给予免疫抑制剂，如利妥昔单抗、免疫球蛋白、环孢素和吗替麦考酚酯等。AIHA 控制后能否再次启动 ICIs 治疗目前尚无定论，可以根据患者情况和 AIHA 是否控制来决定。

2. **AA**

AA 是一组由多种病因所致的骨髓造血功能衰竭性综合征，以骨髓造血细胞增生减低和外周血全血细胞减少为特征，临床以贫血、出血和感染为主要表现。AA 病因未明，与 ICIs 相比，更常见病因为化疗药物、放射线、病毒感染及遗传等。诊断 ICIs 相关 AA，建议行血常规、网织红细胞计数、骨髓象、维生素 B_{12}、叶酸、铁蛋白、血清铁、肝功能、肾功能、病毒等检查，并排除药物、辐射、毒素、病毒感染等导致的 AA。

既往已经有 ICIs 相关 AA 的报道，一位 53 岁患者接受 3 周期帕博利珠单抗治疗后出现贫血，骨髓活检提示与纯红细胞再生障碍一致，后使用激素治疗，但激素减量过程中病情反复并加重。所以，在使用 ICIs 后，出现了温抗体自身免疫性溶血性贫血和纯红细胞再生障碍，需考虑 ICIs 相关 AA。ICIs 相关纯红细胞再生障碍或溶血性贫血的发生机制尚未得到证实，但推测与细胞毒性 T 细胞的广泛激活有关。

CSCO 指南建议的 ICIs 相关 AA 严重程度分级：1 级为中性粒细胞计数＞0.5×10^9/L、骨髓增生程度＜正常 25%、外周血小板计数＞20×10^9/L、网织红细胞计数＞20×10^9/L，建议暂停 ICIs 治疗，密切随访并使用造血生长因子治疗，根据指南进行输血。2 级为中性粒细胞计数＜0.5×10^9/L、骨髓增生程度＜正常 25%、外周血小板计数＜20×10^9/L、网织红细胞计数＜20×10^9/L，建议暂停 ICIs 治疗，每天密切随访，使用造血生长因子治疗及 ATG+环孢素治疗。3～4 级为中性粒细胞计数＜0.2×10^9/L、骨髓增生程度＜正常 25%、外周血小板计数＜20×10^9/L、网织红细胞计数＜20×10^9/L，建议暂停 ICIs 治疗，每天密切随访，血液科会诊，使用造血生长因子治疗及 ATG+环孢素、环磷酰胺治疗。所有患者均需评估输血指征，且在治疗 AA 的过程中，使用的所有血液制品应接受照射和过滤。

3．ITP

ITP 在 ICIs 相关血液系统毒性中发生率仅次于 AIHA，由于感染、肿瘤进展或放化疗均可引起 ITP，故即使在使用 ICIs 之后发生的 ITP 也需排除其他病因。ITP 骨髓涂片表现为骨髓巨核细胞增多，或基本正常，且以未成熟巨核细胞为主，巨核细胞、血小板自身抗体检测阳性，同时排除感染、肿瘤进展及其他药物（化疗药物所致最常见，但表现为骨髓巨核细胞减少）导致的血小板计数降低。

原发性 ITP 的发病机制复杂，涉及体液免疫和细胞免疫，可能的发病机制有自身抗体的产生、Th1/Th2 失衡和细胞毒性 T 细胞介导的血小板溶解。机体免疫耐受失衡，免疫系统对自身血小板和巨核细胞破坏增加，导致循环血小板病理性破坏、骨髓巨核细胞发育成熟障碍及血小板生成减少。免疫反应涉及抗原提呈细胞、T 细胞和 B 细胞之间的相互作用。目前已知，由于对血小板自身抗原的免疫耐受受损，自身反应性 T 细胞通过 T 细胞受体识别血小板抗原并被激活，活化的 T 细胞不仅激活 B 细胞导致自身抗体分泌，还促进细胞因子的产生和细胞毒性 T 细胞的活化。然而，导致血小板自身抗原免疫耐受性下降的机制仍然不清楚。研究表明，异常的 PD-1/PD-L1 负性共刺激通路可能在 ITP 的发病中起作用。PD-L1 Fc 可促进 T 细胞凋亡、抑制 T 细胞的活化和增殖，并能降低 IFN-γ 和 IL-2 的分泌。通过增强 PD-1/PD-L1 通路来增强 T 细胞凋亡、抑制 T 细胞活化和增殖、减少炎性细胞因子的分泌，可能是治疗 ITP 的一种可行的方法。ITP 的发生与血小板抗体、自身抗体和 TgAb 有关。另外，PD-1 信号通路可以抑制自身反应性 T 细胞，异常的 PD-1 和 PD-L1 信号转导可能导致外周耐受性的崩溃，并导致自身免疫性疾病。

根据血小板计数将 ITP 分为 4 级：血小板计数为正常下限至 75×10^9/L 为 1 级，血小板数计数为（51～75）$\times10^9$/L 为 2 级，血小板计数为（25～50）$\times10^9$/L 为 3 级，血小板计数低于 25×10^9/L 为 4 级。治疗方面，1 级建议继续 ICIs 治疗，并密切临床随访和实验室检查，可暂不给予特殊治疗。2 级建议暂停 ICIs 治疗，密切随访，可给予泼尼松龙 0.5～2.0mg/(kg・d) po 治疗，持续 2～4 周，然后在 4～6 周内逐渐减量，如何减量及什么时候减停尚无统一定论，可根据临床经验先快后慢逐步减量，如果恢复到 1 级可以继续 ICIs 治疗。3～4 级建议暂停 ICIs 治疗，密切随访及治疗，治疗上建议给予泼尼松龙 1～2mg/(kg·d) po，如果无缓解或者恶化，继续使用泼尼松龙，并联合 IVIG 1g/kg，根据需要重复使用，也可考虑使用利妥昔单抗、免疫球蛋白和重组人血小板生成素（recombinant human thrombopoietin，rhTPO）及血小板生成素受体激动剂（thrombopoietin receptor agonist，TPO-RA）（如阿伐曲泊帕）等促血小板生成药物。如果治疗有效，恢复到 1 级及以下可继续 ICIs 治疗；若治疗失败，可使用二线免疫抑制药如环孢素、硫唑嘌呤等。

4．中性粒细胞减少症

中性粒细胞减少症是肿瘤患者治疗过程中常见的不良反应，但在 irAEs 里中性粒细胞减少症相对较少见，且在诊断 ICIs 相关中性粒细胞减少症时需排除化疗药物、放疗、感染等因素。中性粒细胞减少症发生的中位时间多为用药后 3 周，多为 3～4 级，易诱发某些感染，甚至需预防性或治疗性抗感染治疗。ICIs 相关中性粒细胞减少症患者使用糖皮质激素或粒细胞集落刺激因子（G-CSF）后可恢复，但是是否继续使用 ICIs 目前尚无定论。

5．获得性血友病

获得性血友病是一种罕见的自身免疫性疾病，由于体内自身抗体抑制凝血因子Ⅷ（FⅧ）而表现出显著的临床出血症状，是指非血友病患者发生自发性获得性凝血因子自身抗体所导致的获得性出血性疾病。

诊断获得性血友病，建议检测血常规、纤维蛋白原、凝血酶原时间、活化部分凝血活酶时间（APTT），进行 APTT 纠正实验、凝血因子定量、凝血因子抑制物定量（Bethesda 法），并采用 MRI、CT 或超声对出血进行定位、定量和连续监测。获得性血友病的发病机制尚不清楚，可能与肿瘤、自身免疫性疾病、遗传等各方面因素相关。

近年来也有 ICIs 相关获得性血友病报道，其中谢春红等报道的获得性血友病患者采用激素联合环磷酰胺治疗后仅获得短暂的临床缓解，仍有复发并出现了较严重的临床出血症状，改用利妥昔单抗联合激素、环磷酰胺治疗后取得了临床完全缓解，患者的出血症状消失，无明显药物相关不良反应，各项凝血功能指标达到正常范围，FⅧ活性亦维持在正常水平，且停药 1 年未再复发。鉴于该病发生率较低，其治疗策略的选择尚需更多研究支持。

CSCO 指南推荐 ICIs 相关获得性血友病分级：1 级，凝血因子活性 5%～40% 及 0.05～0.40IU/mL，建议暂停 ICIs，严密评估风险和获益后决定能否重新使用，同时给予 0.5～1.0mg/(kg·d) 泼尼松龙治疗，以及必要时输血支持；2 级，凝血因子活性 1%～5% 及 0.01～0.05IU/mL，建议暂停 ICIs，严密评估风险和获益后决定能否重新使用，根据凝血因子抑制物的表达水平选择凝血因子替代治疗，给予泼尼松龙 1mg/(kg·d)）p±利妥昔单抗［1～2mg/(kg·d)］，必要时输血支持；3～4 级，凝血因子活性

<1%及<0.01IU/mL，建议在 2 级基础上加用环磷酰胺，必要时输血，如果继续恶化，给予环孢素或免疫抑制剂治疗。

6. 噬血细胞淋巴组织细胞增生症

噬血细胞淋巴组织细胞增生症（hemophagocytic lymphohistiocytosis，HLH）是一种遗传性或获得性免疫功能异常导致的淋巴细胞、单核细胞和巨噬细胞异常激活、增殖和分泌大量炎性细胞因子引起的过度炎症反应综合征，以发热、血细胞减少、肝脾大及肝、脾、淋巴结和骨髓组织发现噬血现象为主要临床特征。

HLH-2004 诊断标准是目前公认的 HLH 诊断标准，符合以下两条标准中任何一条时可以诊断 HLH。

1）分子诊断符合 HLH：存在目前已知的 HLH 相关致病基因突变，如 *PRF*1、*UNC*13*D*、*STX*11、*STXBP*2、*RAB*27A、*LYST*、*SH*2*D*1*A*、*BIRC*4、*ITK*、*AP*3β1、*MAGT*1、*CD*27 等病理性突变。

2）符合以下 8 条指标中的 5 条或以上：①发热，体温>38.5℃，持续>7 天；②脾大；③血细胞减少（累及外周血两系或三系），血红蛋白<90g/L（<4 周婴儿血红蛋白<100g/L），血小板计数<100×10^9/L，中性粒细胞计数<1.0×10^9/L 且非骨髓造血功能减低所致；④高甘油三酯（triglyceride，TG）血症和（或）低纤维蛋白原血症，TG>3mmol/L 或高于同年龄组的 3 个标准差，纤维蛋白原<1.5g/L 或低于同年龄组的 3 个标准差；⑤在骨髓、脾、肝或淋巴结中发现噬血现象；⑥NK 细胞活性降低或缺如；⑦血清铁蛋白升高，铁蛋白≥500μg/L；⑧可溶性白介素-2 受体（sCD25）升高。

ICIs 相关 HLH 发生机制可能与 T 细胞激活相关，但由于 HLH 表现不特异，与多种因素相关，且死亡率较高，诊断及治疗成功率相对较低。HLH 的治疗仍需参照国际组织细胞学会的 HLH-94 和 2004 方案，即以大剂量地塞米松为主，联合依托泊苷或环孢素等，效果不佳再考虑生物治疗（如利妥昔单抗、英夫利昔单抗和依那西普）和抗白介素-6 抗体（托珠单抗）等。

7. 其他类型 ICIs 相关血液系统毒性

其他类型 ICIs 相关血液系统毒性报道更为少见，如嗜酸性粒细胞增多症、细胞因子释放综合征（CRS）等，其诊断需结合其他相关实验室检查并排除可能的其他因素。

四、结语与展望

irAEs 是排他性诊断，ICIs 相关血液系统毒性发生率相对较低，在临床工作中遇到无法用其他因素解释的血液系统一系或多系异常患者，需考虑 ICIs 相关血液系统毒性，完善血液检查及骨髓检查，结合病史、实验室检查等，做出 ICIs 相关血液系统毒性判断后及时使用激素治疗，甚至免疫抑制剂治疗。目前尚无针对 ICIs 相关血液系统毒性的指南或专家共识，未来仍需更多的研究及临床数据支持。

【参考文献】

1. Weber J. Immune checkpoint proteins：a new therapeutic para digm for cancer - preclinical background：CTLA -4 and PD -1 blockade［J］. Semin Oncol，2010，37（5）：430-439.

2. Dermani FK，Samadi P，Rahmani G，et al. PD-1/PD-L1 immune checkpoint：potential target for cancer therapy［J］. J Cell Physiol，2019，234（2）：1313-1325.

3. Postow MA，Longo DL，Sidlow R，et al. Immune-related adverse events associated with immune checkpoint blockade［J］. N Eng J Med，2018，378（2）：158-168.

4. 中国临床肿瘤学会指南工作委员会. 中国临床肿瘤学会（CSCO）免疫检查点抑制剂相关的毒性管理指南［M］. 北京：人民卫生出版社，2019.

5. 庄俊玲，赵静婷，郭潇潇，等. 免疫检查点抑制剂相关血液毒性处理的临床诊疗建议［J］. 中国肺癌杂志，2019，22（10）：676-680.

6. Wu YL，Lu S，Cheng Y，et al. Nivolumab versus docetaxel in a predominantly chinese patient populationwith previously treated advanced NSCLC：CheckMate 078 randomized phase Ⅲ clinical trial［J］. J Thorac Oncol，2019，14（5）：867-875.

7. Fang W，Yang Y，Ma Y，et al. Camrelizumab（SHR-1210）alone or in combination with gemcitabine plus cisplatin for nasopharyngeal carcinoma：results from two single-arm phase 1 trials［J］. Lancet Oncol，2018，19（10）：1338-1350.

8. Wilson NR，Lockhart JR，Garcia-Perdomo HA，et al. Management and outcomes of hematological immune-related adverse events：systematic review and meta-analysis［J］. J Immunother，2022，45（1）：13-24.

9. Meyers DE，Hill WF，Suo A，et al. Aplastic anemia secondary to nivolumab and ipilimumab in a patient with metastatic melanoma：a case report［J］. Exp Hematol Oncol，2018，7：6.

10. Nair R，Gheith S，Nair SG. Immunotherapy-associated hemolytic anemia with pure red-cell aplasia［J］. N Engl J Med，2016，374（11）：1096-1097.

11. 中国医师协会呼吸医师分会，中国医师协会肿瘤多学科诊疗专业委员会. 免疫检查点抑制剂相关毒性防治与管理建议［J］. 中华医学杂志，2022，102（24）：1811-1832.

12. Zhou H，Li N，Tang H，et al. Delayed thrombocytopenia as a rare but serious adverse event secondary to immune checkpoint inhibitor：a case report［J］. Ann Palliat

Med，2021，10（5）：5881-5886.

13. 聂牧. PD-1/PD-L1 通路相关病理机制在免疫性血小板减少症中的研究［D］. 济南：山东大学，2019.

14. 中华医学会肿瘤学分会肿瘤支持康复治疗学组. 肿瘤治疗相关血小板减少症的临床管理专家共识［J］. 肿瘤，2021，41（12）：812-827.

15. Delanoy N，Michot JM，Comont T，et al. Haematological immune-related adverse events induced by anti-PD-1 or anti-PD-L1 immunotherapy：a descriptive observational study［J］. Lancet Haematol，2019，6（1）：e48-e57.

16. Mingot-Castellano ME，Núñez R，Rodríguez-Martorell FJ. Acquired haemophilia：epidemiology，clinical presentation，diagnosis and treatment. Hemofilia adquirida：epidemiología，clínica，diagnóstico y tratamiento［J］. Med Clin（Barc），2017，148（7）：314-322.

17. 谢春红，韦敏，刘琴，等. 免疫抑制剂联合利妥昔单抗治疗重症获得性血友病完全缓解 1 例并文献复习［J］. 临床医学研究与实践，2022，7（12）：1-4，9.

18. La Rosée P，Horne A，Hines M，et al. Recommendations for the management of hemophagocytic lymphohistiocytosis in adults［J］. Blood，2019，133（23）：2465-2477.

第二节　典型病例

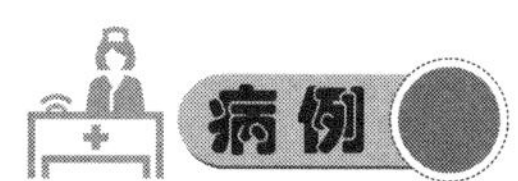

患者，女，37 岁。“右乳浸润性癌保乳术后、放化疗后 5^+ 年，确诊左乳复发 6^+ 月，解救化疗 7 周期后 20 余天，发现血小板减少 2 天”，于 2022 年 6 月 23 日入院。

1. 现病史

2016 年患者外院确诊为“右乳浸润性癌”，2016 年 12 月 9 日于该院行“右乳外上象限切除术+右腋窝淋巴结清扫术”。术后病理：右乳浸润性癌，系髓样癌，肿瘤大小约 2.5cm×2.0cm×2.0cm，切缘未见肿瘤残留，腋窝淋巴结未见肿瘤转移。肿瘤细胞免疫表型：PR（-）、ER（-）、HER-2（-）、P63（灶区+）、CK5/6（部分+）、Ki-67（80%+）。术后予 6 周期化疗。前 4 周期化疗方案：表阿霉素+多西他赛；后 2 周期化疗方案不详。放疗共计 30 次，放疗剂量：2.0Gy/F×5F，后定期随访。

2021 年 11 月患者发现左乳上方占位，于 2021 年 12 月 1 日在四川省肿瘤医院行左乳肿块穿刺活检，病理：（左乳结节）穿刺组织浸润性癌。结合肿瘤细胞免疫表型：ER（-）、PR（-）、HER-2（+）、Ki-67（约70%+）、P53（约90%+）、AR（-）、CK5/6（+）、P63（少量+）、GATA-3（灶区+）、P120（+）、E-cadherin（+）、PTEN（-）、钙调理蛋白（-），考虑非特殊类型浸润性癌（WHO 分级 2 级），诊断左乳复发。于 2022 年 1 月在四川省肿瘤医院自愿参加一项多中心、随机、双盲、安慰剂对照性Ⅲ期研究，比较特瑞普利单抗注射液（JS001）联合紫杉醇注射液（白蛋白结合型）与安慰剂联合紫杉醇注射液（白蛋白结合型）治疗首诊Ⅳ期或复发转移性三阴性乳腺癌的疗效和安全性［研究编号：JS001-026-Ⅲ-TNBC（NABP201801）］。患者参加临床研究的治疗经过见表 3-1。

表 3-1　病例参加临床研究的治疗经过

时间	方案	周期
2022 年 1 月 10 日—2022 年 2 月 8 日	紫杉醇注射液（白蛋白结合型）210mg ivgtt d1+JS001/安慰剂 240mg ivgtt d1、紫杉醇注射液（白蛋白结合型）210mg iv d8	2
2022 年 2 月 25 日	紫杉醇注射液（白蛋白结合型）210mg iv d1+JS001/安慰剂 240mg iv d1，于第 3 周期第 1 天化疗结束后出现 3 级血小板减少症，予以对症升血小板治疗，因病情恢复较慢，遂未予第 3 周期第 8 天化疗	1
2022 年 3 月 17 日	JS001/安慰剂 240mg ivgtt d1+紫杉醇注射液（白蛋白结合型）210mg ivgtt d1，因病情恢复较慢，遂未予第 4 周期第 8 天化疗	1
2022 年 4 月 7 日—2022 年 5 月 7 日	紫杉醇注射液（白蛋白结合型）210mg iv d1+JS001/安慰剂 240mg iv d1、紫杉醇注射液（白蛋白结合型）210mg iv d8	2
2022 年 4 月 29 日—2022 年 5 月 27 日	紫杉醇注射液（白蛋白结合型）210mg iv d1+JS001/安慰剂 240mg iv d1、紫杉醇注射液（白蛋白结合型）210mg iv d8	1

注：ivgtt，静脉滴注；d1，第 1 天；d8，第 8 天。

患者参加临床研究前血小板计数 140×10^9/L（2021 年 12 月 1 日）。此次因 2022 年 6 月 22 日查血常规（第 7 周期治疗后）示血小板计数 23×10^9/L 住院。

2. 入院后诊疗经过

入院诊断：继发性血小板减少症（3 级）。

患者入院检查如下。

1）雌二醇、卵泡刺激素：正常。

2）甲状腺功能：TSH 5.404mIU/L，FT_3、FT_4、TgAb 等正常。

3）血小板抗体：阴性。

4）骨髓穿刺检查：①部分稀释骨髓象；②成熟红细胞可见明显成堆排列现象，巨核细胞成熟障碍，血小板减少，请结合临床；③未查见肿瘤细胞。

5）自身抗体（体液免疫功能）监测：抗核抗体（ANA）、抗 Ro 抗体（anti-SSA）、抗 Ro-52 抗体阳性，余均阴性。

治疗：患者血小板计数变化与治疗方案见表 3-2。

表 3-2　病例血小板计数变化与治疗方案

时间	血小板计数	治疗方案
2022 年 6 月 22 日	23×10^9/L	重组人血小板生成素
2022 年 6 月 23 日	15×10^9/L	重组人血小板生成素，并紧急揭盲，确定患者使用了特瑞普利单抗
2022 年 6 月 24 日	6×10^9/L	输血小板 2U，甲基泼尼松龙 40mg q8h，丙种球蛋白 20g qd×5 天
2022 年 6 月 25 日	40×10^9/L	甲基泼尼松龙 40mg q8h
2022 年 6 月 27 日	22×10^9/L	甲基泼尼松龙 40mg q8h
2022 年 6 月 28 日	20×10^9/L	甲基泼尼松龙 40mg q8h
2022 年 6 月 29 日	36×10^9/L	甲基泼尼松龙 40mg q8h
2022 年 6 月 30 日	57×10^9/L	甲基泼尼松龙 40mg q12h
2022 年 7 月 1 日	87×10^9/L	甲基泼尼松龙 40mg q12h
2022 年 7 月 2 日患者出院，院外继续泼尼松龙 80mg/d po 并逐渐减量，总疗程 8 周，定期随访血常规，血小板未见明显异常		

注：q8h，每 8 小时 1 次；qd，每天 1 次；q12h，每 12 小时 1 次；po 口服。

患者在参加整个临床研究治疗过程中，多次因血小板计数减少而暂停治疗，考虑化疗药物紫杉醇注射液（白蛋白结合型）的血液毒性，暂停紫杉醇注射液（白蛋白结合型）和给予升血小板治疗后血小板计数能恢复。此次病情更为严重，血小板计数变化非常快，不能排除是 ICIs 相关血液系统毒性，故及时采用大剂量糖皮质激素联合丙种球蛋白治疗。

3．病例总结

1）在 ICIs 治疗过程中，出现血小板减少症，需考虑是 ICIs 相关 ITP。自身抗体的检测是个佐证，但多数患者需要进行骨髓涂片和（或）活检，以排除骨髓增生不良、肿瘤浸润等所致。ITP 大多表现为骨髓巨核细胞增多或者基本正常，且以未成熟巨核细胞为主，即颗粒巨核细胞为主。

2）ITP 与化疗相关血小板减少症（chemotherapy-related thrombocytopenia，CIT）有区别，后者的发病机制主要是使用化疗药物破坏骨髓微环境、抑制造血功能，从而导致外周血中血小板减少。

3）糖皮质激素是ITP最常用的治疗药物，治疗周期须限制在8周之内。其他治疗手段（二线治疗）包括IVIG、利妥昔单抗和血小板生成素受体激动剂（罗米司亭与艾曲波帕）等。大多数急性病例（50%～90%）对糖皮质激素和IVIG治疗有反应，仅一小部分病例仍需其他二线治疗，通常需要利妥昔单抗和血小板生成素受体激动剂的联合治疗。

【参考文献】

庄俊玲，赵静婷，郭潇潇，等. 免疫检查点抑制剂相关血液毒性处理的临床诊疗建议［J］. 中国肺癌杂志，2019，22（10）：676-680.

第四章　免疫检查点抑制剂相关肺炎

第一节　概述

在所有报道的 irAEs 中，ICIs 相关肺炎（checkpoint inhibitor-related pneumonitis，CIP）尤其令人担忧，其具有潜在的致命性。与其他类型的肿瘤相比，ICIs 相关肺炎在非小细胞肺癌（NSCLC）患者中可能发生率更高，且发病更快。在进行 ICIs 治疗之前，NSCLC 患者的肺功能一直受到肿瘤位置和大小的影响。接受 ICIs 治疗的患者，既往已有的肺部合并症，如慢性炎症性呼吸系统疾病、间质纤维化和放射性肺炎等，其伴有的呼吸道症状和体征可能会影响 irAEs 诊断的准确性。

经广泛的相关文献阅读，本章节对 ICIs 相关肺炎的流行病学、发病机制、危险因素、诊断及鉴别诊断、治疗等进行高度归纳并详细阐述。本章节中还收集了四川省肿瘤医院 ICIs 相关肺炎经典病例，并进行总结分析，旨在帮助临床医师更好地认识 ICIs 相关肺炎的典型特征，以及分享 ICIs 相关肺炎的相关治疗经验。

一、流行病学

在 NSCLC ICIs 的 Ⅰ 期试验中，报告的肺炎发生率为 7%～13%。最新研究发现，近 20% 的 NSCLC 患者在应用 ICIs 治疗时出现了 ICIs 相关肺炎，而实际中发生率更高。两种来源数据的差异可能部分归因于实际研究中，随着临床医师对 ICIs 相关肺炎的认识不断提高，ICIs 相关肺炎在临床得到更多的关注和报道。在 NSCLC 患者中，PD-1 抑制剂相关肺炎发生率和严重程度高于 PD-L1 抑制剂相关肺炎（发生率分别为 3.6% 和 1.3%），而 CTLA-4 抑制剂相关肺炎发生率较低。

ICIs 相关肺炎发病时间差异很大，可以在第一次 ICIs 用药后任何时候发生，最早出现在用药后数小时，最常见的是在开始治疗几个月后出现。据报道，ICIs 相关肺炎的发病时间总体范围为 9 天至 19 个月，平均发病时间为 2.5 个月。然而更严重分级的 ICIs 相关肺炎通常在 ICIs 治疗后的 100～200 天内发生。联合 ICIs 治疗的患者发病时间更早。值得注意的是，ICIs 相关肺炎可能会在治疗终止后几个月出现，因此建议停药后继续保持随访。

二、发病机制

PD-1/PD-L1 抑制剂主要通过抑制免疫检查点相关蛋白 PD-1/PD-L1 的表达，从而增强 T 细胞对肿瘤细胞的识别与杀伤活性。在肿瘤微环境中，PD-1/PD-L1 在免疫反应后期抑制活化的 T 细胞，导致 T 细胞耗竭，促使肿瘤细胞免疫逃逸。

而 PD-1/PD-L1 抑制剂能够通过阻断免疫检查点相关蛋白的信号转导使 T 细胞识别与杀伤肿瘤细胞的功能恢复，尤其是 $CD8^+$T 细胞，并破坏抑制肿瘤免疫的信号转导通路，从而增强 T 细胞的抗肿瘤活性。但是在采用 PD-1/PD-L1 抑制剂治疗时，免疫系统的异常激活也会非特异性地破坏非肿瘤组织的免疫稳态，从而引起严重、偏离治疗目标的免疫和炎症反应，即临床上的 irAEs。

动物实验表明，抑制或敲除相应的免疫检查点基因会使机体淋巴组织增殖、丙种球蛋白在外周循环系统中表达升高，以及多器官的炎症细胞浸润伴大量自身抗体形成，导致机体出现类似自身免疫性疾病的相关表现。在使用 ICIs 后，T 细胞的负向调节受到限制，大量 T 细胞在肿瘤微环境中表达各种炎性细胞因子作用于肿瘤细胞及肿瘤组织，达到杀伤肿瘤的目的。但是由于自身抗原的过分暴露表达，大量自身抗原被肿瘤微环境中的抗原提呈细胞摄取，导致机体对自身抗原产生二次免疫应答，促使 T 细胞无差别攻击正常组织，导致机体出现严重的免疫性炎症反应及组织损伤。

目前 ICIs 相关肺炎的发病机制尚未明确，可能机制如下：

1）ICIs 作用后，PD-1/PD-L1 信号通路被抑制，引起 T 细胞过度活化及增殖，其中 2 型辅助性 T 细胞（Th2）分泌 IL-4，后者刺激 B 细胞成熟为浆细胞并分泌大量免疫球蛋白，从而导致体内免疫活性激活，促使体内炎症细胞活化，炎症细胞攻击正常肺组织细胞导致肺炎。

2）过度活化及增殖的 T 细胞可释放大量的促炎因子，导致肺间质中免疫效应因子和 T 细胞调控紊乱，从而导致炎症反应。

3）在正常的肺组织细胞表面存在淋巴细胞识别表位，与肿瘤细胞上特异性肿瘤相关抗原表位结构域相似，淋巴细胞误认为正常肺组织细胞为肿瘤细胞，从而攻击正常肺组织细胞导致肺炎发生。

三、危险因素

既往研究报道，在患者基线特征、疾病特征和治疗管理中均发现许多 ICIs 相关肺炎潜在危险因素，高龄、男性、吸烟史、肿瘤病理学类型（鳞癌）、合并有肺部基础疾病、胸部放疗史、联合治疗等均为 ICIs 相关肺炎的危险因素（表 4-1）。

表 4-1　ICIs 相关肺炎的危险因素

危险因素	具体原因
肺部基础疾病	慢性阻塞性肺疾病、哮喘、肺纤维化、气胸、胸腔积液、间质性肺病
联合治疗	其他的免疫药物、靶向药物
胸部放疗史	胸部放疗类型、胸部放疗时长
吸烟	之前或现在吸烟
肿瘤侵犯中央呼吸道	在 NSCLC 中，肿瘤侵犯中央呼吸道与早发 ICIs 相关肺炎密切相关，特别是 PD-1 抑制剂用药 3 个月内
肿瘤病理学类型	肺鳞癌相比肺腺癌的 ICIs 相关肺炎风险更高
其他	70 岁以上、男性、首次治疗、巨细胞病毒感染、中央呼吸道肿瘤、功能状态评分（PS）≥2 分

据报道，放疗与免疫治疗有协同作用。放疗本身可诱导超过 30% 的患者发生放射性肺炎。Naidoo 等在不可切除的Ⅲ期 NSCLC 患者中先行放化疗，后序贯使用度伐利尤单抗（durvalumab），发现任何级别的 ICIs 相关肺炎发生率为 9. 4%、非肺炎性 irAEs 发生率为 10. 7%，度伐利尤单抗组与安慰剂组相比肺炎发生率更高。度伐利尤单抗不常见 3～4 级 ICIs 相关肺炎（1. 9%）和非肺炎性 irAEs（1. 7%），致命的 irAEs 也不常见。大多数 ICIs 相关肺炎（78. 4%）患者和非肺炎性 irAEs（56. 3%）患者在开始度伐利尤单抗治疗后 3 个月内发生这些事件。通过给予全身性激素治疗、内分泌替代治疗和中断/停用度伐利尤单抗，irAEs 得到了很好的管理。

四、诊断与鉴别诊断

1. 临床表现

ICIs 相关肺炎患者的临床表现具多样性，相对非特异性，通常与某些类型的间质性肺病相似。ICIs 相关肺炎最常见的症状是呼吸困难（53%）、咳嗽（34. 9%）及低热（11. 6%），还有部分患者（33%）没有任何相关临床症状，仅在接受常规检查时发现肺部炎症。

2. 肺部影像学表现

影像学检查在 ICIs 相关肺炎的诊断中起着至关重要的作用，随着临床医师对 ICIs 相关肺炎的认识增加，一旦患者出现呼吸道症状，如新发咳嗽、呼吸急促或缺氧（指尖血氧饱和度<90%），就应进行影像学检查。胸部 X 线片可以用于初步筛查，而胸部 CT 则可以更好地发现肺部的细微变化，有助于区分不同的炎症表型。大规模研究对 ICIs 相关肺炎的各种影像学表现进行了分类。

ICIs 相关肺炎的影像学表现包括局限性、散在性或弥漫性分布的磨玻璃结节或磨玻璃片状影、斑片实变影、小叶间隔增厚、网格影、广泛的支气管扩张和纤维带状影。根据影像学表现进行ICIs相关肺炎分类的临床研究较多，不同的研究把这些影像学表现归纳为不同类型，各有差别。美国胸科学会与欧洲呼吸学会在2013年对《特发性间质性肺炎分类的国际多学科共识》进行了补充与修订，按照这一共识的最新标准将ICIs相关肺炎的影像学表现分为如下几类。

1）机化性肺炎型（OP）：是ICIs相关肺炎最常见的影像学表现类型，占19%～65%。OP的组织学特征为肉芽组织阻塞肺泡管和周围肺泡，周围肺实质呈炎性浸润，支气管肺泡灌洗液（BALF）显示CD4/CD8 T细胞比例降低，活化T细胞增加20%～40%。胸部CT多表现为单肺或双肺的肺内出现斑片实变影，主要分布于胸膜下与细支气管周围，常以中下肺多见；新月状或环礁状致密影包绕磨玻璃密度区（环礁征或反晕征）是OP较为特征性的改变；有时也表现为弥漫小叶中心磨玻璃结节，边缘模糊，也可以呈瘤周阴影，类似肿瘤的表现。这种现象被认为是恶性肿瘤的假性进展，因此需与潜在的肿瘤进展相鉴别，同时需要进一步排除感染因素，如侵袭性曲霉病等。

2）非特异性间质性肺炎型（NSIP）：是ICIs相关肺炎第二常见影像学表现类型，多表现为轻型肺炎。组织学表现为淋巴细胞、浆细胞浸润，肺泡壁均匀增厚，肺内病变在分布上具有相对均匀性。胸部CT多表现为双肺下叶磨玻璃混浊影、不规则网格影，下叶后部胸膜下相对不受累是NSIP可与OP区别的一种特征。此外，NSIP还应与非典型病原体感染相鉴别。

3）过敏性肺炎型（HP）：是ICIs相关肺炎相对常见的影像学表现类型，CTCAE分级较低，通常为1～2级，组织学表现为弥漫性支气管中心淋巴细胞、浆细胞浸润和松散的非坏死性肉芽肿形成。胸部CT多表现为以中上肺为主的或弥漫性小叶中心磨玻璃结节，其发生机制为肺间质中效应性T细胞和Treg细胞过多激活，导致炎症反应。可以通过患者的职业和其他明确暴露病史区分过敏原暴露相关的HP。

4）急性间质性肺炎型（AIP）：AIP的临床症状及肺部损伤较重，CTCAE分级通常为3级以上，组织学表现为弥漫性肺泡损害和肺水肿。双肺CT表现为斑片状或弥漫性磨玻璃影及实变，以下叶为主，少部分未受累的肺叶分布其中，整体呈地图样改变，也可表现为小叶间隔和小叶内间隔增厚，形成铺路石征。

5）细支气管炎型：细支气管炎型表现很少见，仅个案报道中有描述。文献报道细支气管炎型的组织学表现为闭塞性细支气管炎，以终末、呼吸末细支气管黏膜下和周围向心性纤维化为特征。主要CT表现为局限性、边缘锐利的肺实质马赛克征，呼气相更为明显，也可表现为支气管管壁增厚及周围肺叶弥漫分布的树芽征等。

6）放射召回性肺炎（RRP）：RRP是指暴露于抗肿瘤药后，在先前放射野发生的局部炎症反应，是抗肿瘤药的一种独特并发症。病理学表现为炎症反应，如黏膜充血伴白细胞浸润、渗出性肺泡炎、2 型肺泡上皮细胞增生等。ICIs 相关肺炎的 RRP 影像学表现为与先前放射野密切吻合的斑片实变影或均匀磨玻璃影，病灶与周围正常组织分界清楚。许多靶向药物、细胞毒性抗肿瘤药已经有 RRP 的报道。ICIs 相关 RRP 的发生率有文献报道为 18.8%，发生的中位时间是放疗结束后 450 天，发生机制不太清楚。

肺结节样肉芽肿反应（SLR）和急性嗜酸性粒细胞性肺炎（AEP）都有个案报道。

3．笔者的研究

为便于临床医师掌握，结合相关的研究，笔者认为虽然 ICIs 相关肺炎胸部 CT 表现多样，但主要分为磨玻璃影、斑片实变影、网格影三种类型，这三种类型可以单独出现，也可能以某种影像学表现为主，同时合并其他影像学表现，如小结节影、小叶间隔增厚、牵张性支气管扩张、纤维化等都可大致归纳到上述三种表现中。ICIs 相关肺炎的预后除了与具体分型有关，还与病变范围（分级）等密切相关，ICIs 相关肺炎常累及双肺多叶和多段，呈对称或不对称分布，少数也可累及单侧或单叶。笔者认为这些分类方法并没有任何冲突，只是有些分类方法可能更利于临床医师掌握和应用。

1）磨玻璃影型。

（1）影像学特征：双肺局限性或多发片絮状密度增高影，呈磨玻璃样改变，病变内可见支气管影（图 4-1）。

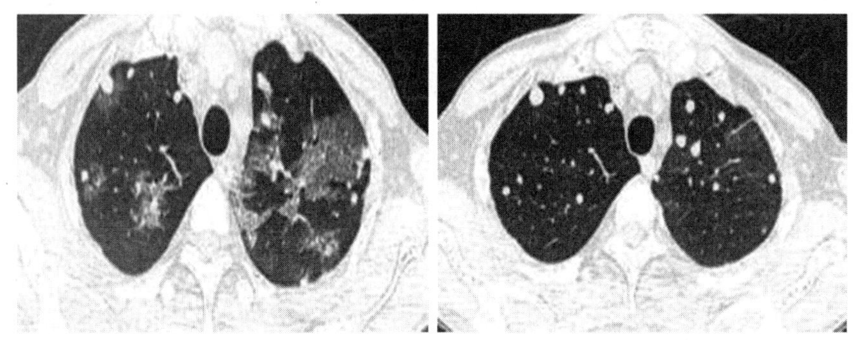

图 4-1　磨玻璃影型

（2）临床特征：肺部病变可发生在 ICIs 用药后数天内，亦可长至数月，呼吸道症状的严重程度与病变范围相关，对糖皮质激素治疗敏感，影像学表现多能完全恢复，预后较好。

2）斑片实变影型：又分为散在斑片影型、多发斑片影型和肺实变影型 3 种。

（1）散在斑片影型。

①影像学特征：一个或多个肺叶或肺段局限性斑片状密度增高影（图 4-2），病变范围多小于 25% 肺组织。早期呈小斑片状、结节状，胸膜下多见，可伴有胸膜反应、胸腔积液，可见支气管通气征。后期部分病灶可演变为肺实变。部分结节样病灶与肺转移灶难以鉴别。少部分病变可自行消退。

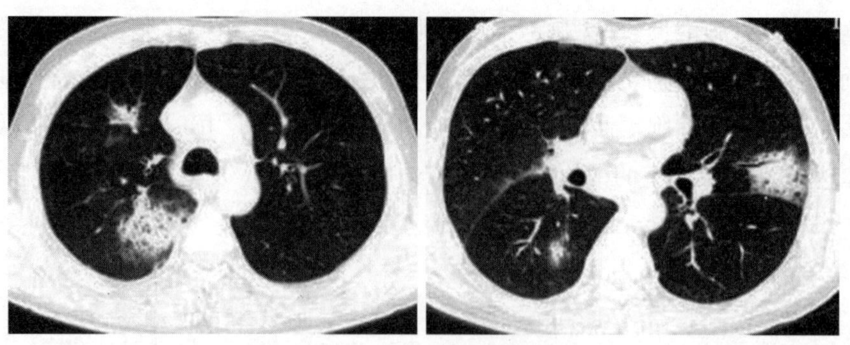

图 4-2　散在斑片影型

②临床特征：肺部病变发生在 ICIs 用药后数月或 1 年后，症状隐匿，随着用药次数增多，病变范围逐渐扩大，症状逐渐显现。此型对糖皮质激素治疗较敏感，多因无症状难以早期诊断。

（2）多发斑片影型。

①影像学特征：肺部多发斑片状病变，范围超过 25% 肺组织（图 4-3）。部分患者肺内可伴有纤维条索影和小结节影，此类型可由散在斑片影型发展而成，也多伴有磨玻璃影，常伴有胸腔积液。此型需与癌性淋巴管炎、肺间质纤维化、肺部感染等鉴别。

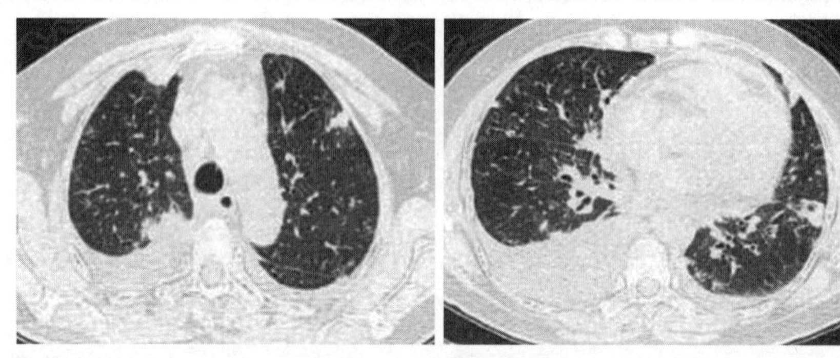

图 4-3　多发斑片影型

②临床特征：肺部病变多发生在 ICIs 用药后 2～3 个月内，因肺部受累范围较大，早期出现症状。此型预后欠佳，对糖皮质激素治疗欠敏感，糖皮质激素治疗时间宜延长，需警惕并发肺部感染，早期联合使用其他免疫抑制剂可能改善预后。

（3）肺实变影型。

①影像学特征：一个或多个肺叶或肺段扇形或不规则致密影（图 4-4），可在短期内出现，也可由散在斑片影型或多发斑片影型发展而成，可伴有胸腔积液。

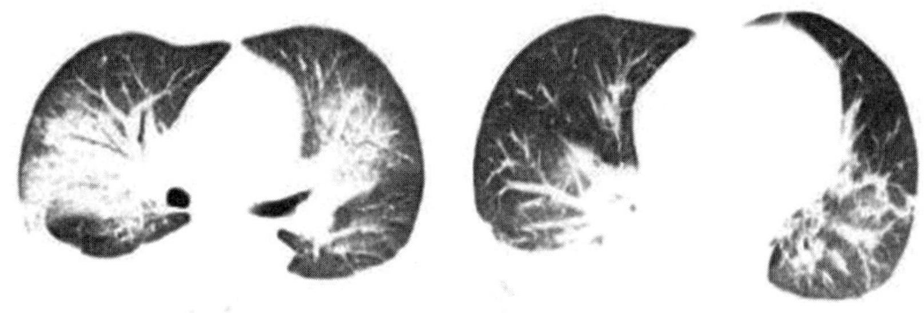

图 4–4　肺实变影型

②临床特征：肺部病变可发生在 ICIs 用药的早期，症状出现较早且程度重，易误诊为急性肺部感染而延误糖皮质激素治疗。急性发作患者对糖皮质激素治疗敏感，糖皮质激素宜足量、足疗程使用，过早停用糖皮质激素病情易反复。若由散在斑片影型或多发斑片影型发展而来，症状呈缓慢加重，对糖皮质激素治疗欠敏感。

3）网格影型。

（1）影像学表现：早期可表现为局限性或散在网格状肺部病变，多伴有广泛磨玻璃影，随着病情发展，病变范围逐渐扩大，部分形成蜂窝状改变，可伴有少量胸腔积液（图 4–5）。

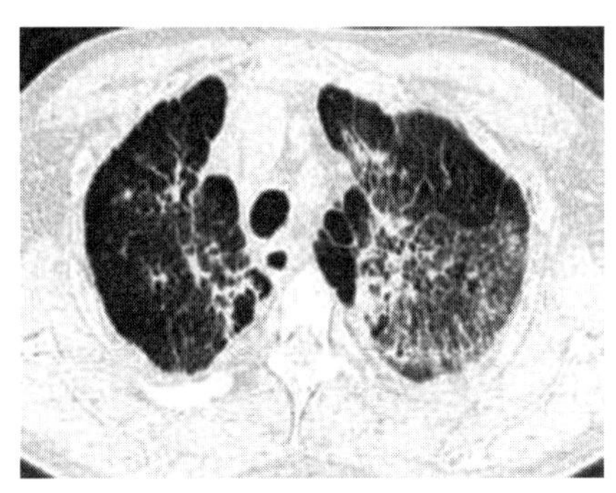

图 4–5　网格影型

（2）临床特征：肺部病变多发生在 ICIs 用药 2～3 个月后，甚至用药 1 年后，呼吸道症状缓慢出现，进行性加重，程度与病变范围有关。患者多有慢性吸烟史、慢性支气管炎和（或）肺气肿、间质性肺病等基础疾病史。网格影等小叶间隔增厚多持续存在。此型预后较差，对糖皮质激素治疗欠敏感，多因持续低氧血症、并发感染危及生命。

临床研究显示，ICIs 相关肺炎影像学表现中磨玻璃影型是最常见的类型，其次是斑片实变影型，最后是网格影型。影像学表现不仅对 ICIs 相关肺炎的诊断和鉴别诊断有非常重要的帮助，还可能是预测 ICIs 相关肺炎发展与转归的重要指标。

4. 病理学表现

鉴于肺活检为有创操作，并非所有 ICIs 相关肺炎患者都将接受肺活检，尤其是 ICIs

相关间质性肺病患者。肺活检可能增加间质性肺病急性恶化的风险，并且如果获取的标本较小，可能无法获得明确的组织病理学类型诊断结果。经支气管镜肺活检可在鉴别诊断中排除其他病因。文献报道 ICIs 相关肺炎病理学类型包括细胞性间质性肺炎、OP 及弥漫性肺泡损伤（DAD）等，间质炎性浸润可能包括嗜酸性粒细胞计数升高、形成不良的肉芽肿和淋巴细胞。

5. 诊断标准

ICIs 相关肺炎的诊断是排他性诊断，需根据国家药品不良反应监测中心发布的《药品不良反应术语使用指南》中的关联性评价方法和诺氏评估量表，排除感染性肺炎及肿瘤进展等。诊断 ICIs 相关肺炎，需具备以下条件：

1）既往有 ICIs 用药史。

2）新出现症状或原症状加重，包括呼吸困难、咳嗽、胸痛、发热、缺氧等。

3）影像学上出现新的肺部病变，如磨玻璃影、斑片实变影、网格影、纤维条索影、结节影等。

4）排除感染、肿瘤进展、肺泡出血、肺栓塞、心功能不全等。

5）抗菌药物无效，而糖皮质激素有效，再次使用 ICIs 或停用糖皮质激素可复发。

ICIs 相关肺炎的诊断主要依据 ICIs 用药史、影像学检查和排除其他疾病。其中，影像学检查在 ICIs 相关肺炎的诊断中起到关键作用，推荐采用胸部高分辨率 CT，并动态监测，以便早期发现无症状性 ICIs 相关肺炎。ICIs 相关肺炎缺乏特异性实验室指标，血常规和感染相关检测有助于排除感染，动脉血气分析、肺功能检查可帮助了解肺功能情况。支气管镜检查、肺组织穿刺活检可能有助于与其他疾病相鉴别，但目前 ICIs 相关肺炎无特异性病理学诊断标准。

6. 鉴别诊断

ICIs 相关肺炎与其他疾病的鉴别诊断见表 4-2。

表 4-2 ICIs 相关肺炎与其他疾病的鉴别诊断

疾病	病因	危险因素	症状	体征	实验室检查	影像学表现
ICIs 相关肺炎	ICIs 用药史	高龄、有吸烟史、肺部基础疾病、胸部放疗史、联合治疗等	新发或加重的呼吸困难、咳嗽、胸痛、发热、乏力等	呼吸频率增大、口唇发绀、肺部湿啰音或 Velcro 啰音等	各种病原学检查阴性，动脉血气分析可提示低氧血症	磨玻璃影、斑片实变影、小叶间隔增厚、网格影、牵拉性支气管扩张、纤维条索影等

续表

疾病	病因	危险因素	症状	体征	实验室检查	影像学表现
病毒性肺炎	甲型流感病毒和乙型流感病毒、腺病毒、副流感病毒、呼吸道合胞病毒、冠状病毒等感染	慢性心、肾功能不全，恶性肿瘤，器官移植术后，有呼吸道病毒感染患者接触史	在高发季节出现的发热、头痛、全身酸痛、倦怠、咽痛、咳嗽、咳痰	呼吸急促、口唇发绀、肺部干湿啰音	呼吸道病毒核酸或者抗原阳性、血清病毒抗体滴度4倍或以上升高	早期为多发磨玻璃影，疾病进展可有肺实变影，伴有小叶间隔增厚
肺孢子菌肺炎	肺孢子菌感染	免疫抑制：HIV感染、器官移植、长期使用免疫抑制剂、淋巴系统恶性病变、肿瘤	发热、呼吸困难、干咳、体重下降、寒战等	呼吸急促、肺部细小湿啰音	肺孢子菌核酸（DNA）检测阳性或涂片直接找到肺孢子菌	双肺弥漫分布磨玻璃影，病情进展可出现实变影，肺尖较少受累
非典型肺炎	肺炎支原体、肺炎衣原体等感染	流行病学接触史	亚急性发病，持续性干咳、发热、咽痛、头痛等	肺部体征多不明显，肺部干湿啰音	呼吸道标本培养出肺炎支原体、肺炎衣原体，血清肺炎支原体、肺炎衣原体抗体滴度4倍或以上升高	支气管壁增厚，单侧或双侧磨玻璃影、小结节影和实变影，多位于肺下叶，呈小叶性分布，可伴有间质改变
肺癌原发病灶进展	肺癌原发病灶增大，直接扩散侵犯邻近肺组织	肺癌进展	咳嗽、咯血、气促、喘鸣、胸痛、发热、消瘦	肺部局限性干湿啰音	肿瘤标志物较前升高	肺癌原发病灶增大，可新出现结节影、斑片影、磨玻璃影
肺癌性淋巴管炎	肺癌沿淋巴管生长、播散	肺癌进展	呼吸困难、气促、干咳	肺部弥散性细小湿啰音	肿瘤标志物较前升高	网状结节影，支气管束增粗，小叶间隔呈串珠样增厚
放射性肺炎	肿瘤放疗后	与放射量、放射面积、放射速度密切相关	咳嗽、呼吸困难、低热、气促、乏力	放射野闻及干湿啰音或胸膜摩擦音	病原学检查阴性，动脉血气分析可提示低氧血症	多在放射野出现的斑片实变影或纤维组织受到损伤的条索影

续表

疾病	病因	危险因素	症状	体征	实验室检查	影像学表现
肺栓塞	血栓脱落阻塞肺动脉及其分支引起肺循环障碍	血液高凝状态（高龄、恶性肿瘤等），血管内皮损伤（手术、创伤、骨折），血液瘀滞（瘫痪、长途乘车）	呼吸困难、胸痛、晕厥、咯血、咳嗽、发热、心悸、烦躁	呼吸急促，口唇发绀，肺部局限性哮鸣音，湿啰音，肺动脉听诊区偶闻及第二心音亢进	D-二聚体升高，心电图示胸前导联T波倒置、ST段改变、$S_{I}Q_{III}T_{III}$征，动脉血气分析可提示低氧血症	肺动脉阻塞征，肺动脉高压征及右心扩大征，肺野局部片状影，尖端指向肺门的楔形阴影
心源性肺水肿	高血压性心脏病、冠心病及风湿性心脏瓣膜病等心源性因素	饱餐、用力排便、情绪波动、劳累、感染	呼吸困难、端坐呼吸、口唇发绀、阵发性咳嗽伴粉红色泡沫痰	口唇发绀，大汗淋漓，心率增快	NT-proBNP升高，动脉血气分析可提示低氧血症	肺小叶间隔增宽，形成Kerley线，双肺近肺门处蝶形模糊影

7．严重程度分级

CSCO指南和NCCN指南对ICIs相关肺炎的分级见表4-3。

表4-3　CSCO指南和NCCN指南对ICIs相关肺炎的分级

分级	CSCO指南	NCCN指南
1级	无症状，局限于单个肺叶或＜25%肺实质	无症状，局限于单个肺叶或＜25%肺实质，仅临床观察或诊断性观察
2级	出现新的症状或症状恶化，包括呼吸急促、咳嗽、胸痛、发热和缺氧；涉及多个肺叶且达到25%～50%的肺实质，影响日常生活，需要使用药物干预治疗	出现新的症状或症状恶化，包括呼吸急促、咳嗽、胸痛、发热和吸氧量增加
3级	严重的新发症状，累及所有肺叶或＞50%肺实质，个人自理能力受限，需吸氧，需住院治疗	严重症状，涉及所有肺叶或超过肺实质的50%，个人自理能力受限，需要吸氧
4级	危及生命的呼吸困难、急性呼吸窘迫综合征，需要插管等紧急干预措施	危及生命的呼吸功能损害

当临床症状分级与影像学分级不一致时，以高等级的为严重程度分级。

8．ICIs相关肺炎临床分型

《肿瘤免疫检查点抑制剂相关肺炎多学科中国专家诊疗共识（2022版）》提出：所有ICIs相关肺炎患者根据影像学特点、临床表现和治疗转归进行临床分型。

ICIs相关肺炎的临床分型管理见表4-4。

表 4–4　ICIs 相关肺炎的临床分型管理

临床分型	病因	临床特点	治疗策略
单纯型	特发性，伴或者不伴自身免疫性疾病	常见于轻度、中度，有自身免疫性疾病基础者易加速发展为重症	停药或仅需要单纯糖皮质激素或免疫抑制剂治疗
混合型	并发感染或肿瘤进展（包括假性进展或超进展疾病）等	逐渐发展为重症	需考虑抗感染、抗肿瘤等综合治疗措施
诱导型	有较为明确的诱因，如放疗，巨细胞病毒、EB 病毒、流感病毒感染等	如未及时针对病因治疗，易加速发展为重症	在糖皮质激素或免疫抑制剂治疗基础上必须联合针对相应病因的治疗

ICIs 相关肺炎的复杂性使得多学科协作对于患者的精准诊断和合理管理至关重要。临床对 ICIs 相关肺炎患者鉴别诊断存在分歧时，需要通过多学科综合诊疗（MDT）模式提高 ICIs 相关肺炎的诊断准确性。

五、治疗

目前尚无前瞻性试验评估 ICIs 相关肺炎的最佳治疗方案，ICIs 相关肺炎的分级在不同的指南中也有差别，基于个案报告和临床经验，目前的指南推荐糖皮质激素作为 ICIs 相关肺炎的主要治疗方法。使用糖皮质激素通常在 48～72 小时后可观察到临床改善，ICIs 相关肺炎相关症状无缓解的患者被认为是激素难治性患者，需要使用免疫抑制剂治疗。

对于 1 级 ICIs 相关肺炎患者，应密切监测临床症状、影像学表现和肺功能（弥散功能和肺活量测定）3～4 周。当病情恶化时，应中断 ICIs 治疗，并开始使用小剂量激素［0.5～1.0mg/(kg · d)］。

对于 2 级 ICIs 相关肺炎患者，建议停止 ICIs 治疗，并开始使用中剂量糖皮质激素［1～2mg/(kg · d)］，并维持该剂量直至患者症状改善或保持稳定，然后逐渐减量，每周 5～10mg，持续 4～6 周。当怀疑合并感染时，建议进行支气管镜检查，送检 BALF 行微生物检查，并开始经验性抗生素治疗。如果监测 2～7 天后临床无改善，应考虑增加糖皮质激素剂量并加用免疫抑制剂。当 ICIs 相关肺炎改善至≤1 级或 10mg/d 泼尼松可维持治疗后，可考虑重启 ICIs 治疗。重启 ICIs 治疗后，临床医师应每 3 天评估 1 次临床指标，并每周进行 1 次胸部影像学检查，监测 ICIs 相关肺炎的新发和复发。

对于 3～4 级（重症）ICIs 相关肺炎患者，应立即永久性停止 ICIs 治疗。ASCO 指南和 ESMO 指南推荐的糖皮质激素初始剂量分别是 1～2mg/(kg · d) 和 2～4mg/(kg · d)。目前尚无临床试验确定最佳的糖皮质激素使用剂量或治疗持续时间，治疗持续时间很大程度上是根据患者对糖皮质激素治疗的反应来调整的。对于重症 ICIs 相关肺炎患者，我们通常采用 ASCO 的建议，糖皮质激素初始剂量 1～2mg/(kg·d)，并维持该剂量直至患者症状改善或保持稳定（通常为 1 周），此后糖皮质激素可在至少 5～8 周内非常缓慢地减量。当使用糖皮质激素治疗 48～72 小时后症状仍未消退时，应考虑使用其他免疫抑制剂，包括英夫利昔单抗、吗替麦考酚酯、IVIG、他克莫司、环孢素和环磷酰胺。据报道，近 1/4～1/3 的患者在糖皮质激素快速减量后出现 ICIs 相关肺炎复发，并表现出对糖皮质激素治疗耐受。ICIs 相关肺炎复发最常发生于糖皮质激素疗程小于 5 周的患者，在 3～4 级患者中出现得更早。

目前使用免疫抑制剂治疗 ICIs 相关肺炎的经验主要是基于其治疗其他 irAEs 的数据推测，暂时缺乏病理生理学证据。英夫利昔单抗和环磷酰胺已被批准用于治疗 ICIs 相关胃肠道毒性，尤其是结肠炎。但英夫利昔单抗本身可引起间质性肺炎和肝损伤。此外，它可能削弱最初由 ICIs 治疗启动的持续抗肿瘤免疫活性。作为二线药物，吗替麦考酚酯对 T 细胞反应的抑制作用仍存在争议。IL-17 阻断可缓解 ICIs 相关胃肠道毒性和皮肤毒性。现行指南还建议对发生 irAEs 的糖皮质激素耐药患者给予环磷酰胺、吗替麦考酚酯（静脉给药）或英夫利昔单抗作为支持性治疗。IVIG 对 ICIs 相关重症肌无力有效。有病例报告显示 1 例 NSCLC 合并 ICIs 相关肺炎的患者接受 IL-6 抑制剂托珠单抗追加治疗后症状明显缓解。也有报道提出托珠单抗联合糖皮质激素治疗有较好疗效，托珠单抗可能是继发于免疫检查点阻断的糖皮质激素难治性 irAEs 患者的治疗选择。目前仍需通过随机试验来更好地阐明其相对疗效和安全性。

目前关于 ICIs 相关肺炎后遗症的报道较少。典型的后遗症可能是重症 ICIs 相关肺炎引起的持续肺间质纤维化和肺功能下降。尼达尼布作为一种血管激酶阻滞剂，已被报道在进行性肺间质纤维化中发挥重要作用，有助于减缓用力肺活量的下降速度，并可能进一步加强对 ICIs 相关肺炎的预防。

六、结语与展望

ICIs 相关肺炎是一类少见而有潜在致命危险的 irAEs，目前关于 ICIs 相关肺炎的研究和报道越来越多，但在诊断、治疗和危险分层方面的研究还需要更多的探索。

首先，及时准确地诊断 ICIs 相关肺炎是必要的。目前未发现明确的生物标志物可以预测 ICIs 相关肺炎的发生，需要更多的研究去验证。

其次，ICIs 相关肺炎需进行分级并制定不同等级的治疗策略，实现个性化治疗。ICIs 相关肺炎的治疗方案仍无定论，ICIs 相关肺炎的糖皮质激素治疗方案（减量和治疗持续时间）、糖皮质激素耐药的 ICIs 相关肺炎二线使用免疫抑制剂的疗效都需要更多大样本的临床研究来评价。

最后，ICIs 相关肺炎的危险分层有助于精准治疗。ICIs 相关肺炎在不同组织学类型的 NSCLC 中发生率和死亡率不同，可能归因于肿瘤组织学亚型的内在特征。因此，我们需要对 ICIs 相关肺炎的临床、影像学、组织学和生物学特征进行更多的研究，以确定特定的患者亚群是否应该进行预防性治疗。

【参考文献】

1. Naidoo J, Nishino M, Patel SP, et al. Immune – related pneumonitis after chemoradiotherapy and subsequent immune checkpoint blockade in unresectable stage Ⅲ non–small–cell lung cancer [J]. Clin Lung Cancer, 2020, 21 (5): e435–e444.

2. Lin X, Lu X, Luo G, et al. Progress in PD – 1/PD – L1 pathway inhibitors: from biomacromolecules to small molecules [J]. Eur J Med Chem, 2020, 186: 111876.

3. Hayashi H, Nakagawa K. Combination therapy with PD – 1 or PD – L1 inhibitors for cancer [J]. Int J Clin Oncol, 2020, 25 (5): 818–830.

4. Shannon VR. Pneumonitis associated with immune checkpoint inhibitors among patients with non–small cell lung cancer [J]. Curr Opin Pulm Med, 2020, 26 (4): 326–340.

5. Suresh K, Naidoo J, Lin CT, et al. Immune checkpoint immunotherapy for non – small cell lung cancer [J]. Chest, 2018, 154 (6): 1416–1423.

6. Brahmer JR, Govindan R, Anders RA, et al. The Society for Immunotherapy of Cancer consensus statement on immunotherapy for the treatment of non–small cell lung cancer (NSCLC) [J]. J Immunother Cancer, 2018, 6 (1): 75.

7. Hahn AW, Gill DM, Agarwal N, et al. PD–1 checkpoint inhibition: toxicities and management [J]. Urol Oncol, 2017, 35 (12): 701–707.

8. Naidoo J, Page DB, Li BT, et al. Toxicities of the anti – PD – 1 and anti – PD – L1 immune checkpoint antibodies [J]. Ann Oncol, 2015, 26 (12): 2375–2391.

9. Naidoo J, Wang X, Woo KM, et al. Pneumonitis in patients treated with anti – programmed death–1/programmed death ligand 1 therapy [J]. J Clin Oncol, 2017, 35 (7): 709–717.

10. Nishino M, Giobbie – Hurder A, Hatabu H, et al. Incidence of programmed cell death 1 inhibitor–related pneumonitis in patients with advanced cancer: a systematic review and meta–analysis [J]. JAMA Oncol, 2016, 2 (12): 1607–1616.

11. Sun Y, Shao C, Li S, et al. Programmed cell death 1 (PD – 1) /PD – ligand 1 (PD–L1) inhibitors–related pneumonitis in patients with advanced non–small cell lung cancer [J]. Asia Pac J Clin Oncol, 2020, 16 (6): 299–304.

12. Zhai X, Zhang J, Tian Y, et al. The mechanism and risk factors for immune checkpoint inhibitor pneumonitis in non-small cell lung cancer patients [J]. Cancer Biol Med, 2020, 17 (3): 599-611.

13. Suresh K, Psoter KJ, Voong KR, et al. Impact of checkpoint inhibitor pneumonitis on survival in NSCLC patients receiving immune checkpoint immunotherapy [J]. J Thorac Oncol, 2019, 14 (3): 494-502.

14. Le T, Minna JD, Gerber DE. Checkpoint inhibitor pneumonitis: too clinically serious for benefit? [J]. J Thorac Oncol, 2019, 14 (3): 332-335.

15. Khunger M, Rakshit S, Pasupuleti V, et al. Incidence of pneumonitis with use of programmed death 1 and programmed death-ligand 1 inhibitors in non-small cell lung cancer: a systematic review and meta-analysis of trials [J]. Chest, 2017, 152 (2): 271-281.

16. Mandalà M, Merelli B, Indriolo A, et al. Late-occurring toxicity induced by an immune checkpoint blockade in adjuvant treatment of a stage Ⅲ melanoma patient [J]. Eur J Cancer, 2018, 95: 130-132.

17. Dyck L, Mills KHG. Immune checkpoints and their inhibition in cancer and infectious diseases [J]. Eur J Immunol, 2017, 47 (5): 765-779.

18. Fiala O, Sorejs O, Sustr J, et al. Immune-related adverse effects and outcome of patients with cancer treated with immune checkpoint inhibitors [J]. Anticancer Res, 2020, 40 (3): 1219-1227.

19. Kennedy LB, Salama AKS. A review of cancer immunotherapy toxicity [J]. CA Cancer J Clin, 2020, 70 (2): 86-104.

20. Postow MA, Sidlow R, Hellmann MD. Immune-related adverse events associated with immune checkpoint blockade [J]. N Engl J Med, 2018, 378 (2): 158-168.

21. 陈秀兰，吴旭，李佳旻，等. 肺癌患者免疫检查点抑制剂相关性肺炎的临床分析 [J]. 中国呼吸与危重监护杂志，2021，20 (9): 637-642.

22. Kato T, Masuda N, Nakanishi Y, et al. Nivolumab-induced interstitial lung disease analysis of two phase Ⅱ studies patients with recurrent or advanced non-small-cell lung cancer [J]. Lung Cancer, 2017, 104: 111-118.

23. Delaunay M, Cadranel J, Lusque A, et al. Immune - checkpoint inhibitors associated with interstitial lung disease in cancer patients [J]. Eur Respir J, 2017, 50 (2): 1700050.

24. Naidoo J, Vansteenkiste JF, Faivre - Finn C, et al. Characterizing immune - mediated adverse events with durvalumab in patients with unresectable stage Ⅲ NSCLC: a

post-hoc analysis of the PACIFIC trial [J]. Lung Cancer, 2022, 166: 84-93.

25. 张倩，陶秀丽，吴宁. 免疫检查点抑制剂相关肺炎的 CT 影像表现特征及处理 [J]. 国际医学放射学杂志，2021，44（6）：667-672.

26. Oliveira DS, Araújo Filho JA, Paiva AFL, et al. Idiopathic interstitial pneumonias: review of the latest American Thoracic Society/European Respiratory Society classification [J]. Radiol Bras, 2018, 51 (5): 321-327.

27. Fragkou P, Souli M, Theochari M, et al. A case of organizing pneumonia (OP) associated with pembrolizumab [J]. Drug Target Insights, 2016, 10: 9-12.

28. 中国医师协会呼吸医师分会病理工作委员会. 非特异性间质性肺炎病理诊断中国专家共识（草案）[J]. 中华结核和呼吸杂志，2018，41（11）：833-839.

29. Nishino M, Ramaiya NH, Awad MM, et al. PD-1 inhibitor-related pneumonitis in advanced cancer patients: radiographic patterns and clinical course [J]. Clin Cancer Res, 2016, 22 (24): 6051-6060.

30. 刘朔，王笑歌. 2020 年国际成人过敏性肺炎诊断指南要点及展望 [J]. 中华结核和呼吸杂志，2020，43（12）：1011-1014.

31. Travis WD, Costabel U, Hansell DM, et al. An official American Thoracic Society/European Respiratory Society statement: update of the international multidisciplinary classification of the idiopathic interstitial pneumonias [J]. Am J Respir Crit Care Med, 2013, 188 (6): 733-748.

32. Su Q, Zhu EC, Wu JB, et al. Risk of pneumonitis and pneumonia associated with immune checkpoint inhibitors for solid tumors: a systematic review and meta-analysis [J]. Front Immunol, 2019, 10: 108.

33. Kalisz KR, Ramaiya NH, Laukamp KR, et al. Immune checkpoint inhibitor therapy-related pneumonitis: patterns and management [J]. Radiographics, 2019, 39 (7): 1923-1937.

34. Balagani A, Arain MH, Sheshadri A. Bronchiolitis obliterans after combination immunotherapy with pembrolizumab and ipilimumab [J]. J Immunother Precis Oncol, 2018, 1 (1): 49-52.

35. McGovern K, Ghaly M, Esposito M, et al. Radiation recall pneumonitis in the setting of immunotherapy and radiation: a focused review [J]. Future Sci OA, 2019, 5 (5): FSO378.

36. Cousin F, Desir C, Ben Mustapha S, et al. Incidence, risk factors, and CT characteristics of radiation recall pneumonitis induced by immune checkpoint inhibitor in lung

cancer [J]. Radiother Oncol, 2021, 157: 47-55.

37. Montaudié H, Pradelli J, Passeron T, et al. Pulmonary sarcoid-like granulomatosis induced by nivolumab [J]. Br J Dermatol, 2017, 176 (4): 1060-1063.

38. Hara K, Yamasaki K, Tahara M, et al. Immune checkpoint inhibitors-induced eosinophilic pneumonia: a case report [J]. Thoracic Cancer, 2021, 12 (5): 720-724.

39. 王锋，秦叔逵，华海清，等. 免疫检查点抑制剂相关性肺炎的临床特点及分型研究 [J]. 临床肿瘤学杂志，2021，26 (6): 541-549.

40. Wang H, Zhao Y, Zhang X, et al. Clinical characteristics and management of immune checkpoint inhibitor-related pneumonitis: a single-institution retrospective study [J]. Cancer Med, 2021, 10 (1): 188-198.

41. Nobashi TW, Nishimoto Y, Kawata Y, et al. Clinical and radiological features of immune checkpoint inhibitor-related pneumonitis in lung cancer and non-lung cancers [J]. Br J Radiol, 2020, 93 (1115): 20200409.

42. Johnson DB, Taylor KB, Cohen JV, et al. Anti-PD-1-induced pneumonitis is associated with persistent imaging abnormalities in melanoma patients [J]. Cancer Immunol Res, 2019, 7 (11): 1755-1759.

43. 王汉萍，郭潇潇，周佳鑫，等. 免疫检查点抑制剂相关肺炎的临床诊治建议 [J]. 中国肺癌杂志，2019，22 (10): 621-626.

44. Wang W, Wang Q, Xu C, et al. Chinese expert consensus on the multidisciplinary management of pneumonitis associated with immune checkpoint inhibitor [J]. Thoracic Cancer, 2022, 13 (23): 3420-3430.

45. Haanen JBAG, Carbonnel F, Robert C, et al. Management of toxicities from immunotherapy: ESMO Clinical Practice Guidelines for diagnosis, treatment and follow-up [J]. Ann Oncol, 2017, 28 (Suppl 4): iv119-iv142.

46. Brahmer JR, Lacchetti C, Schneider BJ, et al. Management of immunerelated adverse events in patients treated with immune checkpoint inhibitor therapy: American Society of Clinical Oncology Clinical Practice Guideline [J]. J Clin Oncol, 2018, 36 (17): 1714-1768.

47. 赵静，苏春霞.《CSCO 免疫检查点抑制剂相关的毒性管理指南》解读：对比 NCCN 免疫治疗相关毒性管理指南 [J]. 实用肿瘤杂志，2020，35 (1): 11-15.

48. Thompson JA, Schneider BJ, Brahmer J, et al. NCCN guidelines insights: management of immunotherapy-related toxicities, Version 1.2020 [J]. J Natl Compr Canc Netw, 2020, 18 (3): 230-241.

49. Delaunay M, Prévot G, Collot S, et al. Management of pulmonary toxicity associated with immune checkpoint inhibitors [J]. Eur Respir Rev, 2019, 28 (154): 190012.

50. Rashdan S, Minna JD, Gerber DE. Diagnosis and management of pulmonary toxicity associated with cancer immunotherapy [J]. Lancet Respir Med, 2018, 6 (6): 472-478.

51. Picchi H, Mateus C, Chouaid C, et al. Infectious complications associated with the use of immune checkpoint inhibitors in oncology: reactivation of tuberculosis after anti PD-1 treatment [J]. Clin Microbiol Infect, 2018, 24 (3): 216-218.

52. Weber JS, Postow M, Lao CD, et al. Management of adverse events following treatment with anti-programmed death-1 agents [J]. Oncol, 2016, 21 (10): 1230-1240.

53. Puzanov I, Diab A, Abdallah K, et al. Managing toxicities associated with immune checkpoint inhibitors: consensus recommendations from the Society for Immunotherapy of Cancer (SITC) Toxicity Management Working Group [J]. J Immunother Cancer, 2017, 5 (1): 95.

54. Gubens MA, Davies M. NCCN guidelines updates: new immunotherapy strategies for improving outcomes in non-small cell lung cancer [J]. J Natl Compr Canc Netw, 2019, 17 (5.5): 574-578.

55. Utsumi H, Araya J, Okuda K, et al. Successful treatment of steroid-refractory immune checkpoint inhibitor-related pneumonitis with triple combination therapy: a case report [J]. Cancer Immunol Immunother, 2020, 69 (10): 2033-2039.

56. Kanai O, Nakatani K, Fujita K, et al. Concurrence of nivolumab-induced interstitial lung disease and cancer invasion [J]. Respirol Case Rep, 2017, 5 (6): e00257.

57. De Jong C, Peters BJM, Schramel FMNH. Recurrent episodes of nivolumab-induced pneumonitis after nivolumab discontinuation and the time course of carcinoembryonic antigen levels: a case of a 58-year-old woman with non-small cell lung cancer [J]. Chemotherapy, 2018, 63 (5): 272-277.

58. Beck KE, Blansfield JA, Tran KQ, et al. Enterocolitis in patients with cancer after antibody blockade of cytotoxic T-lymphocyte-associated antigen 4 [J]. J Clin Oncol, 2006, 24 (15): 2283-2289.

59. Dougan M. Checkpointblockade toxicity and immune homeostasis in the gastrointestinal tract [J]. Front Immunol, 2017, 8: 1547.

60. Björnsson ES, Bergmann OM, Björnsson HK, et al. Incidence, presentation, and outcomes in patients with drug-induced liver injury in the general population of Iceland [J].

Gastroenterology, 2013, 144 (7): 1419-1425.

61. Ostör AJK, Chilvers ER, Somerville MF, et al. Pulmonary complications of infliximab therapy in patients with rheumatoid arthritis [J]. J Rheumatol, 2006, 33 (3): 622-628.

62. Perez-Alvarez R, Perez-De-Lis M, Diaz-Lagares C, et al. Interstitial lung disease induced or exacerbated by TNF-targeted therapies: analysis of 122 cases [J]. Semin Arthritis Rheum, 2011, 41 (2): 256-264.

63. Andruska N, Mahapatra L, Hebbard C, et al. Severe pneumonitis refractory to steroids following anti - PD - 1 immunotherapy [J]. BMJ Case Reports, 2018, 2018: bcr2018225937.

64. Martins F, Sykiotis GP, Maillard M, et al. New therapeutic perspectives to manage refractory immune checkpoint - related toxicities [J]. Lancet Oncol, 2019, 20 (1): e54-e64.

65. Esfahani K, Miller WH. Reversal of autoimmune toxicity and loss of tumor response by interleukin-17 blockade [J]. N Engl J Med, 2017, 376 (20): 1989-1991.

66. Makarious D, Horwood K, Coward JIG. Myasthenia gravis: an emerging toxicity of immune checkpoint inhibitors [J]. Eur J Cancer, 2017, 82: 128-136.

67. Naqash AR, Yang LV, Sanderlin EJ, et al. Interleukin-6 as one of the potential mediators of immune-related adverse events in non-small cell lung cancer patients treated with immune checkpoint blockade: evidence from a case report [J]. Acta Oncologica, 2017, 57 (5): 705-708.

68. Stroud CR, Hegde A, Cherry C, et al. Tocilizumab for the management of immune mediated adverse events secondary to PD-1 blockade [J]. J Oncol Pharm Pract, 2019, 25 (3): 551-557.

69. Nguyen M, Islam MR, Lim SW, et al. Pembrolizumab induced ocular hypotony with near complete vision loss, interstitial pulmonary fibrosis and arthritis [J]. Front Oncol, 2019, 9: 944.

70. Collard HR, Ryerson CJ, Corte TJ, et al. Acute exacerbation of idiopathic pulmonary fibrosis. An international working group teport [J]. Am J Respir Crit Care Med, 2016, 194 (3): 265-275.

71. Flaherty KR, Wells AU, Cottin V, et al. Nintedanib in progressive fibrosing interstitial lung diseases [J]. N Engl J Med, 2019, 381 (18): 1718-1727.

72. Suresh K, Voong KR, Shankar B, et al. Pneumonitis in non-small cell lung cancer

patients receiving immune checkpoint immunotherapy: incidence and risk factors [J]. J Thorac Oncol, 2018, 13 (12): 1930-1939.

第二节　经典病例

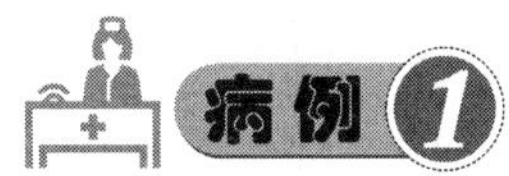

患者，男，67 岁。“复视 1 年，鼻咽癌化疗后、同步放化疗靶向治疗后进展，肺、骨转移放疗后、免疫治疗后半个月”，于 2019 年 9 月 18 日入院。

1．现病史

1 年前（2018 年 10 月 8 日）患者因复视就诊于四川省肿瘤医院，经鼻咽镜及活检诊断鼻咽角化型鳞癌（中分化）。患者抗肿瘤治疗方案见表 4-5。此次住院是拟继续抗肿瘤治疗。

表 4-5　病例 1 抗肿瘤治疗方案

时间	方案	周期	评价
2018 年 10 月 13 日	吉西他滨 1.6g ivgtt d1、d8＋顺铂 40mg ivgtt d1～3 q21d	1	PD
2018 年 10 月 14 日/2018 年 10 月 20 日/2018 年 11 月 6 日	西妥昔单抗（首周 600mg，以后每次 400mg）靶向治疗	3	PD
2018 年 11 月 16 日/2018 年 12 月 12 日	奈达铂 150mg ivgtt d1，每周予以尼妥珠单抗 200mg 靶向治疗	2	PD
2019 年 7 月 22 日/2019 年 8 月 12 日/2019 年 9 月 3 日	特瑞普利单抗 240mg 免疫治疗	3	

注：ivgtt，静脉滴注；d1，第 1 天；d8，第 8 天；d1～3，第 1～3 天；q21d，每 21 天 1 次；PD，疾病进展。

2．入院后诊疗经过

入院时患者诉胸闷，为排除肺栓塞，于 2019 年 9 月 26 日行 CT 下肺动脉造影（CTPA）：双肺散在磨玻璃影、多发斑片状渗出影，双肺上叶及左肺下叶背段为著（图 4-6）。

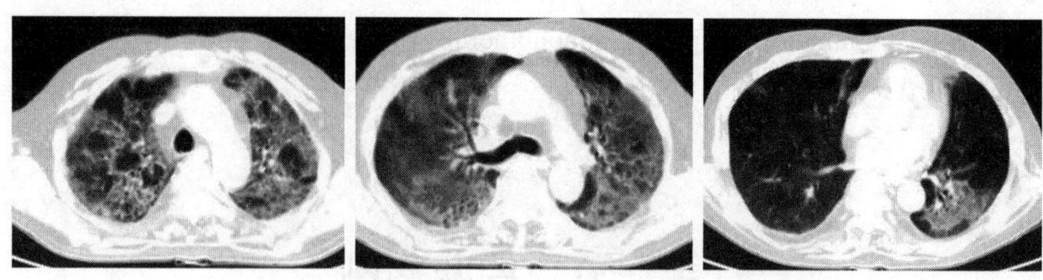

图 4-6　病例 1 入院后 CTPA（2019 年 9 月 26 日）

立即完善以下检查。

1）血气分析：pH 7.49，动脉血二氧化碳分压（$PaCO_2$）37mmHg，动脉血氧分压（PaO_2）48mmHg，脉搏血氧饱和度（SpO_2）87.0%，肺泡-动脉氧分压差（$PA-aDO_2$）48mmHg，PaO_2/FiO_2 233mmHg。

2）甲状腺功能：正常。

3）炎性指标。

（1）血常规：白细胞计数 $7.95\times10^9/L$，中性粒细胞计数 $6.5\times10^9/L$，中性粒细胞比例 81.7%，淋巴细胞计数 $17\times10^9/L$，血红蛋白 92g/L，血小板计数 $96\times10^9/L$。

（2）CRP：31.29mg/L。

（3）降钙素原：＜0.1ng/mL。

4）微生物检查。

（1）痰液呼吸道病原体八项（甲型流感病毒、乙型流感病毒、腺病毒、呼吸道合胞病毒 A 型和 B 型、肺炎衣原体、肺炎支原体、嗜肺军团菌）核酸检查：阴性。

（2）巨细胞病毒 IgM：阴性。

（3）BALF 查细菌、真菌（涂片+培养）：阴性。

（4）G 实验：＜37.50pg/mL。

5）其他。

（1）乳酸脱氢酶：932U/L。

（2）NT-proBNP：63pg/mL。

病史特点：

1）鼻咽癌患者，化疗+放疗后肿瘤进展，联合免疫治疗中。

2）免疫治疗 3 周期后（首次免疫治疗后 50 余天），患者出现胸闷，无发热、明显咳嗽、咳黄色浓痰等呼吸道细菌感染的典型表现。

3）胸部 CT 提示双肺散在磨玻璃影、多发斑片影。

4）胸部 CT、BNP、病原微生物检查等不支持肺部肿瘤进展、肺栓塞、肺水肿、肺部感染。

临床诊断：ICIs 相关肺炎（3 级）。

预后：患者放弃治疗，自动出院。

3．病例总结

1）2019 年肿瘤免疫治疗刚进入我国临床，肿瘤科医师对 irAEs 的认知仅来自文献报道。肿瘤患者在肿瘤科治疗中出现急性肺部新增病灶更多见的是感染（包括细菌、真菌、病毒）、肺水肿、肺栓塞等。随着对肿瘤治疗药物临床应用管理经验的积累，肿瘤科医师对肿瘤治疗药物所致肺损伤的认知水平也逐渐提高，包括 ICIs。如果该病例发生在现在，应该不会因肺部新增病灶而放弃治疗自动出院。

2）ICIs 相关肺炎的诊断是排他性的，但诊断 ICIs 相关肺炎的最关键证据是胸部影像学表现。文献报道 ICIs 相关肺炎的影像学表现多样，可表现为双肺野散在或弥漫性磨玻璃影、斑片实变影、小叶间隔增厚、网格影、牵拉性支气管扩张及纤维条索影等，ICIs 相关肺炎还可引起胸腔积液和肺结节病样肉芽肿性反应，应引起临床医师的关注与重视。

3）笔者观察，双肺野散在或弥漫性磨玻璃影是 ICIs 相关肺炎最常见的影像学表现，该例患者影像学表现就是以双肺散在或弥漫分布的磨玻璃影为主，伴少量网格影和斑片实变影。在 ICIs 治疗过程中，出现这类胸部影像学表现时，一定首先考虑 ICIs 相关肺炎，当然还需结合患者的其他临床特征，如呼吸道症状主要以呼吸困难、干咳为主，没有病毒等感染证据。

4）ICIs 相关肺炎的诊断标准需同时满足以下三个条件：①ICIs 用药史；②新出现的肺部阴影（如磨玻璃影、斑片实变影、小叶间隔增厚、网格影、牵拉性支气管扩张及纤维条索影等）；③排除肺部感染、肺部肿瘤进展，其他原因引起的肺间质性疾病、肺血管炎、肺栓塞及肺水肿等。本例患者有典型的胸部影像学表现，再结合用药史和排除常见的肺部感染、肺水肿、肿瘤进展等因素，临床诊断 ICIs 相关肺炎不难。

【参考文献】

1．中华医学会呼吸病学分会肺癌学组．免疫检查点抑制剂相关肺炎诊治专家共识［J］．中华结核和呼吸杂志，2019，42（11）：820-825.

2．Nishino MS，Sholl LM，Hodi FS，et al. Anti-PD-1-related pneumonitis during cancer immunotherapy［J］. N Engl J Med，2015，373（3）：288-290.

3．Possick JD. Pulmonary toxicities from checkpoint immunotherapy for malignancy［J］. Clin Chest Med，2017，38（2）：223-232.

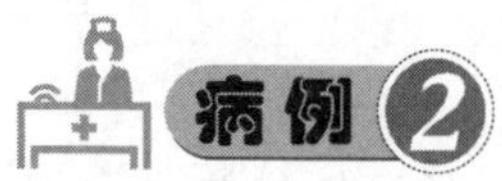

病例 2

患者，男，71 岁。“食管胸上段鳞癌新辅助治疗 2 周期后 29 天”，于 2022 年 9 月 7 日入院。

1．现病史

患者 2 个月前，因进行性吞咽困难诊断为食管癌，于 2022 年 7 月 15 日行“紫杉醇 300mg ivgtt d1＋卡铂 90mg ivgtt d1＋替雷利珠单抗 200mg ivgtt d1”第 1 周期新辅助治疗，于 2022 年 8 月 6 日至 2022 年 8 月 8 日行“紫杉醇 300mg ivgtt d1＋顺铂 90mg ivgtt d1+替雷利珠单抗 200mg ivgtt d3”第 2 周期新辅助治疗。此次住院拟行手术治疗。手术前的胸部 CT 见图 4–7。

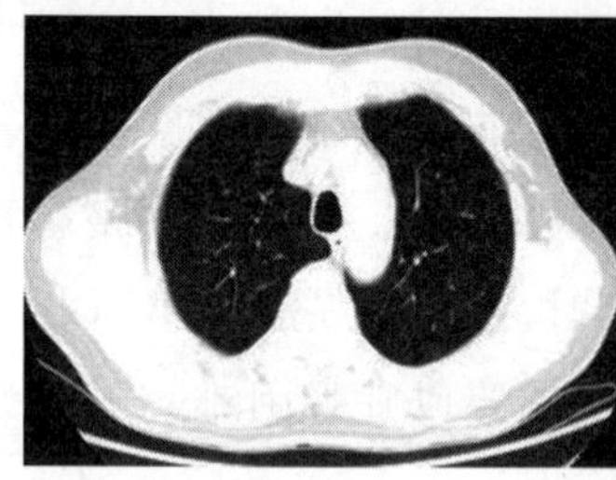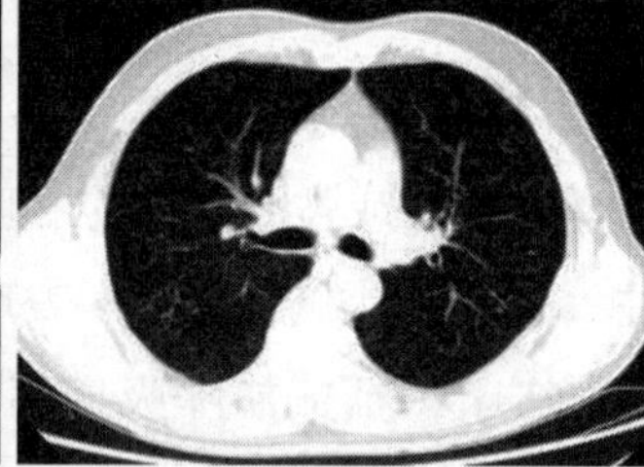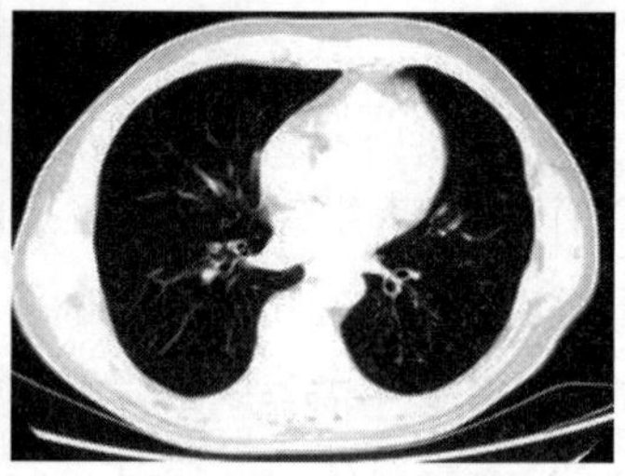

图 4–7　病例 2 手术前的胸部 CT

2．入院后诊疗经过

患者于 2022 年 9 月 15 日行胸腹腔镜下食管癌根治术、胸膜粘连烙断术。术后病理：（颈段食管）低分化鳞癌，肿瘤至少侵及浅肌层，未查见脉管内癌栓，未查见神经侵犯；（奇静脉弓）未见癌累及。病理学分期：ypT2N0Mx。术后拔出气管插管后恢复不顺利，发生快速心律失常、心肌损害、肺部感染，再予以气管插管、呼吸机呼吸支持又发生气胸，到 2022 年 9 月 20 日才转回普通病房。2022 年 9 月 23 日患者发热，最高体温 38℃，急诊胸部 CT：双肺多发团片状磨玻璃影及网格影，较前明显增多（图 4–8）。

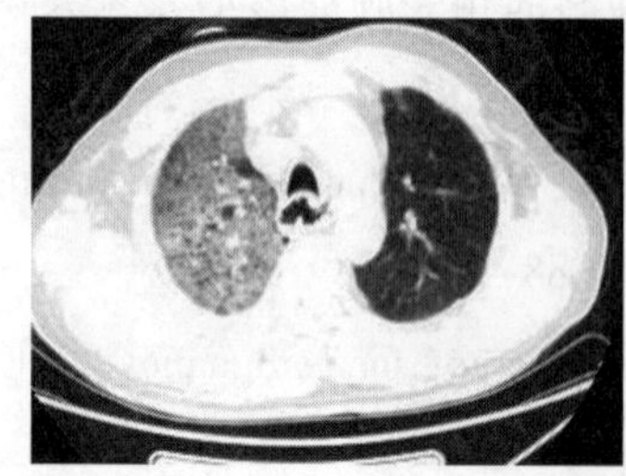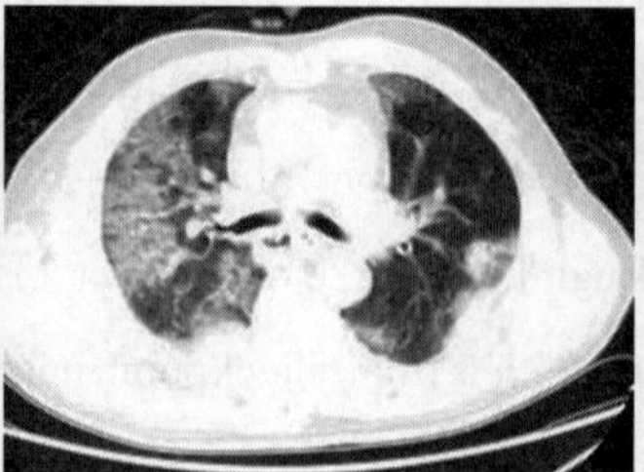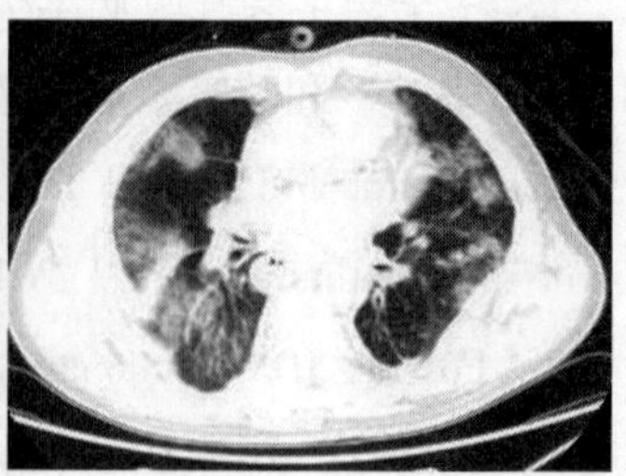

图 4–8　病例 2 发热后急诊胸部 CT（2022 年 9 月 23 日）

予以氟康唑、万古霉素、美罗培南抗感染，患者气促症状无改善。

再次完善相关检查，结果如下。

1）血常规：白细胞计数 10.76×10^9/L，中性粒细胞计数 8.20×10^9/L，中性粒细胞比例 76.21%，超敏 CRP 12.57mg/L。

2）凝血功能检测：纤维蛋白原降解产物 42.9μg/mL，D-二聚体 11.19μg/mL。

3）血气分析：pH 7.46，$PaO_2$127.0mmHg，FiO_2 39%。

4）降钙素原：0.16ng/mL。

5）BNP：186.4pg/mL。

6）呼吸道病原体检测（常见细菌、病毒、真菌）：阴性。

7）甲状腺功能：FT_3 1.61pg/mL，FT_4 1.38ng/dL，TSH 0.218mIU/L，TPOAb 22.38IU/mL，TgAb 30.73IU/mL。

病史特点：

1）患者新辅助治疗 2 周期后，行食管癌手术治疗。

2）术后出现多种并发症（心肌损伤、心律失常、肺部感染、呼吸衰竭、气胸等）。

3）术后并发症有效控制后，再次出现呼吸困难加重，与术后并发症出现的咳嗽、咳痰、呼吸困难不完全一致，以发热、呼吸困难为主。

4）胸部 CT：双肺广泛网格影、磨玻璃影，呈现地图样改变。

5）BNP 等指标不支持心功能不全，排除肺栓塞，症状和相关检查不支持细菌、病毒、真菌等感染。

诊断：ICIs 相关肺炎（3 级）。

治疗：甲基泼尼松龙 3mg/(kg·d)（初始），病情稳定后（激素用药第 5 天）开始减量。

患者气促很快好转，复查胸部 CT（2022 年 9 月 30 日）：双肺团片状磨玻璃影及细网格影，较前明显减轻（图 4-9）。

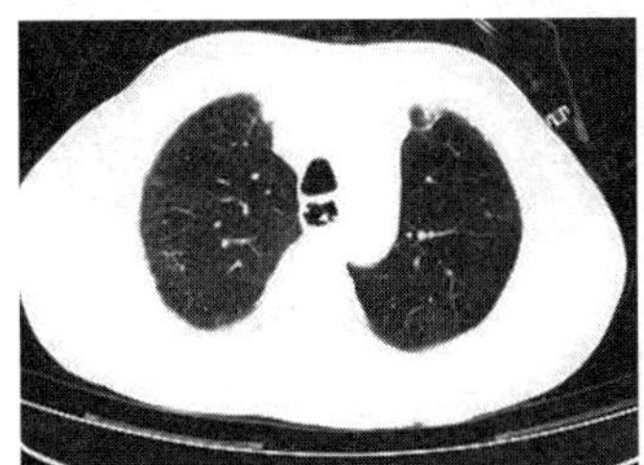
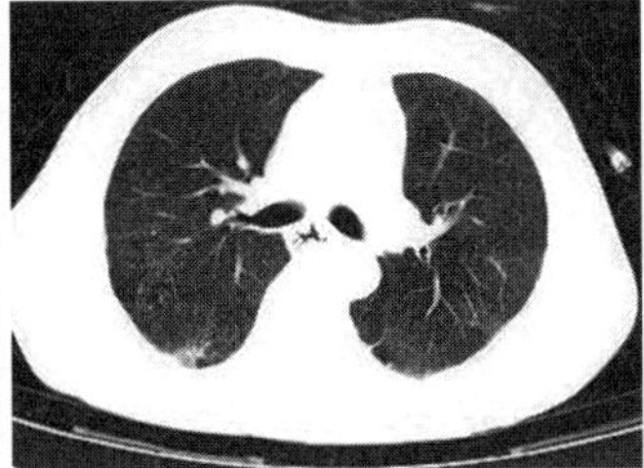
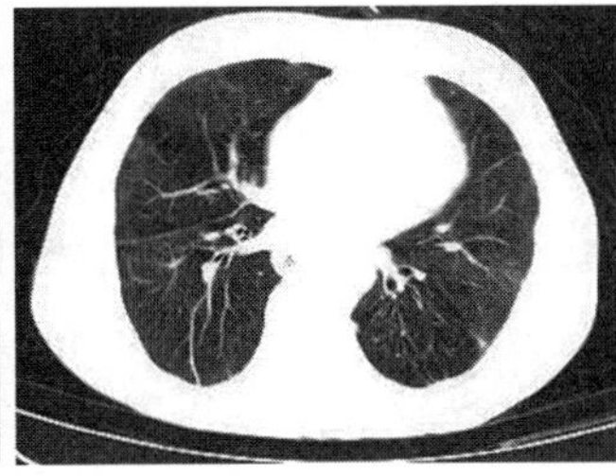

图 4-9　病例 2 治疗后复查胸部 CT（2022 年 9 月 30 日）

3．病例总结

1）该 ICIs 相关肺炎患者的影像学表现以双肺广泛分布的磨玻璃影、网格影为主。这种影像学表现在细菌感染、肺水肿中不常见，又排除病毒感染，再结合患者的用药史及治疗经过，ICIs 相关肺炎的可能性最大。

2）以磨玻璃影为主的 ICIs 相关肺炎对糖皮质激素治疗敏感，预后较好。

病例3

患者，男，65岁。“食管鳞癌术后3个月，反复咳嗽、咳脓痰2⁺月，加重伴发热约8天”，于2021年11月3日入院。

1. 现病史

患者3⁺月前出现进食后胸骨后食管疼痛不适，2021年7月31日在外院诊断为食管癌。患者抗肿瘤治疗方案见表4-6。

表4-6　病例3抗肿瘤治疗方案

时间	方案	周期
2021年8月15日	经右胸胸腹腔镜联合左颈部切口食管中段癌切除+食管胃颈部吻合+淋巴结清扫术（术后病理学检查：中分化鳞癌）	
2021年9月17日	紫杉醇160mg ivgtt d1+卡铂300mg ivgtt d1，q3w	1
2021年9月17日/2021年10月10日	信迪利单抗200mg q21d	2
2021年9月26日起	针对吻合口、亚临床病灶，采用图像引导下适形调强放疗，分割剂量：PGTV（吻合口）2.0Gy/F，PCTV（亚临床病灶）2.0Gy/F，qd，计划先照射25次	

注：ivgtt，静脉滴注；d1，第1天；q3w，每3周1次；q21d，每21天1次；qd，每天1次。

患者术后的胸部CT（2021年9月20日）见图4-10。

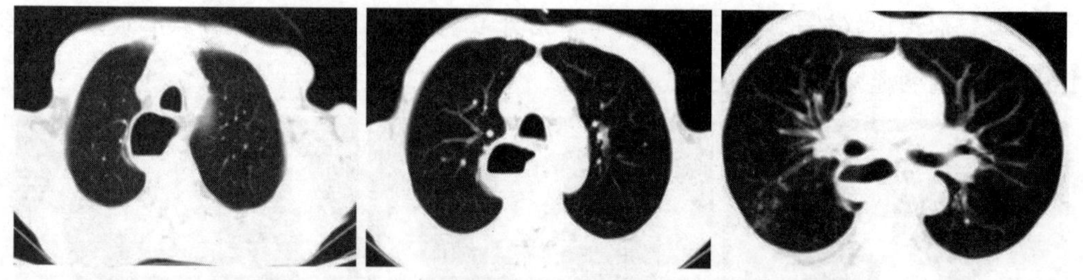

图4-10　病例3术后胸部CT（2021年9月20日）

几天前（2021年10月28日左右）患者受凉后咳嗽、咳痰较前加重，咳黄色脓痰及黄白色黏痰，伴发热，体温最高达39℃，伴活动后气促，无畏寒、寒战，无咯血、胸痛等不适，经抗感染等治疗后自觉咳嗽、咳痰较前稍减轻，但仍反复发热，每天均有发热，于2021年11月3日入院。

2. 入院后诊疗经过

入院后于2021年11月8日行胸部CT：双肺广泛分布磨玻璃影、斑片渗出影（图4-11）。

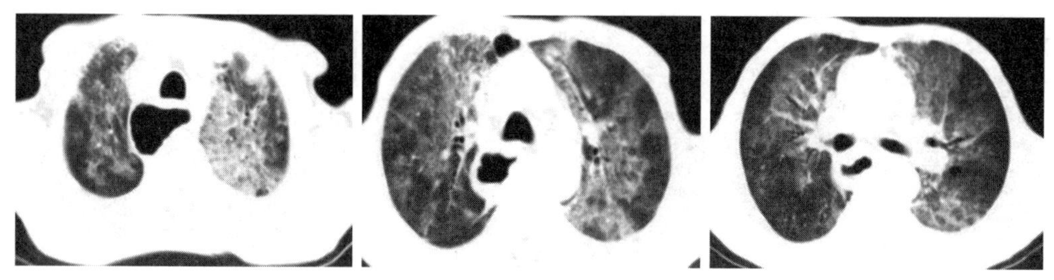

图 4-11　病例 3 入院后胸部 CT（2021 年 11 月 8 日）

入院后立即给予哌拉西林-他唑巴坦联合环丙沙星抗感染治疗，症状无明显缓解，再次完善相关检查，结果如下。

1）炎性指标。

（1）血常规：白细胞计数 $5.11\times10^9/L$，淋巴细胞计数 $0.12\times10^9/L$，中性粒细胞比例 80.1%，血红蛋白 104g/L，血小板计数 $10^9\times10^9/L$。

（2）CRP：59.68mg/L。

（3）降钙素原：1.28ng/mL。

2）微生物检查。

（1）呼吸道病原体八项（甲型流感病毒、乙型流感病毒、腺病毒、呼吸道合胞病毒 A 型和 B 型、肺炎衣原体、肺炎支原体、嗜肺军团菌）核酸检查：阴性。

（2）痰和 BALF 查细菌、真菌（涂片+培养）：阴性。

（3）G 实验：阴性。

3）其他。

（1）乳酸脱氢酶：199U/L。

（2）NT-proBNP：48pg/mL。

（3）甲状腺功能：正常。

病史特点：

1）食管癌术后、化疗后、免疫治疗后、放疗中，肿瘤控制尚可。

2）免疫治疗 2 周期后（首次免疫治疗后 1.5 个月），出现呼吸道症状。

3）咳嗽、咳痰、气促、发热为主要临床表现，肯定有肺部感染，但抗生素治疗后症状未完全缓解，继续使用抗生素无效。

4）胸部影像学表现：双肺散在磨玻璃影、多发斑片影。

诊断：①ICIs 相关肺炎（2～3 级）；②细菌性肺炎。

治疗：积极抗感染的基础上，给予甲基泼尼松龙 2mg/(kg·d)（初始），患者症状减轻，后续激素逐渐减量。2021 年 12 月 29 日复查胸部 CT，明显好转（图 4-12）。

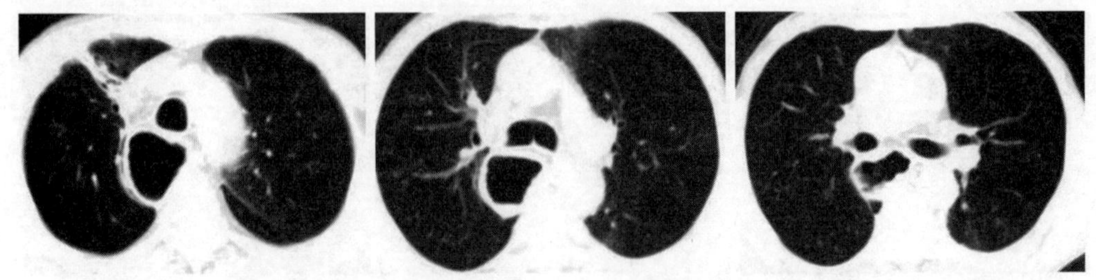

图 4-12　病例 3 治疗后复查胸部 CT（2021 年 12 月 29 日）

3．病例总结

1）患者进行 ICIs 联合其他抗肿瘤治疗后，出现新发呼吸道症状或呼吸道症状加重非常常见，临床医师常常会使用抗生素联合激素治疗，虽然大部分患者有较好的转归，但怎样做到精确诊断和合理用药是值得临床医师思考的问题。

2）该患者后续的激素治疗有效，说明患者开始发生的呼吸道症状不只是肺部细菌感染。该患者肺部影像学表现是双肺磨玻璃影为主，超出了放射野范围，这是 ICIs 相关肺炎常见的影像学特征，与细菌感染、放射性肺炎有明显的区别。

3）该患者即将完成食管的放疗，从胸部 CT 也可以看出，放射野内急性渗出更严重，所以合并放射性肺炎的可能性也很大。

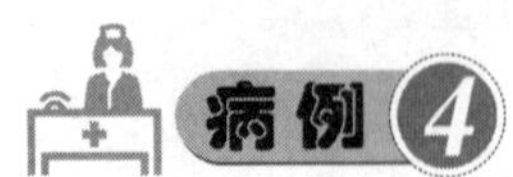

患者，男，60 岁。“小细胞肺癌肝转移化疗、免疫治疗后，心悸、气促加重 1 周”，于 2021 年 1 月 27 日入院。

1．现病史

患者半年多前诊断为右肺小细胞肺癌，同时发现肝转移，患者抗肿瘤治疗方案见表 4-7。

表 4-7　病例 4 抗肿瘤治疗方案

时间	方案	周期
2020 年 6 月 11 日/2020 年 7 月 30 日/2020 年 8 月 2 日/2020 年 8 月 30 日/2020 年 9 月 30 日	依托泊苷+顺铂	5
2020 年 6 月 16 日/2020 年 7 月 14 日/2020 年 8 月 7 日/2020 年 9 月 4 日/2020 年 10 月 12 日	阿特丽珠单抗 1200mg ivgtt q3w	5
2020 年 12 月 21 日	开始局部放疗，剂量：GTVnd 45Gy/15F，GTV-M 30Gy/10F	

注：ivgtt，静脉滴注；q3w，每 3 周 1 次；GTVnd，颈部肿瘤靶区；GTV-M，远处转移靶区。

入院前1周（约2021年1月20日）患者出现活动后呼吸困难、心悸、气促，休息后不能缓解，咳嗽为干咳、无痰，偶感乏力，无发热、盗汗、头晕、头痛、胸痛等症状。院外抗感染治疗后症状缓解不明显，为进一步治疗入院。

2. 入院后诊疗经过

此次呼吸道症状加重后（2021年2月1日）胸部CT与患者初诊肿瘤时（2020年6月）胸部CT对比：双肺新增磨玻璃影、斑片实变影，以右肺为主（图4-13）。

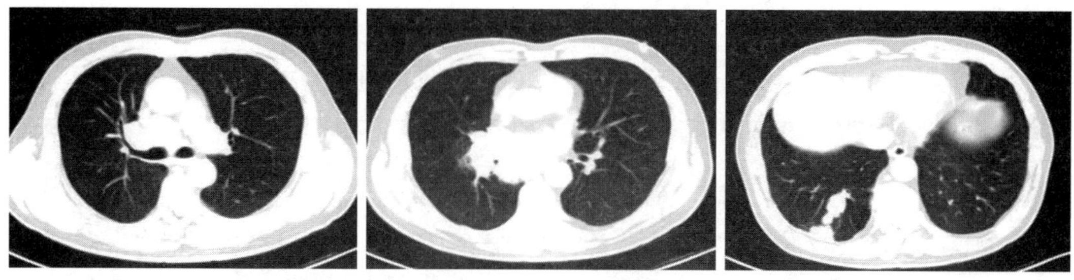

A. 初诊肿瘤时胸部CT（2020年6月）

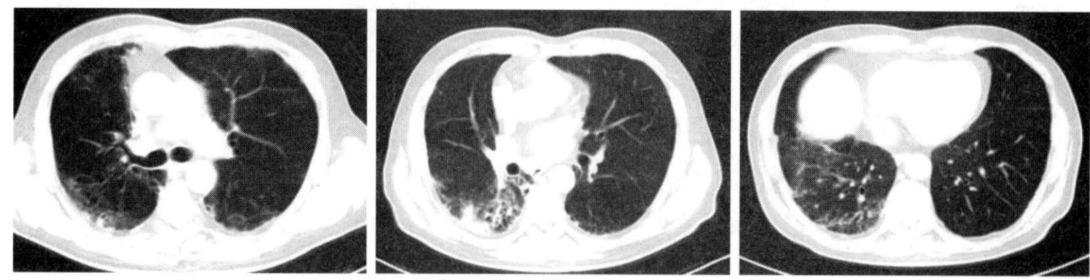

B. 呼吸道症状加重后胸部CT（2021年2月1日）

图4-13　病例4前后胸部CT对比

入院后完善其他检查，结果如下。

1）炎性指标。

（1）血常规：白细胞计数 3.12×10^9/L，中性粒细胞计数 2.52×10^9/L，血红蛋白97g/L，血小板计数 216×10^9/L。

（2）CRP：6.73mg/L。

（3）降钙素原：＜0.1ng/mL。

2）其他。

（1）乳酸脱氢酶：正常。

（2）甲状腺功能：TSH 1.317mIU/L，FT_3 1.35pg/mL，FT_4 1.11ng/dL。

病史特点：

1）肿瘤晚期，化疗+免疫治疗后，正在针对右肺门肿瘤病灶进行放疗，肿瘤控制尚可。

2）免疫治疗5周期，最后一次免疫治疗距此次病情加重约2.5个月。

3）患者以气促为主要症状，无明显咳嗽、咳痰，无发热等呼吸道细菌感染的典型表现。

4）胸部影像学表现：双肺散在、多发磨玻璃影，伴斑片实变影、条索影，新增病灶超出放射野范围。

5）炎性指标不高。

根据上述病史特点，排除感染性疾病、肺水肿、肺栓塞。

诊断：①ICIs 相关肺炎（2 级）；②放射性肺炎。

治疗：予甲基泼尼松龙 1mg/(kg · d)，患者症状减轻，后续激素逐渐减量。2021 年 5 月 12 日复查胸部 CT：双肺磨玻璃影、右肺下叶斑片实变影明显吸收（图 4-14）。

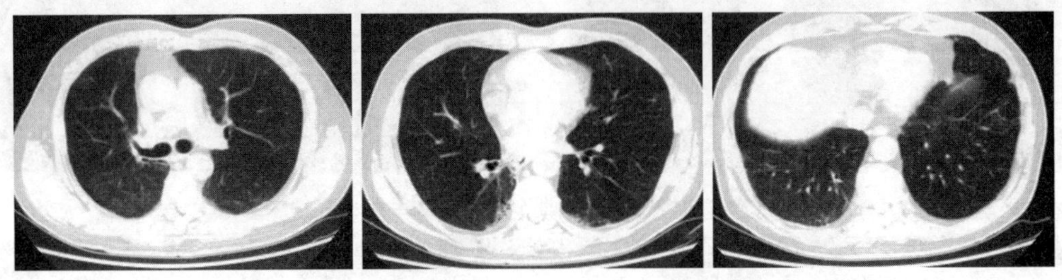

图 4-14　病例 4 治疗后复查胸部 CT（2021 年 5 月 12 日）

3. 病例总结

1）诊断 ICIs 相关肺炎的重点就是相对特征的影像学表现和鉴别诊断。根据笔者的临床观察，磨玻璃影是 ICIs 相关肺炎最常见的影像学表现，多数患者可能在此基础上合并斑片实变影和（或）网格影等。影像学表现以磨玻璃影为主者，对激素治疗敏感，预后较好。

2）接受肺部放疗和 ICIs 治疗的患者，ICIs 相关肺炎发生风险会增加，也给鉴别诊断带来困难，是 ICIs 相关肺炎？是放射性肺炎？还是放射-免疫相关肺炎？单纯通过放疗剂量及区域、ICIs 使用史确定病灶类型，灵敏度及特异度均不理想。

【参考文献】

Atchley WT，Alvarez C，Saxena-Beem S，et al. Immune checkpoint inhibitor-related pneumonitis in lung cancer：real-world incidence，risk factors，and management practices across six health care centers in North Carolina［J］. Chest，2021，160（2）：731-742.

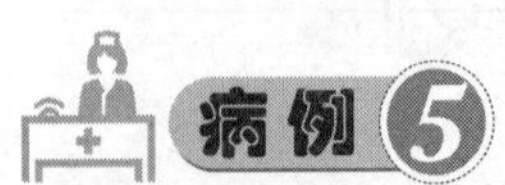

患者，男，67 岁。"肺癌免疫治疗后 26 天，胸闷、气促 20 天"，于 2022 年 8 月 26 日入院。

1．现病史

患者因咳嗽、咳痰于2022年6月24日就诊于外院，行胸部CT：右肺上叶肿块影。2022年6月28日行CT引导下经皮肺穿刺术，穿刺活检病理提示：右肺上叶腺癌。因咳嗽、咳痰加重行抗生素治疗。2022年7月18日基因检测：PD-L1肿瘤细胞阳性比例分数（TPS）＜1%，余均为阴性。于2022年8月1日行第1周期治疗：信迪利单抗200mg ivgtt d1。3周前（2022年8月6日左右）患者再次感咳嗽加重，伴活动后胸闷、气促，患者未就诊，6天前（2022年8月20日左右）感气促加重，于2022年8月23日行胸部CT：右肺及左肺下叶多发磨玻璃影，少许斑片影（图4-15）。

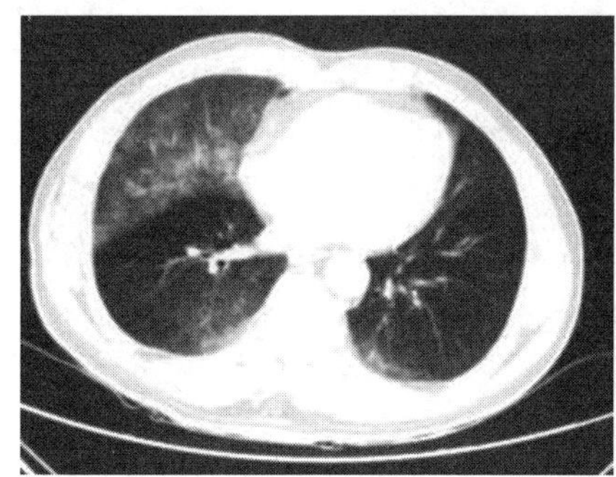
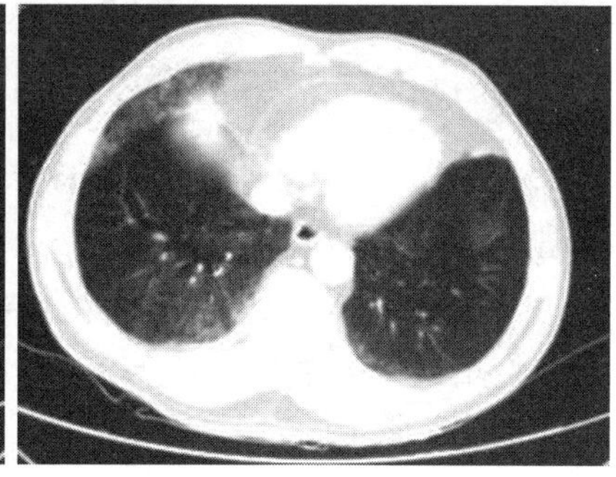

图4-15　病例5入院前胸部CT（2022年8月23日）

2．入院后诊疗经过

体格检查：一般情况可，ECOG评分1分，右下肺呼吸音稍低，未闻及干湿啰音。

辅助检查结果如下。

1）血常规：白细胞计数7.01×10^9/L，中性粒细胞计数5.21×10^9/L，中性粒细胞比例74.3%，淋巴细胞计数0.96×10^9/L，血红蛋白161g/L，血小板计数157×10^9/L。

2）CRP：5.04mg/L。

3）降钙素原：0.04ng/mL。

4）呼吸道病原菌11项（肺炎链球菌、金黄色葡萄球菌、大肠埃希菌、肺炎克雷伯菌、铜绿假单胞菌、鲍曼不动杆菌、嗜麦芽假单胞菌、流感嗜血杆菌、肺炎衣原体、肺炎支原体、结核分枝杆菌）核酸检测：阴性。

5）BALF送检细菌、真菌（涂片+培养）：阴性。

6）BALF宏基因组二代测序（mNGS）：鲍曼不动杆菌复合群、铜绿假单胞菌、金黄色葡萄糖球菌、近平滑念珠菌、戈地分枝杆菌，序列数均不高。

7）G实验：阴性。

8）甲状腺功能、CK-MB、cTnI、BNP：均正常。

病史特点：

1）恶性肿瘤患者，使用免疫治疗第1周期后6天出现咳嗽加重，伴胸闷、气促。

2）免疫治疗前患者就有肺部感染，使用了抗生素，免疫治疗后，患者再发咳嗽加重，逐渐伴气促加重，咳痰不明显。

3）病原微生物检查未发现有临床意义的阳性结果。

4）入院后开始头孢哌酮钠-舒巴坦钠（舒普深）抗感染治疗，患者咳嗽、气促症状无好转；胸部影像学表现继续加重（2022 年 8 月 26 日，图 4-16）。

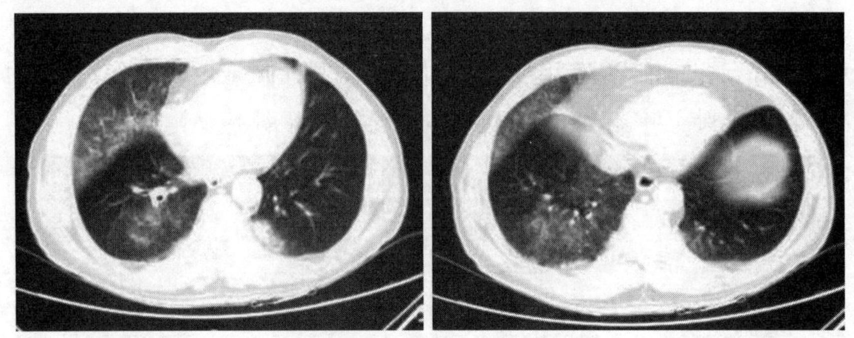

图 4-16　病例 5 入院后病情进展后复查胸部 CT（2022 年 8 月 26 日）

诊断：ICIs 相关肺炎（2 级）。

治疗：甲基泼尼松龙 40mg ivgtt q12h［1.5mg/(kg·d)］，症状好转后（激素治疗第 5 天）减量为 40mg ivgtt qd，后换为 po，每周减量 10mg，总疗程 5 周。

2022 年 9 月 13 日复查胸部 CT 见图 4-17。

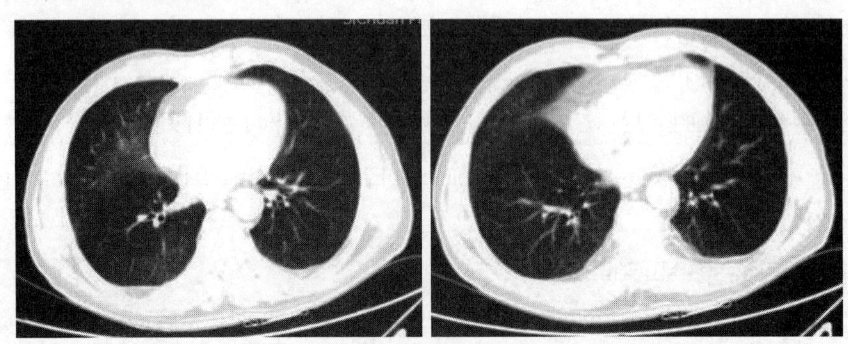

图 4-17　病例 5 治疗后复查胸部 CT（2022 年 9 月 13 日）

3．病例总结

肺部感染是肿瘤治疗过程中常见的并发症，但随着肿瘤免疫治疗的广泛应用，ICIs 相关肺炎可以出现在外科、内科、放疗科等很多科室，患者新出现的呼吸道症状是肺部感染还是 ICIs 相关肺炎，需要临床医师在临床实践中不断地思考和总结。

【参考文献】

中华医学会呼吸病学分会肺癌学组．免疫检查点抑制剂相关肺炎诊治专家共识［J］．中华结核和呼吸杂志，2019，42（11）：820-825.

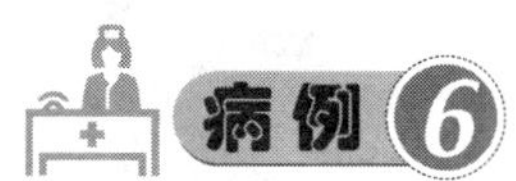

患者，女，63岁。“右肺上叶腺癌术后放化疗后6^+月，咳嗽、咳痰伴气促5^+月，复发加重10余天”，于2021年11月15日入院。

1．现病史

患者于2020年8月在外院体检时发现肺部结节：右肺上叶尖段1.9cm×0.7cm不规则结节，邻近胸膜牵拉。2020年8月20日患者在全麻下行右肺上叶肺癌根治术+胸膜粘连烙断术，术后病理提示：浸润性腺癌（腺泡型腺癌60%、乳头状腺癌40%），疑似癌侵犯脏层胸膜及脉管，支气管旁淋巴结查见癌转移（3/6）。淋巴结送检第2组（1/1）、送检第4组（1/1）均见癌转移。术后病理分期Ⅲa期（pT2N2M0），患者常见13个基因检测未见突变。患者术后抗肿瘤治疗方案见表4-8。

表4-8　病例6术后抗肿瘤治疗方案

时间	方案	周期
2020年9月5日	顺铂40mg ivgtt d1～3+培美曲塞700mg ivgtt d1	1
2020年9月28日起	IGRT：总剂量61Gy/28F，CTV1 50.4Gy/28F	
2020年10月20日/2020年11月12日	卡铂500mg ivgtt d1 +培美曲塞700mg ivgtt d1	2
2020年12月8日	卡铂400mg ivgtt d1 +培美曲塞800mg ivgtt d1	1
2021年1月23日	培美曲塞700mg ivgtt d1	1
2021年1月24日—2021年6月6日	替雷利珠单抗200mg ivgtt q3w	7

注：ivgtt，静脉滴注；d1～3，第1～3天；d1，第1天；IGRT，图像引导放疗；CTV1，高危临床靶区；q3w，每3周1次。

患者于2021年6月15日左右出现咳嗽、咳痰（咳白色黏痰）、气促（活动后明显，休息后可稍缓解），于2021年6月18日在四川省肿瘤医院门诊行胸部CT：右肺术区软组织增厚，较前明显，双肺散在磨玻璃影，少许斑片影，较前加重；双肺少许微小结节，部分被遮盖显示不清，左肺上叶舌段少许炎性条索，较前明显。患者2021年4月2日与2021年6月18日胸部CT对比见图4-18。

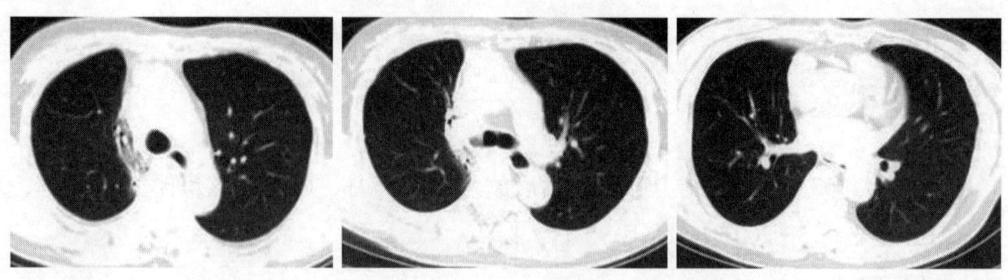

A. 2021 年 4 月 2 日的胸部 CT

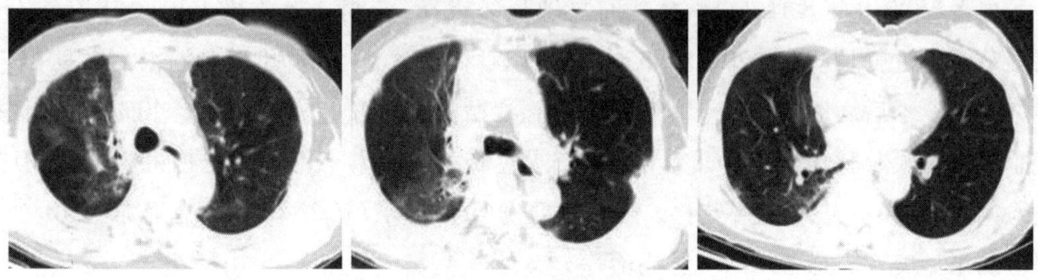

B. 2021 年 6 月 18 日的胸部 CT

图 4-18　病例 6 前后胸部 CT 对比

2. 入院后诊疗经过

入院后完善相关辅助检查，结果如下。

1）炎性指标。

（1）血常规：中性粒细胞计数 $8.29\times10^9/L$，中性粒细胞比例 96.6%，淋巴细胞计数 $0.1\times10^9/L$。

（2）CRP：103mg/L。

（3）红细胞沉降率：29mm/h。

（4）降钙素原：<0.1ng/mL。

2）微生物检查。

（1）呼吸道病原体八项（甲型流感病毒、乙型流感病毒、腺病毒、呼吸道合胞病毒 A 型和 B 型、肺炎衣原体、肺炎支原体、嗜肺军团菌）核酸检查：阴性。

（2）巨细胞病毒 IgM：阴性。

（3）痰和 BALF 查细菌、真菌（涂片+培养）：阴性。

（4）G 实验：18.69pg/mL。

3）其他。

（1）乳酸脱氢酶：124U/L。

（2）NT-proBNP：145pg/mL。

（3）甲状腺功能：TSH 7.8mIU/L，FT_3 1.09pg/mL，FT_4 0.9ng/dL。

病史特点：

1）肿瘤晚期，化疗+放疗后肿瘤进展，改用免疫治疗+局部放疗，肿瘤控制不佳。

2）免疫治疗 7 周期。

3）放疗结束后已 6^{+}月。

4）患者表现为咳嗽、咳痰、气促，无发热等。

5）呼吸道病原体检查阴性，外周血中性粒细胞计数及比例升高，CRP 升高，降钙素原正常。

6）NT-proBNP：正常。

7）胸部影像学表现：双肺散在、多发磨玻璃影，少许条索影，与纵隔淋巴结放射野似有一定相关性。

诊断：①ICIs 相关肺炎（2 级）；②细菌性肺炎（?）。

不排除细菌性肺炎的原因是患者咳嗽、咳痰、气促，外周血中性粒细胞计数及比例升高，双肺新增斑片渗出。

治疗：甲基泼尼松龙 1mg/(kg · d)（初始），患者症状减轻后逐渐减量；哌拉西林-他唑巴坦抗感染治疗。2021 年 11 月 15 日复查胸部 CT，斑片渗出有明显吸收（图 4-19）。

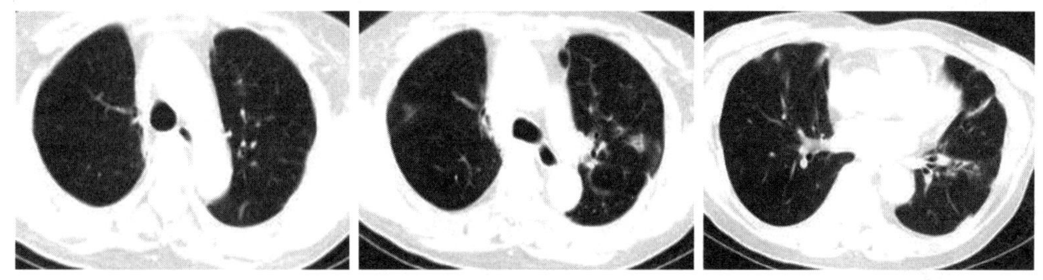

图 4-19　病例 6 治疗后复查胸部 CT（2021 年 11 月 15 日）

3．病例总结

1）该患者胸部影像学表现为以放射野为中心的磨玻璃影，不考虑放射性肺炎的原因：影像学表现为急性渗出病变，而患者放疗结束已经 6^{+}月余，且放射性肺炎应该是纤维条索影为主。

2）放射召回性肺炎：指 ICIs 治疗诱导既往肺部放射野相关的肺部炎症，这个概念只出现在少量的研究中，该患者有相似之处，值得我们继续临床观察。

【参考文献】

1. McGovern K，Ghaly M，Esposito M，et al. Radiation recall pneumonitis in the setting of immunotherapy and radiation：a focused review ［J］. Future Sci OA，2019，5（5）：FSO378.

2. Cousin F, Desir C, Ben Mustapha S, et al. Incidence, risk factors, and CT characteristics of radiation recall pneumonitis induced by immune checkpoint inhibitor in lung cancer [J]. Radiother Oncol, 2021, 157: 47-55.

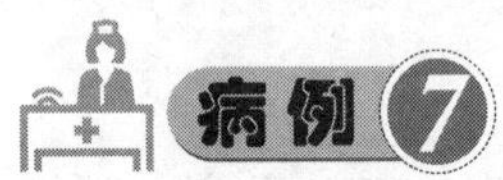

病例 7

患者，男，60 岁。“食管鳞癌放化疗后 4 个月，靶向联合免疫治疗 6 周期，活动后气促、心悸 1⁺周，加重 1 周”，于 2019 年 9 月 27 日入院。

1. 现病史

2019 年 5 月，患者被诊断为食管鳞癌，分期 T4N2M0，未手术。患者抗肿瘤治疗方案见表 4-9。

表 4-9 病例 7 抗肿瘤治疗方案

时间	方案	周期	评价
2019 年 5 月 22 日/2019 年 6 月 21 日	紫杉醇+顺铂	2	PD
2019 年 5 月 29 日—2019 年 9 月 2 日	食管原发灶、纵隔淋巴结放疗		PD
2019 年 7 月 21 日—2019 年 9 月 15 日	安罗替尼+卡瑞利珠单抗 200mg/2w，肝、腹壁转移灶放疗	6	PD

免疫治疗前的胸部 CT（2019 年 6 月 25 日）见图 4-20。

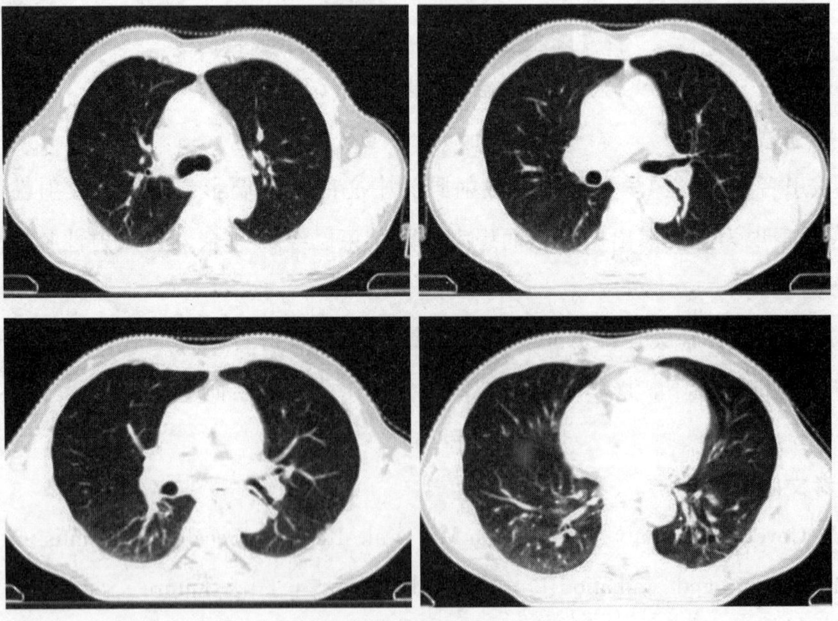

图 4-20 病例 7 免疫治疗前的胸部 CT（2019 年 6 月 25 日）

入院前2周，患者不明原因出现活动后气促、心悸，逐渐加重，不伴明显咳嗽、咳痰、发热，住院当天（2019年9月27日）胸部CT：双肺多发磨玻璃影、条索影，左下肺少许实变影（图4-21）。

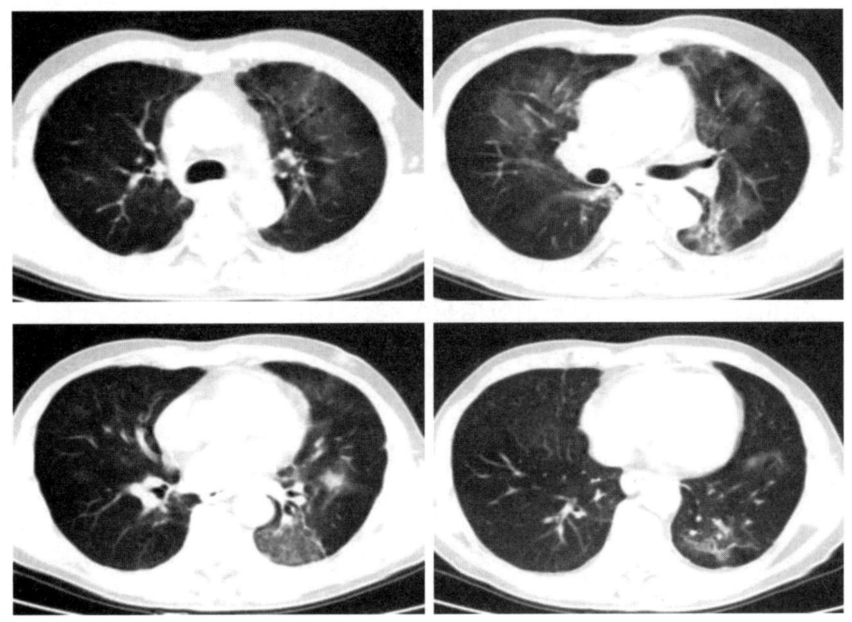

图4-21　病例7住院当天胸部CT（2019年9月27日）

2. 入院后诊疗经过

入院后完善相关辅助检查，结果如下。

1）炎性指标。

（1）血常规：中性粒细胞计数 $8.29\times10^9/L$，中性粒细胞比例96.6%，淋巴细胞计数 $0.1\times10^9/L$。

（2）CRP：103mg/L。

（3）红细胞沉降率：29mm/h。

（4）降钙素原：<0.1ng/mL。

2）微生物检查。

（1）呼吸道病原体八项（甲型流感病毒、乙型流感病毒、腺病毒、呼吸道合胞病毒A型和B型、肺炎衣原体、肺炎支原体、嗜肺军团菌）核酸检查：阴性。

（2）巨细胞病毒IgM：阴性。

（3）痰和BALF查细菌、真菌（涂片+培养）：阴性。

（4）G实验：18.69pg/mL。

3）其他。

（1）乳酸脱氢酶：124U/L。

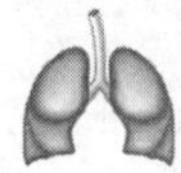

（2）NT-proBNP：145pg/mL。

（3）甲状腺功能：TSH 7.8mIU/L，FT_3 1.09pg/mL，FT_4 9.1ng/dL（甲状腺功能减退症）。

病史特点：

1）肿瘤晚期，化疗+放疗后肿瘤进展，改用靶向+免疫治疗+局部放疗，肿瘤控制不佳。

2）免疫治疗6周期，最后一次免疫治疗距此次病情加重近2周。

3）食管、纵隔淋巴结放疗结束后20天。

4）气促为主要症状，无明显咳嗽、咳痰，无发热等呼吸道细菌感染的典型表现。

5）胸部影像学表现：双肺散在、多发磨玻璃影、条索影，与食管、纵隔淋巴结放射野似有一定相关性，但无明显放射野内病变重、放射野外病变轻的特点。

6）呼吸道常见病原体检查为阴性。

7）NT-proBNP正常。

根据上述病史特点，排除感染性疾病、肺水肿、肺栓塞、放射性肺炎。

排除诊断的支持点：①食管、纵隔淋巴结转移病灶放疗结束后20天；放射野内有跨肺叶、肺段的纤维条索影，但不是此次病变的主要影像学表现。②此次肺部影像学表现以磨玻璃影为主，明显超出放射野的范围，无内重（放射野内）外轻的特点。

诊断：ICIs相关肺炎（3级）。

治疗：甲基泼尼松龙1.5mg/(kg·d)，患者症状减轻后逐渐减量。2019年10月8日复查胸部CT见图4-22。

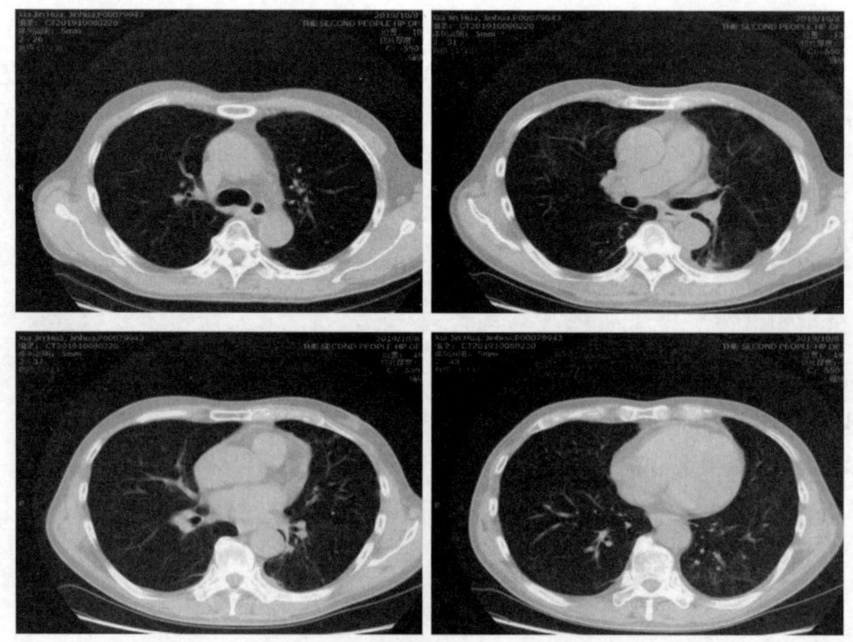

图4-22　病例7治疗后复查胸部CT（2019年10月8日）

3．病例总结

与病例6相似，该患者也是先行胸部放疗后行免疫治疗，肺部磨玻璃影也是发生在放射野周围，是否考虑为放射召回性肺炎值得我们继续总结临床经验。

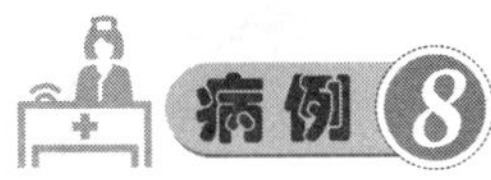

患者，男，78岁。“左肺腺癌末次化疗后、免疫治疗后20余天，咳嗽、气促1周”，于2022年9月26日入院。

1．现病史

2022年5月，患者因触及右颈部淋巴结肿大，就诊于外院，行右颈部Ⅳ区淋巴结穿刺活检。病理学检查：纤维组织内查见恶性上皮源性肿瘤。免疫组化结果：TTF1（-）、NapsinA（-）、CK7（+）、CK5/6（-）、P63（-）、Dog-1（-）、S-100（-）、CD117（-）、Ki-67（约70%+）、PD-L1 TPS为1%。二代测序（NGS）基因检测：无1级突变，肿瘤基因突变负荷（TMB）20.46muts/MB，MSS。2022年5月23日，外院行PET-CT：左肺上叶尖后段不规则结节，大小1.6cm×1.3cm，考虑周围型肺癌，左肺上叶尖后段小结节，考虑转移癌，左右肺门、纵隔、左腋窝、左胸肌间隙、双侧颈部多发淋巴结转移。病理诊断：查见异型细胞，考虑转移性癌，结合患者PET-CT肺部占位病史及颈部淋巴结免疫组化结果，考虑肺来源可能性大。2022年6月25日、2022年7月16日、2022年8月10日、2022年8月31日予4周期治疗，具体用药：培美曲塞850mg d1+卡铂400mg d1+信迪利单抗200mg d1，q3w，治疗顺利。化疗联合免疫治疗2周期后（2022年8月9日）复查的胸部CT见图4-23。

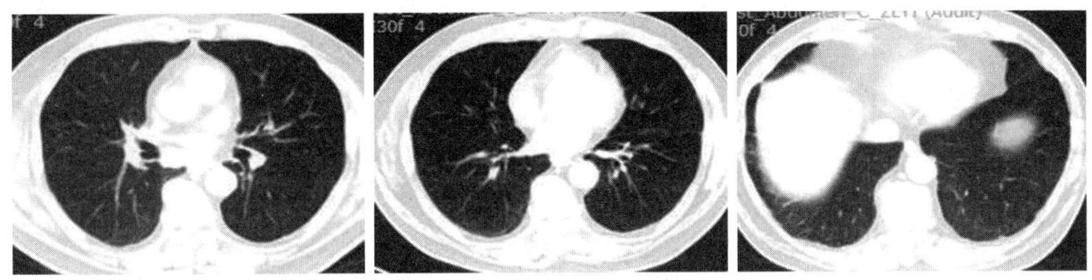

图4-23　病例8化疗联合免疫治疗2周期后的胸部CT（2022年8月9日）

1周前，患者感咳嗽、咳白色泡沫痰，感活动后心悸、气促，为求进一步治疗入院。

2．入院后诊疗经过

住院后立即完成胸部CT（图4-24）。

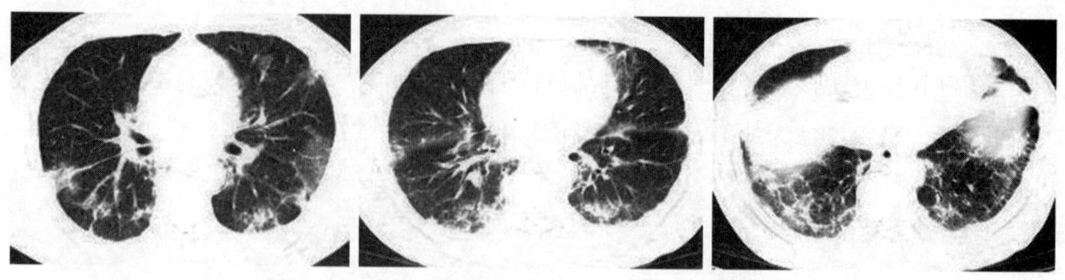

图 4-24　病例 8 入院后胸部 CT（2022 年 9 月 26 日）

入院后完善相关检查，患者病史特点如下：

1）免疫治疗 4 周期后 20 余天。

2）新发咳嗽、气促，无明显咳痰，更无浓痰。

3）入院后降钙素原无升高，多次合格痰标本未查见病原微生物。

4）甲状腺功能检查示甲状腺功能减退症。

5）胸部 CT：双肺新增多发斑片影、磨玻璃影，散在间质增厚，以胸膜下分布为主。

诊断：①左肺腺癌伴肺内、左右肺门、左腋窝、纵隔、双侧颈部淋巴结转移（Ⅳ期）4 周期化疗及免疫治疗后；②ICIs 相关肺炎（2 级）；③ICIs 相关甲状腺功能减退症（1 级）。

治疗：泼尼松龙 1mg/(kg · d)（初始），咳嗽、气促症状好转后逐渐减量至停药，泼尼松龙总疗程 4 周。

泼尼松龙治疗 3 天后（2022 年 9 月 29 日）复查胸部 CT 见图 4-25。

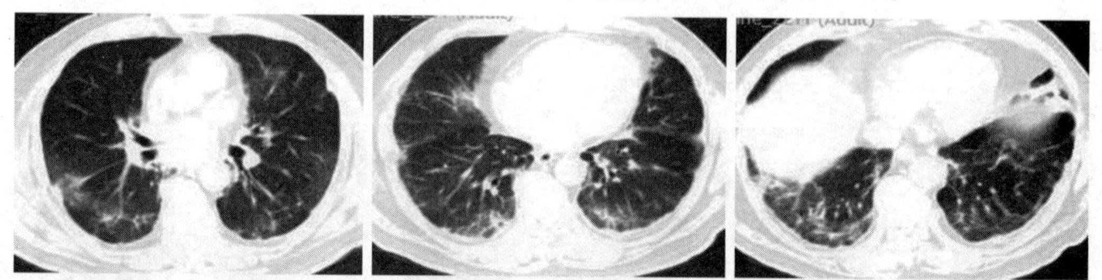

图 4-25　病例 8 治疗后胸部 CT（2022 年 9 月 29 日）

3. 病例总结

患者 ICIs 相关肺炎影像学表现以胸膜下散在分布的斑片影为主，伴有磨玻璃影和间质增厚。根据此影像学表现，鉴别感染性病变相对较为容易（感染性病变分布与 ICIs 相关肺炎相比更为局限，以肺段、肺叶分布为主，较少广泛跨叶分布）。

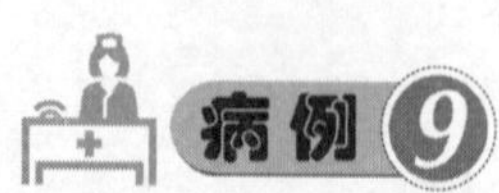

患者，女，40 岁。“左乳浸润性导管癌术后、放化疗后 2 年，左肺转移癌术后半

年，咳嗽、气促 1 周”，于 2022 年 2 月 25 日入院。

1．现病史

2 年前（2020 年 2 月 14 日），患者因“体检彩超发现左乳实性包块（直径约 0.9cm）”，于外院行“左乳包块切除术”，术中冰冻切片病理学检查：浸润性导管癌，遂行“左侧保乳乳腺癌根治术+前哨淋巴结活检+腋窝淋巴结清扫术”。术后病理学检查：符合浸润性导管癌（WHO Ⅱ级）。（左乳前哨淋巴结）冰冻组织，送检淋巴结 4 枚，查见癌转移 2/4。（左腋窝淋巴结）送检淋巴结 16 枚，均未见癌转移（0/16）。免疫组化：HER-2（++）、Ki-67（约 25%+）、ER（-）、PR（-）。结合形态学和免疫组化，肿瘤倾向乳腺原发，组织学分级 3 级。荧光原位杂交（FISH）检测显示基因未扩增。患者抗肿瘤治疗方案见表 4-10。

表 4-10　病例 9 抗肿瘤治疗方案

时间	方案	周期
2020 年 2 月 14 日	左侧保乳乳腺癌根治术+前哨淋巴结活检+腋窝淋巴结清扫术	
2020 年 3 月 20 日—2020 年 8 月 20 日	环磷酰胺 1000mg d1+表阿霉素 120mg d1 q21d+多西他赛 140mg×3 周期，紫杉醇（白蛋白结合型）0.4g ivgtt×3 周期	
2020 年 8 月—2021 年 7 月	放疗 50Gy/25F 卡培他滨 1000mg bid d1～14/q21d×8 周期	8
2021 年 8 月 24 日	左肺结节切除（术后病理：转移性乳腺癌）	
2021 年 9 月 24 日	卡瑞利珠单抗 200mg+贝伐单抗 400mg	1
2021 年 12 月—2022 年 1 月	艾立布林+帕博利珠单抗	2

1 周前（约 2022 年 2 月 18 日）患者无明显诱因出现咳嗽，以干咳为主，并感胸闷、气促，活动后明显，无咯血、胸痛、发热等症状，于 2022 年 2 月 22 日至外院行胸部 CT 平扫：①双肺下叶、左肺上叶舌段胸膜下见模糊斑片影、小团片影，双肺下叶后基底段大片实变影，其内见含气支气管影，多系炎症，特殊感染（?）；②右肺下叶多个磨玻璃小结节，最大约 0.7cm×0.6cm；③左肺上叶条索影，邻近胸膜增厚、粘连。为求进一步治疗入住四川省肿瘤医院。

2．入院后诊疗经过

体格检查：一般情况可，ECOG 评分 1 分。全身浅表淋巴结无肿大，双肺呼吸音清晰，未闻及干湿啰音。

入院后完善相关辅助检查，结果如下。

1）血常规：白细胞计数 $7.79\times10^9/L$，中性粒细胞计数 $5.11\times10^9/L$，中性粒细胞比例 65.6%。

2）CRP：7.11mg/L。

3）降钙素原：0.03ng/mL。

4）呼吸道病原体八项（甲型流感病毒、乙型流感病毒、腺病毒、呼吸道合胞病毒A型和B型、肺炎衣原体、肺炎支原体、嗜肺军团菌）核酸检查：阴性。

5）G实验：阴性。

6）甲状腺功能、Mb、cTnI、BNP：正常。

既往胸部CT（2021年11月23日）和此次发病胸部CT（2022年2月28日）对比见图4-26。

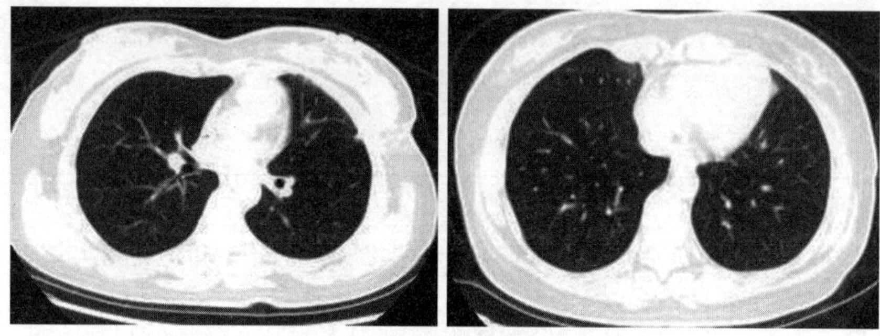

A. 2021年11月23日胸部CT

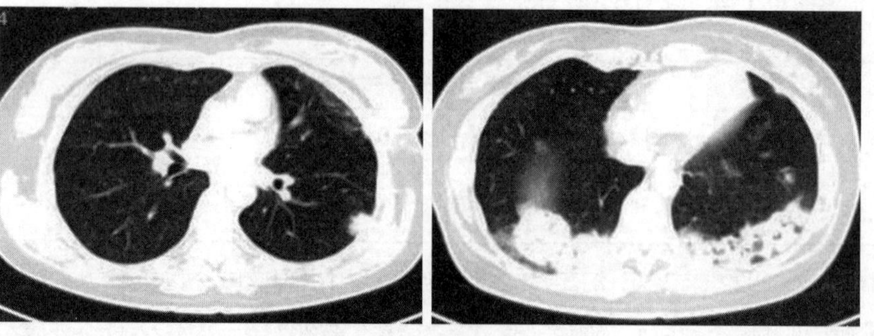

B. 2022年2月28日胸部CT

图4-26　病例9此次发病前后胸部CT对比

病史特点：

1）中年女性，乳腺癌多线治疗后，近期3周期免疫治疗；此次出现肺部症状距首次免疫治疗5个月，距末次免疫治疗1^{+}月。

2）患者无明显诱因出现咳嗽，以干咳为主，并感胸闷、气促，活动后明显，无咯血、胸痛、发热等症状。

3）胸部CT：双下肺胸膜下实变，可见支气管充气征。

4）CRP、降钙素原、血象均正常，合格痰标本送检未查见病原微生物。

患者拒绝行纤维支气管镜或经皮肺穿刺活检。此次新增肺部病灶，暂不考虑感染，不考虑肿瘤进展、肺栓塞等疾病。

诊断：ICIs 相关肺炎（1 级）。

治疗：予泼尼松龙 1mg/kg qd po。泼尼松龙治疗 2 周后，患者咳嗽、气促明显好转，4 周减停。复查胸部 CT（2022 年 3 月 15 日）：双下肺实变影明显好转（图 4–27）。

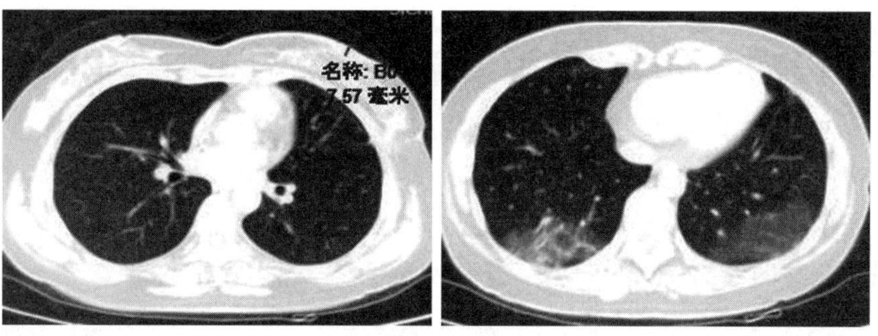

图 4–27　病例 9 治疗后胸部 CT（2022 年 3 月 15 日）

3．病例总结

ICIs 相关肺炎以磨玻璃影为主要影像学表现，这个病例以 OP 为主，OP 的影像学特征是多发生在下肺、胸膜下的实变影，可单发，也可以多发，患者症状多不重，激素治疗有效。

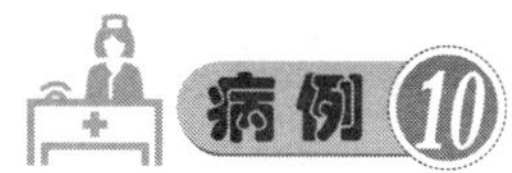

患者，男，65 岁。“确诊右肺下叶腺癌 27 天”，于 2021 年 3 月 29 日入院。

1．现病史

2021 年 1 月，患者因胸背部疼痛，在外院行胸部 CT：右肺下叶后基底段胸膜下见大小约 3.4cm×2.7cm 结节影，与胸膜分辨不清，边缘见血管影；纵隔内小淋巴结肿大；右侧竖脊肌局部肿胀，双侧腋窝小淋巴结肿大。2021 年 2 月 25 日行 PET–CT：右肺下叶团片影（2.7cm×2.4cm），代谢增高；双肺门淋巴结肿大，颈部、胸背部、臀部等全身多处肌肉低密度肿块影，代谢增高，均考虑恶性肿瘤所致；胰腺体部、双肾上腺局部结节样代谢增高灶。2021 年 3 月 2 日在四川省肿瘤医院于全麻下行“右背部胸壁肿瘤切除术+筋膜组织瓣成形术”，术中见：病灶位于右背部，约 2cm 大小，剖面内可见灰黄色质软易碎鱼肉状实质性组织，邻近皮下、软组织、肌肉充血水肿严重。术后病理：恶性肿瘤。免疫组化：非小细胞癌，倾向腺癌，免疫表型为 CKp（++）、EMA（++）、Vim（–）、CK7（++）、CK20（个别+）、Villin（–）、Ki–67（80%+）、TTF1（+）、NapsinA（–）、CD117（–）、CR（–）、MC（–）、P40（小灶+）、GATA3（–）。2021 年 3 月中旬患者出现头晕，吐词欠清，左耳听力下降，偶有左侧跛行，行颅脑及颈部增强 MRI：寰椎右侧及邻近枕骨异常信号片状影，转移可能性大，颈部、左侧枕部、左侧额顶部皮下及软组织区多发结节、条索及肿块影，部分病灶与局部棘突分界不清，均考虑转移所致。2021 年 3 月 19 日外送燃石组织 PD-L1 提示 TPS = 0%，CPS5；组织基因（168 基因）检测：*MET* 基因拷贝数扩增（丰度 CN：7.5），*TP*53 基因 4 号外显子 p. A83fs 移码突变（丰度 49.62%），*CDK*6 基因拷贝扩增（丰度 CN：9.5），*ALK*、*BRAF*、*EGFR*、*HER*2、*KRAS*、*RET*、*ROS*1 均阴性；燃石血液基因（168 基因）检测：*MET* 基因拷贝数扩增（丰度 CN：4.6），*TP*53 基因 4 号外显子 p. A83fs 移码突变（丰度 29.71%），*CDK*6 基因拷贝扩增（丰度 CN：5.5），*ALK*、*BRAF*、*EGFR*、*HER*2、*KRAS*、*RET*、*ROS*1 均阴性。

患者术前胸部 CT：双肺胸膜下磨玻璃影、网格影，以双下肺基底部为主，可见牵拉性支气管扩张（图 4-28）。

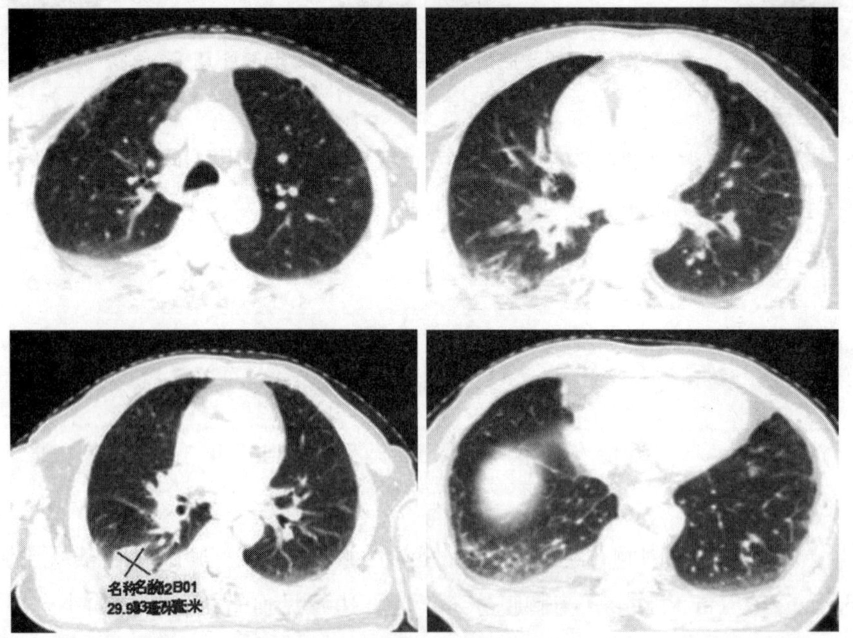

图 4-28　病例 10 术前胸部 CT

2．既往史

1）无系统性红斑狼疮、类风湿关节炎等结缔组织病病史。

2）无长期特殊药物（包括胺碘酮、中药等）使用史。

3）无环境、职业等暴露史（如霉菌、鸟类、羽绒、动物、铜铅钢等金属粉尘、木屑、植物粉尘、牲畜、石材抛光及切割等）。

4）有长期吸烟史。

3．入院后诊疗经过

入院诊断：①右肺下叶腺癌伴双侧肺门淋巴结及颈部、胸部、臀部等多处肌肉转移（T1cN3M1c，Ⅳb 期，PD-L1 阴性，*MET*、*TP*53、*CDK*6 阳性，*ALK*、*ROS*1、*EGFR*、*RET* 阴性）；②非特异性间质性肺炎。

2021 年 3 月 31 日行第 1 周期卡瑞利珠单抗免疫治疗，联合培美曲塞+卡铂化疗。2021 年 4 月 4 日患者出现发热，稍感气促。

行实验室检查及影像学检查，结果如下。

1）血常规：白细胞计数 $7.95\times10^9/L$，中性粒细胞计数 $7.03\times10^9/L$，中性粒细胞比例 88.4%，淋巴细胞计数 $0.81\times10^9/L$。

2）CRP：171.28mg/L。

3）降钙素原：2.41ng/mL。

4）胸部 CT：较化疗前无明显变化（图 4-29）。

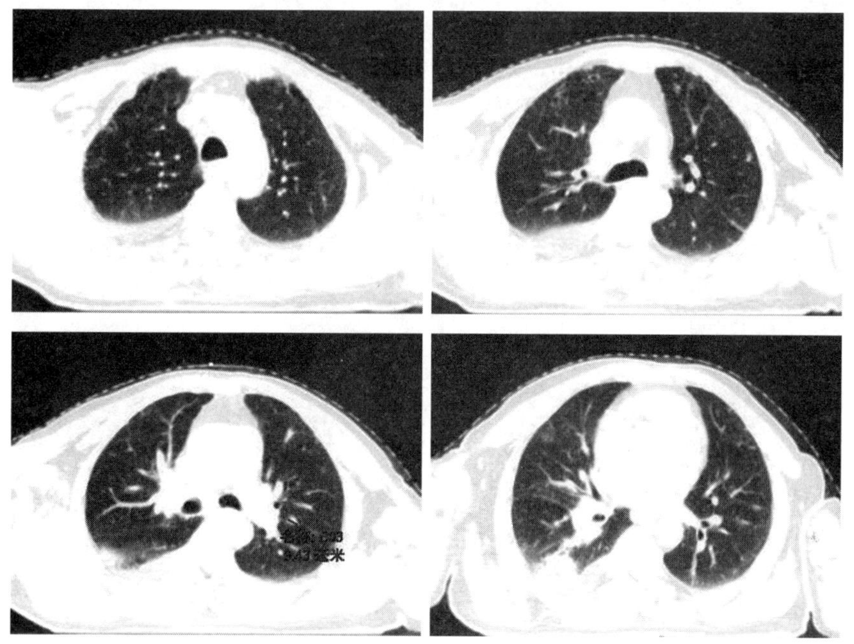

图 4-29　病例 10 免疫治疗后复查胸部 CT

予头孢哌酮钠-舒巴坦钠（舒普深）抗感染治疗后体温仍有波动，临时给予甲基泼尼松龙 40mg 控制气促，患者气促症状反复。2021 年 4 月 14 日患者感活动后气促明显加重，紧急完善相关检查，结果如下。

1）炎性指标。

（1）血常规：白细胞计数 $9.59\times10^9/L$，中性粒细胞计数 $8.14\times10^9/L$，中性粒细胞比例 86.6%，淋巴细胞计数 $1.11\times10^9/L$。

（2）CRP：211.28mg/L。

（3）降钙素原：0.41ng/mL。

2）微生物检查。

（1）呼吸道病原体八项（甲型流感病毒、乙型流感病毒、腺病毒、呼吸道合胞病毒 A 型和 B 型、肺炎衣原体、肺炎支原体、嗜肺军团菌）核酸检查：阴性。

(2) 两次痰标本查细菌、真菌（涂片+培养）：阴性。

3）血气分析：pH 7.40，$PaCO_2$ 33.0mmHg，PaO_2 60.0mmHg，PA－aDO_2 117mmHg，PaO_2/FiO_2 190mmHg。

4）NT-proBNP：121pg/mL。

5）CTPA：肺动脉各段未见充盈缺损，双肺大片广泛分布网格影、磨玻璃影，呈急性间质性肺炎表现（图4-30）。

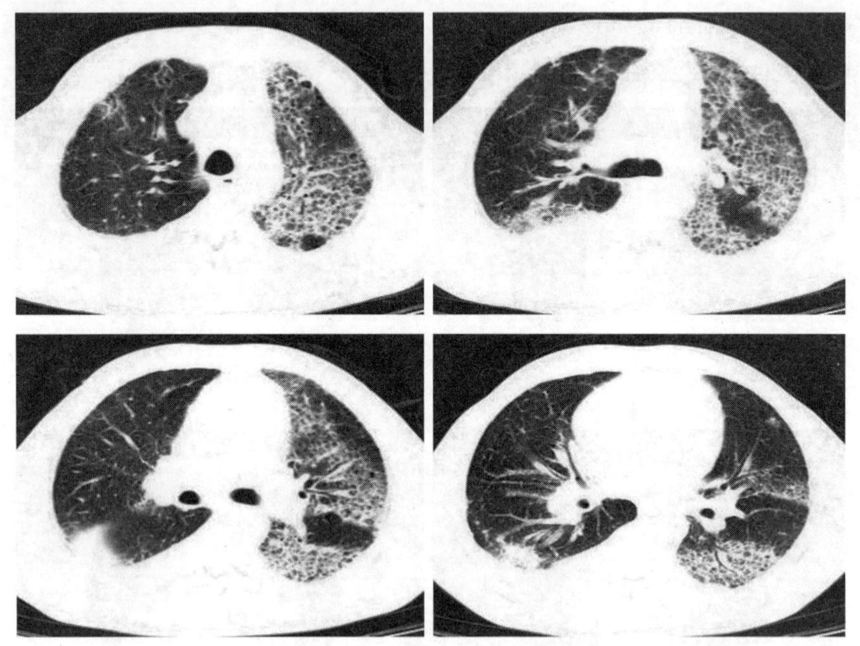

图4-30　患者病情变化后CTPA

病史特点：

1）老年男性，肺腺癌，肿瘤快速沿椎旁竖脊肌、肌间隙等全身广泛转移，胸部手术后27天，完成第1周期化疗+免疫治疗。

2）肿瘤化疗+免疫治疗后第4天，出现发热、逐渐加重的气促，有咳嗽，少痰。

3）抗生素及间断激素治疗，咳嗽、气促及降钙素原水平都有所好转，但气促症状反复，10天后气促症状明显加重。

4）患者初诊肿瘤时胸部影像就有典型非特异性间质性肺炎的特点：双肺胸膜下磨玻璃影、网格影，双下肺基底部受累更明显，伴牵拉性细支气管扩张，支气管血管束稍增粗。

5）免疫治疗后14天，因气促加重，行胸部CTPA发现双肺大片广泛分布网格影、磨玻璃影，呈急性间质性肺炎表现。

6）暂排除感染、肺栓塞、肺水肿、肺部肿瘤进展。

诊断：①ICIs相关肺炎（3级）（?）；②非特异性间质性肺炎急性加重（AE-IPF）（?）。

鉴别诊断：

1）AE-IPF 的诊断标准。①既往或目前诊断为特发性肺间质纤维化（IPF）；②出现典型急性呼吸困难症状或症状恶化时间＜1 个月；③胸部 CT 提示在原来网格影或蜂窝影表现背景上新出现双肺弥漫性磨玻璃影和（或）实变影；④可排除心力衰竭或液体超负荷。

该患者新发生的大片网格影、磨玻璃影与既往存在的胸膜下磨玻璃影和网格影没有明显相关性，且既往肺部病变没有加重，所以不首先考虑 AE-IPF。

2）ICIs 相关肺炎的影像学表现分类：ICIs 相关肺炎的影像学表现多样，可表现为双肺野散在或弥漫性磨玻璃影、斑片实变影、网格影、小叶间隔增厚、牵拉性支气管扩张及纤维条索影等。也有学者将其影像学表现总结为 OP、非特异性间质性肺炎型、过敏性肺炎型和急性间质性肺炎型等。

该患者影像学表现：双肺弥漫性不均匀分布网格影、磨玻璃影，呈铺路石征，可见细支气管扩张，左上肺网格影为主，似急性间质性肺炎型。

治疗：甲基泼尼松龙 2mg/(kg · d)；头孢哌酮钠-舒巴坦钠（舒普深）继续抗感染治疗，患者气促症状有好转。患者规律使用激素 1 周（2021 年 4 月 21 日）后复查胸部 CT：网格影、磨玻璃影有部分吸收（图 4-31）。

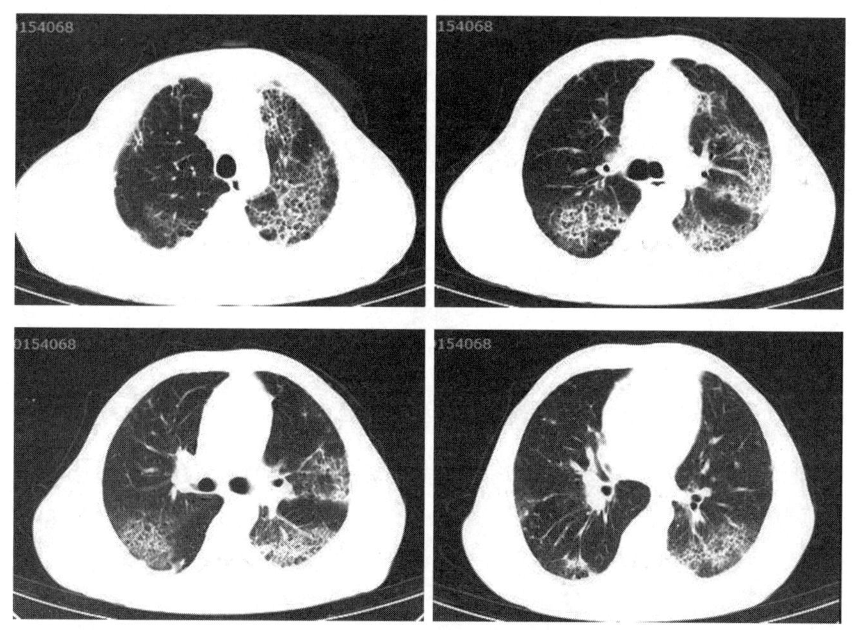

图 4-31　病例 10 治疗后复查胸部 CT

转归：患者终因肿瘤进展迅速，主要侵袭肌肉神经系统，先后出现伸舌歪斜、吞咽困难、饮水呛咳等神经肌肉功能障碍，家属放弃治疗。

3. 病例总结

ICIs 相关肺炎的影像学表现多种多样，以双肺散在分布或弥漫分布的磨玻璃影为主，也可有斑片实变影、网格影、小叶间隔增厚、牵拉性支气管扩张及纤维条索影等。这例患者出现非常典型的双肺弥漫性不均匀分布网格影、磨玻璃影，呈铺路石征，其鉴别诊断不仅包括细菌感染、肺栓塞、肿瘤进展、肺水肿等，这种影像学表现还常见于靶向药物导致的肺损伤、病毒性肺炎、耶氏肺孢子菌感染中后期病程。

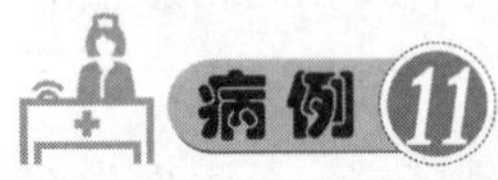

病例 11

患者，男，74 岁。“右肺上叶鳞癌术后 9^+月，反复发热伴胸闷、气促 1^+月，加重 1 周”，于 2020 年 6 月 10 日入院。

1．现病史

2019 年 9 月 6 日患者在当地医院行“右肺上叶中分化鳞癌根治术”，分期：pT2aN0M0，Ⅰb 期。术后未行进一步治疗。2020 年 3 月复查 CT 发现颅脑左顶叶转移灶，于当地医院行颅内转移灶放疗，并于 2020 年 4 月 17 日行第 1 周期化疗及免疫治疗［紫杉醇（白蛋白结合型）+替雷利珠单抗］。治疗当天患者就出现发热、腹泻，予对症处理，患者症状不改善，并逐渐感胸闷、气促。于 2020 年 4 月 24 日行胸部 CT：双肺新增多发磨玻璃影、斑片影（图 4-32）。

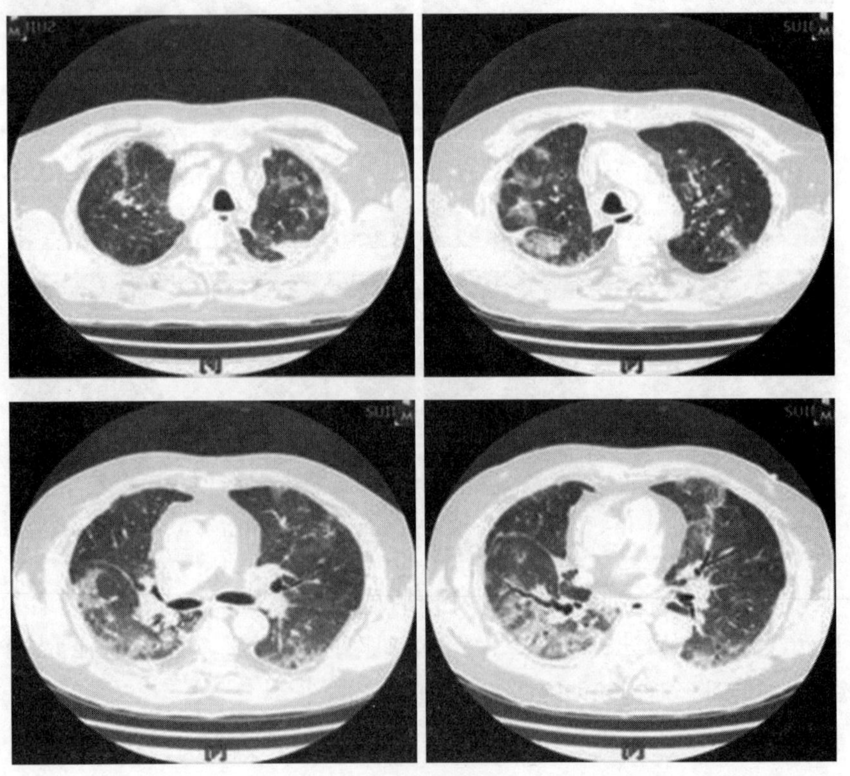

图 4-32　病例 11 免疫治疗后外院胸部 CT（2020 年 4 月 24 日）

当地医院诊断：①ICIs 相关肺炎（2 级）；②肺部细菌感染。予甲基泼尼松龙、头孢哌酮钠-舒巴坦钠（舒普深）、免疫球蛋白等治疗，患者症状逐渐好转，2020 年 5 月 15 日复查胸部 CT 提示肺内斑片影明显减少（图 4-33）。

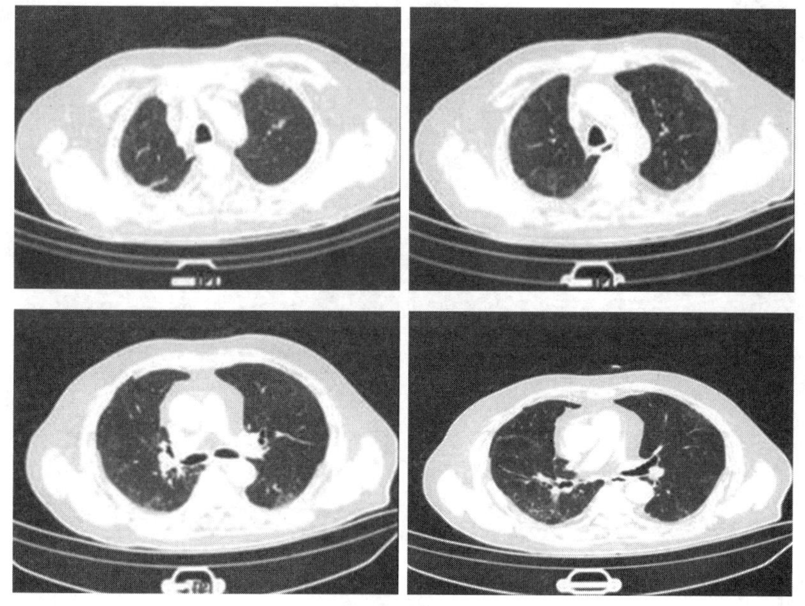

图 4-33　病例 11 外院治疗后胸部 CT（2020 年 5 月 15 日）

糖皮质激素减量过程中，2020 年 6 月 2 日患者再次出现发热，伴咳嗽、气促加重，再次复查胸部 CT（图 4-34）。

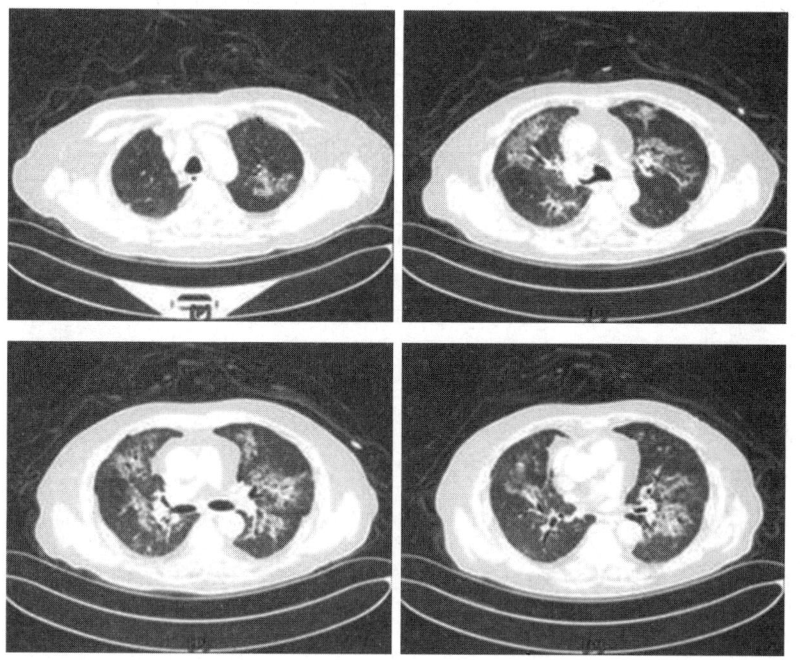

图 4-34　病例 11 病情进展后外院胸部 CT（2020 年 6 月 2 日）

予激素加量、抗生素等治疗，但患者症状仍在加重，2020 年 6 月 8 日行胸部 CT（图 4-35）。

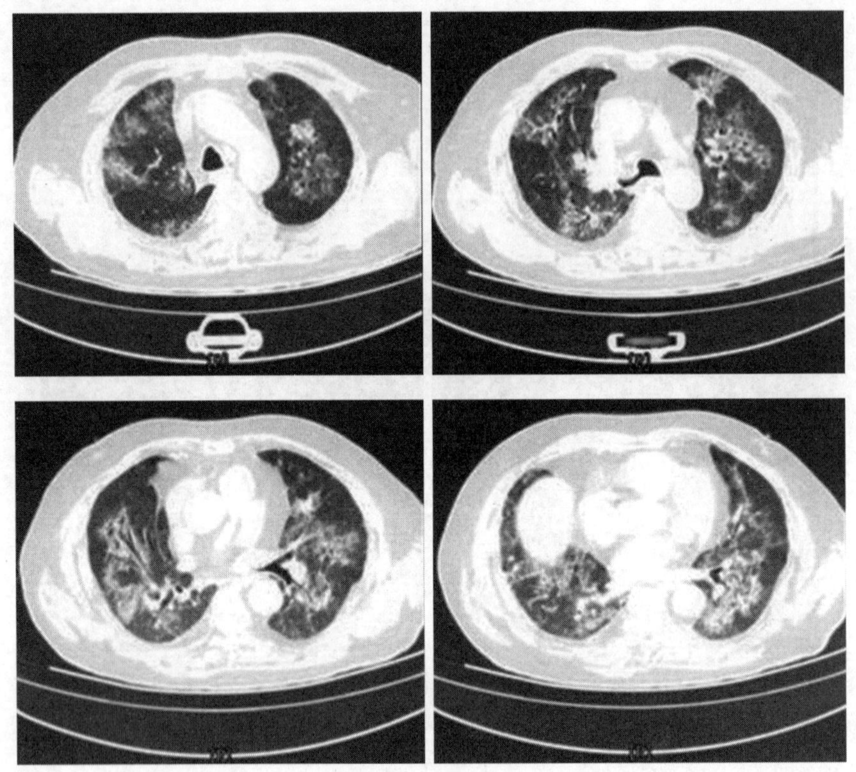

图 4-35　病例 11 病情进展后外院胸部 CT（2020 年 6 月 8 日）

2020 年 4 月 24 日、2020 年 6 月 2 日和 2020 年 6 月 8 日胸部 CT 虽都有双肺斑片渗出影，但仍有明显差别（表 4-11）。

表 4-11　病例 11 外院治疗期间胸部 CT 变化

时间	分布	对称性	胸膜下受侵情况	治疗后转归
2020 年 4 月 24 日	散在，边缘分布为主	不对称	胸膜下病变较多	抗生素 + 激素治疗有效
2020 年 6 月 2 日和 2020 年 6 月 8 日	以纵隔为主	较对称	胸膜下未受侵	抗生素 + 激素治疗无效

2．入院后诊疗经过

入院后完善相关检查，结果如下。

1）炎性指标。

（1）血常规：白细胞计数 10.31×10^9/L，中性粒细胞计数 9.63×10^9/L，中性粒细胞比例 93.4%，淋巴细胞计数 0.49×10^9/L。

（2）CRP：3.21mg/L。

（3）降钙素原：<0.1ng/mL。

2）微生物检查。

（1）呼吸道病原体八项（甲型流感病毒、乙型流感病毒、腺病毒、呼吸道合胞病毒A型和B型、肺炎衣原体、肺炎支原体、嗜肺军团菌）核酸检查：阴性。

（2）2次痰标本查细菌、真菌（涂片+培养）：阴性。

（3）G实验：<37.50pg/mL。

3）血气分析：pH 7.41，$PaCO_2$ 30.0mmHg，PaO_2 66.0mmHg，PA-aDO_2 36mmHg，PaO_2/FiO_2 314mmHg。

4）NT-proBNP：220pg/mL。

诊断：①ICIs相关肺炎（2～3级）（?）；②肺部细菌感染（?）；③耶氏肺孢子菌肺炎（PJP）（?）。

治疗：2020年6月11日先予甲基泼尼松龙抗炎，经验性使用卡泊芬净+克林霉素（患者磺胺过敏）、头孢哌酮钠-舒巴坦钠（舒普深）抗感染治疗。并行纤维支气管镜肺泡灌洗，BALF送检mNGS未查出有临床意义的病原体。2020年6月15日停抗感染治疗（包括卡泊芬净、头孢哌酮钠-舒巴坦钠、克林霉素），仅给予激素及祛痰等对症支持治疗。

2020年6月17日复查胸部CT：病变较前有好转（图4-36）。

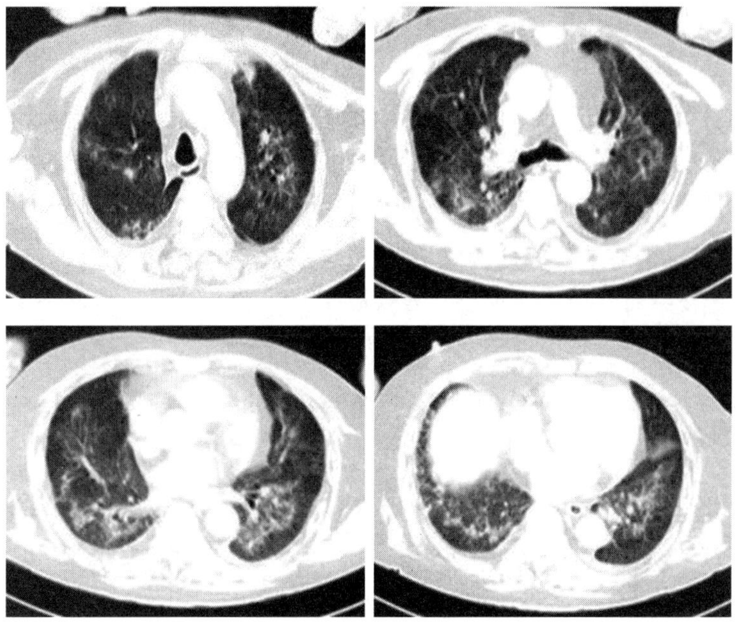

图4-36 病例11入院治疗后复查胸部CT（2020年6月17日）

2020年7月1日复查胸部CT：病变明显吸收（图4-37）。

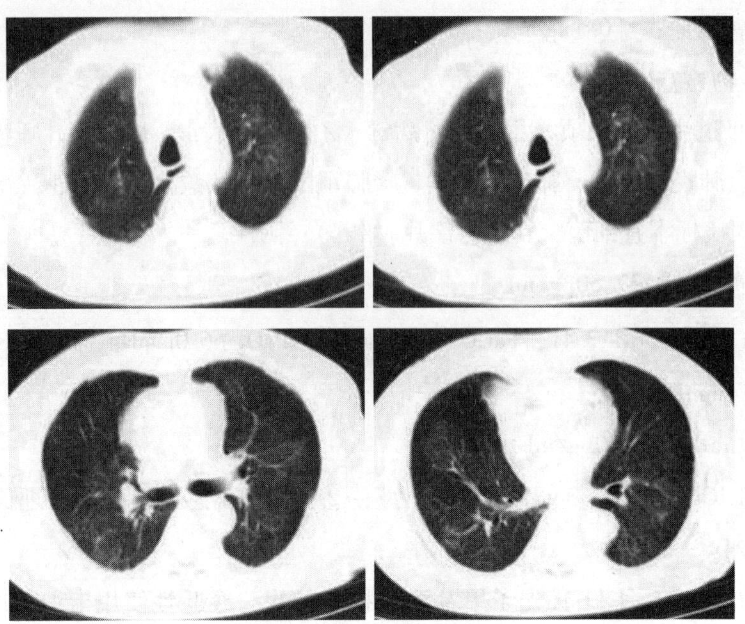

图 4-37　病例 11 入院治疗后复查胸部 CT（2020 年 7 月 1 日）

3．病例总结

1）这是一例 ICIs 相关肺炎合并肺部感染病例，该患者的胸部影像学表现为散在分布的斑片影、弥漫分布的磨玻璃影、双肺散在间质增厚、少许实变影等，这种多见于混合病变（如感染性肺部炎症和非感染性肺部炎症同时存在）。

2）各大 irAEs 管理指南和共识均指出，诊断 ICIs 相关肺炎一定要排除感染、心力衰竭等疾病。ICIs 相关肺炎的影像学表现有时与耶氏肺孢子菌肺炎、病毒性肺炎非常相似，该患者如果没有医院内微生物检查结果，没有 BALF 送 mNGS 的检查结果，没有停所有抗感染药物后症状、影像学表现的良好转归，ICIs 相关肺炎的诊断可能会被质疑。鉴别诊断贯穿疾病诊疗的全过程。

3）ICIs 相关肺炎缺乏特异性的临床症状，影像学表现多种多样，无特异性血清学标志物，缺乏确诊手段。病情严重时，有时候很难排除感染，所以糖皮质激素+抗生素是临床常见的治疗策略，因糖皮质激素的长时间使用，还需考虑真菌感染、耶氏肺孢子菌肺炎等问题。严重病例初治时需广覆盖。相关指南也指出，不能排除感染时，应联合使用抗生素。

4）ICIs 相关肺炎治疗过程中病情可能加重，是因为初始判断错误还是疾病未得到有效控制，或者是继发其他疾病（如机会菌感染），这需要临床医师动态观察，仔细甄别。

【参考文献】

1. 中国医学会呼吸病学分会肺癌学组. 免疫检查点抑制剂相关肺炎诊治专家共识［J］. 中华结核和呼吸杂志，2019，42（11）：820-825.

2. 王锋，秦叔逵，华海清，等. 免疫检查点抑制剂相关性肺炎的临床特点及分型研究［J］. 临床肿瘤学杂志，2021，26（6）：541-546.

3. 王汉萍，郭潇潇，周佳鑫，等. 免疫检查点抑制剂相关肺炎的临床诊治建议［J］. 中国肺癌杂志，2019，22（10）：621-625.

第五章　免疫检查点抑制剂相关肝毒性

第一节　概述

肝是 irAEs 常见的受累部位之一，发生在肝的 irAEs 被称为 ICIs 相关肝毒性（ICIs-induced immune mediated hepatitis，IMH），是药物性肝损伤（drug-induced liver injury，DILI）的一种特殊类型，严重的 IMH 可能会导致抗肿瘤治疗失败，甚至导致患者死亡。一项大型回顾性分析发现，接受免疫治疗的肿瘤患者中 2% 出现了致命性 irAEs，其中 0.4% 为重症 IMH 患者。

一、流行病学

1. 发生率

IMH 的发生率为 2% ～10%，PD-1 抑制剂引起的 IMH 发生率最低，为 0.7% ～2.1%，PD-L1 抑制剂或标准剂量 CTLA-4 抑制剂引起的 IMH 发生率为 0.9% ～12.0%，高剂量 CTLA-4 抑制剂引起的 IMH 发生率约为 16%，CTLA-4 抑制剂联合 PD-1 抑制剂引起的 IMH 发生率约为 13%，总体 3 级、4 级 IMH 发生率为 0.6% ～11.0%，少数病例可出现暴发性肝衰竭（0.1% ～0.2%）。Miller 等分析美国 MD 安德森癌症中心 2010—2018 年共 5762 例接受 ICIs 治疗的患者，结果显示全部级别 IMH 的发生率为 8%，3 级、4 级 IMH 发生率为 2%。CTLA-4 抑制剂与 PD-1/PD-L1 抑制剂联合治疗患者 IMH 发生率高达 9.2%，而采用 CTLA-4 抑制剂、PD-1/PD-L1 抑制剂单药治疗时 IMH 发生率分别仅为 1.7%、1.1%。

2. 危险因素

1）联合用药：两种 ICIs 联合用药可在一定程度上提高疗效，但在毒性方面也更加明显。联合使用 2 种不同类型 ICIs 时，发生 IMH 的风险也明显升高。Zhang 等纳入 9 个随机对照试验的荟萃分析结果显示，与单独使用伊匹木单抗相比，纳武利尤单抗和伊匹木单抗联合用药发生全级别和高级别 IMH 的风险显著升高。Wolchok 等一项对晚期黑色素瘤患者的研究结果显示，联合应用纳武利尤单抗和伊匹木单抗治疗后，严重不良事件发生率为 59%，而单独使用纳武利尤单抗或伊匹木单抗治疗后严重不良事件发生率分别为 21% 和 28% 。

ICIs 与一些靶向或者化疗药物联合应用可产生严重的肝毒性。CheckMate 370 临床试验中，13 例 *ALK* 突变阳性的晚期非小细胞肺癌患者接受纳武利尤单抗（240mg/2w）和克唑替尼（250mg，每天 2 次）联合治疗，其中 5 例（38% ）出现严重的肝毒性，导致该联合治疗中断，2 例（15% ）患者死亡，严重的肝毒性可能是导致死亡的原因。Yang 等报道 7 例 *EGFR* 突变型非小细胞肺癌患者使用帕博利珠单抗联合吉非替尼治疗，其中 5 例（71. 4% ）发生 3～4 级肝毒性。Ahn 等发现，PD-L1 抑制剂联合吉非替尼治疗非小细胞肺癌时，3～4 级肝转氨酶升高的发生率为 40% ～70% 。Yamazaki 等开展的伊匹木单抗和达卡巴嗪联合治疗的Ⅱ期临床试验，因频繁出现高级别肝毒性而提前终止。因此，ICIs 与其他抗肿瘤药物联合治疗时，其毒性可能会叠加，相关不良反应的风险和严重程度也升高。

2）药物剂量：IMH 的发生亦与药物剂量有关。CheckMate 040 试验发现，针对既往使用索拉非尼治疗的晚期肝细胞癌患者，接受伊匹木单抗 3mg/kg+纳武利尤单抗 1mg/kg 联合治疗的患者 IMH 的发生率约为 20% ，而接受伊匹木单抗 1mg/kg+纳武利尤单抗 3mg/kg 治疗的患者 IMH 的发生率为 12% 。在伊匹木单抗治疗晚期黑色素瘤的剂量范围研究中发现，在应用剂量为 0. 3mg/kg 时，未观察到 3～4 级肝毒性，而在 10mg/kg 的剂量下，3～4 级肝毒性发生率增加到 30% 。

3）基础疾病：IMH 的发生与肝的基础状态密切相关，肝肿瘤、自身免疫性疾病、慢性病毒性肝炎均可增加 IMH 的发生率。肿瘤细胞可能促进肝自身抗原、促坏死细胞因子的表达，而这些因子的表达可能与 ICIs 激活的 T 细胞协同作用，导致严重的肝损伤。肝细胞癌患者使用帕博利珠单抗免疫治疗，IMH 发生率为 9% （其中 3 级 IMH 为 4% ），而肝外恶性肿瘤患者使用帕博利珠单抗的 IMH 发生率为 4% ～7% （其中 3 级 IMH 为 1% ），说明肝细胞癌患者 IMH 的发生率高于肝外恶性肿瘤患者。Tsung 等回顾性分析 491 例接受帕博利珠单抗治疗的多瘤种患者，71 例出现肝损伤的患者中 52. 9% 存在肝转移癌，而未出现肝损伤的患者中仅 21. 4% 存在肝转移癌，提示肝转移癌患者更易出现 IMH。

一项多中心研究显示，112 例存在自身免疫性疾病的患者接受免疫治疗后，71% 的患者出现了自身免疫性疾病进展或新发 irAEs，因此推测自身免疫性疾病可能增加 IMH 的发生率。Johnson 等发现，自身免疫性疾病患者使用伊匹木单抗后 irAEs 的发生率似乎有所升高，27% 患者原有自身免疫性疾病恶化。

非酒精性脂肪肝（non-alcoholic fatty liver disease，NAFLD）患者由于肝内代谢环境改变，线粒体脂肪酸 β 氧化损伤、细胞色素 P450 过度生成，其本身就是发生 DILI 的高风险人群。Sawada 等回顾性分析旭川医科大学附属医院 135 例使用 PD-1 抑制剂的患者，有 8 例（5.9%）发生了 IMH，多变量 Cox 风险分析结果显示，NAFLD 是 PD-1 抑制剂相关肝毒性的潜在危险因素。

目前尚无慢性病毒性肝炎增加 IMH 发生率的研究报道，但从发生机制而言，慢性病毒性肝炎可能诱导 Treg 细胞水平升高，从而使肝细胞处于免疫抑制的微环境中，而使用 ICIs 逆转了 T 细胞的耗竭状态，再次激活免疫反应，可能加重肝损伤。因此，推测慢性病毒性肝炎可能增加 IMH 的发生率。CSCO 指南结合我国合并病毒性肝炎患者较多的现状，指出需将乙型肝炎病毒（HBV）-DNA 控制在 2000U/mL 以下再开始 ICIs 治疗，并定期监测；对于丙型肝炎病毒（HCV）感染患者，指南没有推荐在进行 ICIs 治疗的同时进行核苷类似物或干扰素治疗，但需定期监测 HCV-RNA 水平。

二、诊断与鉴别诊断

1. 临床表现

IMH 主要实验室检查异常为肝转氨酶升高，通常为 AST 和 ALT 升高，伴或不伴有胆红素、碱性磷酸酶（alkaline phosphatase，ALP）及 γ-谷氨酰转肽酶（γ-glutamyl transpeptadase，γ-GT）升高。影像学表现通常无特异性。多数 IMH 患者无临床症状或只表现为非特异性症状，如发热、疲乏、食欲减退等。发热在使用 CTLA-4 抑制剂（71%）的患者中较使用 PD-1/PD-L1 抑制剂（11%）的患者更为普遍。胆红素升高者可出现皮肤、巩膜黄染和尿黄等（单纯胆红素升高少见）。近半 IMH 患者可合并肝外 irAEs，如肺炎、垂体炎、甲状腺功能亢进症、支气管炎和胰腺炎等，重度 IMH 者可出现轻度门静脉周围淋巴结肿大、肝门周围水肿和肝大。大多数 IMH 患者肝炎的严重程度为轻到中度，严重和持续的肝功能不全不多见。

2. 发生时间

多数 IMH 发生于免疫治疗后 8～12 周，但也有报道可持续至服药后 1 年至数年。伊匹木单抗引起的 IMH 通常发生于首次治疗后 3～9 周，且常发生在治疗 2～4 周后（95%）；在第 3 个周期后出现 IMH 最普遍（48%）。纳武利尤单抗诱导的 IMH 通常发生在首次用药后 6～14 周。CTLA-4 抑制剂/PD-1 抑制剂联合治疗发生 3 级、4 级 IMH 的中位时间为 8.4 周。

3. 组织学特征

肝活检是特异度最高的肝检查手段，但通常只能用于严重 IMH 患者或难治性患者。病理学诊断有助于鉴别其他抗肿瘤药物引起的 DILI、病毒激活或肝内肿瘤进展引起的肝功能异常等，对于指导后续治疗具有重要意义。ICIs 相关肝实质损伤主要表现为小叶性肝炎，伴有轻微的小叶炎症。IMH 可能表现为胆汁淤积型肝炎和胆管炎、胆管损伤和内皮炎，也可能引起门静脉血栓形成。然而，自身免疫性肝炎（autoimmune hepatitis，

AIH）患者也可表现出门静脉和小叶炎症，主要特征是浆细胞和淋巴细胞浸润。免疫组化分析显示，在肝 irAEs 和移植物抗宿主病患者的肝小叶区域中，$CD8^+T$ 细胞浸润占主导地位，并且表达 FOXP3 的 Treg 细胞积累有缺陷。相比之下，AIH 患者的门静脉周围病变的特征是 $CD4^+T$ 细胞、$CD8^+T$ 细胞、CD20 B 细胞和 $FOXP3^+$ Treg 细胞浸润，浸润细胞主要以 $CD8^+T$ 细胞为主，并且与肝细胞坏死成正相关。

PD-1/PD-L1 抑制剂和 CTLA-4 抑制剂引起的 IMH 的病理表现可能有所不同。前者主要表现为小叶性肝炎、小叶中央坏死、嗜酸性小体（不含纤维蛋白的微肉芽肿）及胆管损伤，也有无纤维蛋白沉积的微小结节性病变报告，甚至肝结节再生性增生。44%的患者可出现门脉区纤维化，同时伴有组织细胞、$CD8^+T$ 细胞和 $CD4^+T$ 细胞浸润。在使用 PD-1 抑制剂治疗期间，胆管损伤可能导致胆管消失综合征，它主要是由淋巴细胞性胆管炎引起的，肝外胆管也可能参与其中，并且可表现为肝外胆管扩张。CTLA-4 抑制剂相关肝损伤病理学特征为伴纤维蛋白沉积的肉芽肿性肝炎，肝小叶大量淋巴细胞和巨噬细胞聚集，后者可形成松散的微肉芽肿，并见分散的嗜酸性粒细胞和中性粒细胞，还可见融合性坏死灶、多灶性肝细胞凋亡和气球样变性坏死。免疫组化主要为 $CD8^+T$ 细胞浸润。

4. 鉴别诊断

所有接受 ICIs 治疗的患者在每个治疗周期前均应进行肝功能检测，以及时评估肝功能是否受损。如果出现肝功能异常，首先需评估患者的用药情况，及时终止可疑肝损伤药物；其次需排除肿瘤引起的肝损伤、药物及酒精性肝损伤、感染因素特别是病毒感染导致的肝损伤，必要时需要行肝穿刺活检。IMH 临床症状无特异性，询问患者病史时应全面了解患者的用药史、饮酒史、病毒性肝炎史及其他肝病史等。实验室检查应全面筛查患者的肝功能指标、感染性指标、AIH 相关指标；此外，铜蓝蛋白、α1 抗胰蛋白酶、肿瘤标志物、肝血管超声等都可用于鉴别相应的疾病。IMH 患者的自身免疫性指标通常为阴性，对鉴别 AIH 有一定的临床意义。AIH 的组织病理学以界面性肝炎为主，有时可见炎症细胞和塌陷网状支架包绕肝细胞形成“玫瑰花结”，病情严重者可出现肝纤维化甚至肝硬化，浸润细胞主要是浆细胞，伴有 $CD8^+T$ 细胞和 $CD4^+T$ 细胞浸润。除轻型炎症外，几乎所有 AIH 都存在不同程度的肝纤维化，若疾病未得到控制，还可进展为肝硬化。与 AIH 相比，IMH 很少或没有浆细胞浸润，且常为自限性，停用 ICIs 或短期糖皮质激素治疗后消失。

ICIs 主要用于晚期恶性肿瘤，肝转移亦是肝损伤的一个重要病因。Tsung 等的研究纳入 491 例使用帕博利珠单抗治疗的肿瘤患者，70 例（14.3%）出现肝损伤，其中肝转移所致者占 52.9%，提示肝损伤可能是继发于转移灶或转移灶坏死。Suzman 等回顾性分析一些患有黑色素瘤和小细胞肺癌的患者，这些患者均伴有无症状的肝转移，且他们在应用 ICIs 治疗后出现急性肝衰竭。若患者存在免疫治疗史且可排除其他病因，则考虑 IMH 的可能性大。但需警惕 IMH 与其他病因并存的可能，应结合患者病情进行综合判断。

5. 严重程度分级

目前，IMH 严重程度分级是根据 CTCAE 5.0 进行判断，以 ALT 及 AST、胆红素为主要评价指标，以 ALT 或 AST 升高至正常值上限（upper limit of normal，ULN）的倍数作为参考标准（表5-1）。

表 5-1　IMH 的严重程度分级

分级	AST 或 ALT	胆红素
1 级	＜3 倍 ULN	＜1.5 倍 ULN
2 级	3～5 倍 ULN	1.5～3.0 倍 ULN
3 级	5～20 倍 ULN	3～10 倍 ULN
4 级	＞20 倍 ULN	＞10 倍 ULN

三、治疗

IMH 的处理原则是定期检查、推迟使用或停用 ICIs 和免疫抑制治疗，目的是及时有效地控制症状、减少复发及并发症，进而最大化肿瘤免疫治疗的获益。大多数 IMH 患者没有临床症状，因此在使用 ICIs 之前和进行每周期治疗之前均应进行肝功能检测，对患者肝功能进行评估。评估 IMH 时，应密切监测患者有无其他非肝 irAEs，并应根据临床表现最为严重的 irAEs 部位或器官制订诊疗方案。

1 级：建议继续使用 ICIs 治疗，每周监测 1 次肝功能，如肝功能稳定，适当减少监测频率。

2 级：建议暂停 ICIs 治疗，排除其他可能引起肝功能异常的因素后，予口服泼尼松治疗［推荐剂量0.5～1.0mg/(kg·d)］，肝功能好转后逐步减量，指南建议糖皮质激素的总疗程至少为4 周。

3 级：建议暂停 ICIs，静脉使用甲基泼尼松龙 1～2mg/(kg·d)，待 IMH 降至 2 级后，可改口服等效泼尼松并继续缓慢减量。对于静脉激素治疗 3 天效果不佳者，可考虑加用吗替麦考酚酯 0.5～1.0g，每天 2 次。

4 级：对于致死性（4 级）肝毒性者，所有指南一致建议永久停用 ICIs 治疗，住院接受每天 1～2mg/(kg·d) 静脉激素治疗，降至 2 级后，改口服等效泼尼松并逐步减量；如静脉激素治疗 3 天后肝功能无好转，考虑加用吗替麦考酚酯；如加用吗替麦考酚酯效果仍不佳，可加用他克莫司。英夫利昔单抗有致肝毒性及肝衰竭的潜在风险，因此不推荐作为治疗 IMH 的药物。

目前二线甚至三线治疗方案尚不明确，多数指南建议加用吗替麦考酚酯，ASCO 指南还建议加用硫唑嘌呤，但仅基于少量病例报道和专家建议，无大样本临床研究数据支撑。Miller 等的回顾性研究分析了 5762 例接受免疫治疗的癌症患者，433 例（7.5%）发生 IMH，其中 67 例接受糖皮质激素治疗；糖皮质激素逐渐减量后，10 例出现 IMH 复发，2 例需加用吗替麦考酚酯治疗。对糖皮质激素和吗替麦考酚酯难治的病例，CSCO 指南提出可加用他克莫司，ESMO 指南提出可尝试 IVIG。Riveiro-Barciela 等报道了血浆置换在肝性脑病患者中的应用，对病情进展快或肝衰竭患者，这可能是一种可选择的治疗手段。

糖皮质激素是否会降低 ICIs 的抗肿瘤作用尚不明确，理论上糖皮质激素作为免疫抑制剂可能会降低 ICIs 的抗肿瘤作用，但 Horvat 等回顾性分析 298 例使用伊匹木单抗的黑色素瘤患者，发现糖皮质激素的使用不影响患者的总生存期和治疗失败时间。

四、研究进展

1. ICIs 再挑战

基于安全考虑，目前国外指南均推荐 2 级 IMH 患者暂停 ICIs 治疗，待肝功能好转后重启 ICIs 治疗，而 3 级、4 级 IMH 患者重启 ICIs 治疗后发生严重肝损伤的概率增加，建议永久停用 ICIs。迄今关于 3 级、4 级 IMH 患者进行 ICIs 再挑战的数据十分有限，这可能与很多数据源于临床试验，而在临床试验中再挑战被禁止有关。Wu 等研究显示，99 例 IMH 患者中有 42 例（42%）重启 ICIs 治疗，其中 9 例（21%）IMH 复发，复发者中有 1 例因进展为肝衰竭而死亡。另一项大型回顾性研究共纳入 8750 例黑色素瘤患者，其中 102 例出现 3 级及以上 IMH；31 例选择 ICIs 再挑战，其中约 50% 的患者出现 irAEs，约 13% 的患者再次出现 2 级及以上 IMH，仅 20% 的患者需中止治疗。也有部分研究报道了 3 级、4 级 IMH 恢复后成功重启 ICIs 治疗而并未复发 IMH 的病例。因此，2019 年 CSCO 指南建议 3 级 IMH 患者可在肝功能恢复至 1 级且激素减量至 10mg 泼尼松当量时重启 ICIs 治疗，但存在再次发生严重 IMH 的可能，需要充分评估可能的风险和生存获益，4 级 IMH 需永久停用 ICIs。

此外，接受一种类型 ICIs 治疗后出现 IMH 者，可考虑接受另一种类型的 ICIs 治疗，此时并不一定会再次出现 IMH，但不建议换用同一类型的 ICIs（如 PD-1 抑制剂换用为 PD-L1 抑制剂）。

2. 预测指标

早期发现、早期诊断 IMH 对免疫治疗非常重要，但目前尚无灵敏度和特异度均较高的预测指标对 IMH 发生进行有效的预测。研究发现，血液中淋巴细胞计数增高、中性粒细胞比例与淋巴细胞比例增高、嗜酸性粒细胞计数增高；炎症指标如 CRP 增高；T 细胞多样性增加；各种细胞因子，如粒细胞集落刺激因子（G-CSF）、成纤维细胞生长因子 2（FGF-2）、IFN-α2、IL-12p70、IL-1a、IL-1b、IL-RA、IL-2、IL-13 等均可能与 irAEs 的发生相关。但以上指标的特异度和灵敏度如何，还有待进一步的验证。

【参考文献】

1. Wang DY，Salem JE，Cohen JV，et al. Fatal toxic effects associated with immune checkpoint inhibitors：a systematic review and meta-analysis［J］. JAMA Oncol，2018，4（12）：1721-1728.

2. Brahmer JR，Lacchetti C，Schneider BJ，et al. Management of immunerelated adverse events in patients treated with immune checkpoint inhibitor therapy：American society of clinical oncology clinical practice guideline［J］. J Clin Oncol，2018，36（17）：1714-1768.

3. Peeraphatdit TB，Wang J，Odenwald MA，et al. Hepatotoxicity from immune checkpoint inhibitors：a systematic review and management recommendation［J］. Hepatology，2020，72（1）：315-329.

4. Miller ED，Abu-Sbeih H，Styskel B，et al. Clinical characteristics and adverse impact of hepatotoxicity due to immune checkpoint inhibitors［J］. Am J Gastroenterol，2020，115（2）：251-261.

5. Zhang X，Ran Y，Wang K，et al. Incidence and risk of hepatic toxicities with PD-1 inhibitors in cancer patients：a meta-analysis［J］. Drug Des Devel Ther，2016，10：3153-3161.

6. Wolchok JD，Chiarion-Sileni V，Gonzalez R，et al. Overall survival with combined nivolumab and ipilimumab in advanced melanoma［J］. N Engl J Med，2017，377（14）：1345-1356.

7. Spigel DR，Reynolds C，Waterhouse D，et al. Phase 1/2 study of the safety and tolerability of nivolumab plus crizotinib for the first-line treatment of anaplastic lymphoma kinase translocation-positive advanced non-small cell lung cancer（CheckMate 370）［J］. J Thorac Oncol，2018，13（5）：682-688.

8. Yang JC，Gadgeel SM，Sequist LV，et al. Pembrolizumab in combination with erlotinib or gefitinib as first-line therapy for advanced NSCLC with sensitizing EGFR mutation［J］. J Thorac Oncol，2019，14（3）：553-559.

9. Ahn MJ，Sun JM，Lee SH，et al. EGFR TKI combination with immunotherapy in

non-small cell lung cancer [J]. Expert Opin Drug Saf, 2017, 16 (4): 465-469.

10. Yamazaki N, Uhara H, Fukushima S, et al. Phase Ⅱ study of the immune-checkpoint inhibitor ipilimumab plus dacarbazine in Japanese patients with previously untreated, unresectable or metastatic melanoma [J]. Cancer Chemother Pharmacol, 2015, 76 (5): 969-975.

11. Yau T, Kang YK, Kim TY, et al. Efficacy and safety of vivolumab plus ipilimumab in patients with advanced hepatocellular carcinoma previously treated with sorafenib: the CheckMate 040 randomized clinical trial [J]. JAMA Oncol, 2020, 6 (11): e204564.

12. Zhu AX, Finn RS, Edeline J, et al. Pembrolizumab in patients with advanced hepatocellular carcinoma previously treated with sorafenib (KEYNOTE-224): a non-randomised, open-label phase 2 trial [J]. Lancet Oncol, 2018, 19 (7): 940-952.

13. Mok T, Wu YL, Kudaba I, et al. Pembrolizumab versus chemotherapy for previously untreated, PD-L1-expressing, locally advanced or metastatic non-small-cell lung cancer (KEYNOTE-042): a randomised, open-label, controlled, phase 3 trial [J]. Lancet, 2019, 393 (10183): 1819-1830.

14. Tsung I, Dolan R, Lao CD, et al. Liver injury is most commonly due to hepatic metastases rather than drug hepatotoxicity during pembrolizumab immunotherapy [J]. Aliment Pharmacol Ther, 2019, 50 (7): 800-808.

15. Tison A, Quéré G, Misery L, et al. Safety and efficacy of immune checkpoint inhibitors in patients with cancer and preexisting autoimmune disease: a nationwide, multicenter cohort study [J]. Arthritis Rheumatol, 2019, 71 (12): 2100-2111.

16. Johnson DB, Sullivan RJ, Ott PA, et al. Ipilimumab therapy in patients with advanced melanoma and preexisting autoimmune disorders [J]. JAMA Oncol, 2016, 2 (2): 234-240.

17. Sawada K, Hayashi H, Nakajima S, et al. Non-alcoholic fatty liver disease is a potential risk factor for liver injury caused by immune checkpoint inhibitor [J]. J Gastroenterol Hepatol, 2020, 35 (6): 1042-1048.

18. Argentiero A, Solimando AG, Ungaro V, et al. Case report: lymphocytosis associated with fatal hepatitis in a thymoma patient treated with anti-PD1: new insight into the immune-related storm [J]. Front Oncol, 2020, 10: 583781.

19. 中国临床肿瘤学会指南工作委员会. 中国临床肿瘤学会（CSCO）免疫检查点抑制剂相关的毒性管理指南 [M]. 北京：人民卫生出版社，2019.

20. Haanen JBAG, Carbonnel F, Robert C, et al. Management of toxicities from

immunotherapy: ESMO clinical practice guidelines for diagnosis, treatment and follow-up [J]. Ann Oncol, 2018, 29 (Suppl 4): iv264-iv266.

21. Huffman BM, Kottschade LA, Kamath PS, et al. Hepatotoxicity after immune checkpoint inhibitor therapy in melanoma: natural progression and management [J]. Am J Clin Oncol, 2018, 41 (8): 760-765.

22. Spiers L, Coupe N, Payne M. Toxicities associated with checkpoint inhibitors-an overview [J]. Rheumatology (Oxford), 2019, 58 (Suppl 7): vii7-vii16.

23. Michot JM, Bigenwald C, Champiat S, et al. Immune-related adverse events with immune checkpoint blockade: a comprehensive review [J]. Eur J Cancer, 2016, 54: 139-148.

24. Yildirim S, Deniz K, Doğan E, et al. Ipilimumab-associated cholestatic hepatitis: a case report and literature review [J]. Melanoma Res, 2017, 27 (4): 380-382.

25. Nadeau BA, Fecher LA, Owens SR, et al. Liver toxicity with cancer checkpoint inhibitor therapy [J]. Semin Liver Dis, 2018, 38 (4): 366-378.

26. Eigentler TK, Hassel JC, Berking C, et al. Diagnosis, monitoring and management of immune-related adverse drug reactions of anti-PD-1 antibody therapy [J]. Cancer Treat Rev, 2016, 45: 7-18.

27. Zen Y, Yeh MM. Hepatotoxicity of immune checkpoint inhibitors: a histology study of seven cases in comparison with autoimmune hepatitis and idiosyncratic drug-induced liver injury [J]. Mod Pathol, 2018, 31 (6): 965-973.

28. Zen Y, Yeh MM. Checkpoint inhibitor-induced liver injury: a novel form of liver disease emerging in the era of cancer immunotherapy [J]. Semin Diagn Pathol, 2019, 36 (6): 434-440.

29. Hagiwara S, Watanabe T, Kudo M, et al. Clinicopathological analysis of hepatic immune-related adverse events in comparison with autoimmune hepatitis and graft-versus host disease [J]. Sci Rep, 2021, 11 (1): 9242.

30. Affolter T, Llewellyn HP, Bartlett DW, et al. Inhibition of immune checkpoints PD-1, CTLA-4, and IDO1 coordinately induces immune-mediated liver injury in mice [J]. PLoS One, 2019, 14 (5): e0217276.

31. Karamchandani DM, Chetty R. Immune checkpoint inhibitor-induced gastrointestinal and hepatic injury: pathologists' perspective [J]. J Clin Pathol, 2018, 71 (8): 665-671.

32. LoPiccolo J, Brener MI, Oshima K, et al. Nodular regenerative hyperplasia associated with immune checkpoint blockade [J]. Hepatology, 2018, 68 (6): 2431-2433.

33. Kawakami H, Tanizaki J, Tanaka K, et al. Imaging and clinicopathological features of nivolumab-related cholangitis in patients with non-small cell lung cancer [J]. Invest New Drugs, 2017, 35 (4): 529-536.

34. Reddy HG, Schneider BJ, Tai AW. Immune checkpoint inhibitor-associated colitis and hepatitis [J]. Clin Transl Gastroenterol, 2018, 9 (9): 180.

35. Suzman DL, Pelosof L, Rosenberg A, et al. Hepatotoxicity of immune checkpoint inhibitors: an evolving picture of risk associated with a vital class of immunotherapy agents [J]. Liver Int, 2018, 38 (6): 976-987.

36. Haanen JBAG, Obeid M, Spain L, et al. Management of toxicities from immunotherapy: ESMO clinical practice guideline for diagnosis, treatment and follow-up [J]. Ann Oncol, 2022, 33 (12): 1217-1238.

37. Riveiro-Barciela M, Muñoz-Couselo E, Fernandez-Sojo J, et al. Acute liver failure due to immune-mediated hepatitis successfully managed with plasma exchange: new settings call for new treatment strategies? [J]. J Hepatol, 2019, 70 (3): 564-566.

38. Horvat TZ, Adel NG, Dang TO, et al. Immune-related adverse events, need for systemic immunosuppression, and effects on survival and time to treatment failure in patients with melanoma treated with ipilimumab at Memorial Sloan Kettering Cancer Center [J]. J Clin Oncol, 2015, 33 (28): 3193-3198.

39. Wu Z, Lai L, Li M, et al. Acute liver failure caused by pembrolizumab in a patient with pulmonary metastatic liver cancer: a case report [J]. Medicine (Baltimore), 2017, 96 (51): e9431.

40. Li M, Sack JS, Rahma OE, et al. Outcomes after resumption of immune checkpoint inhibitor therapy after high-grade immune-mediated hepatitis [J]. Cancer, 2020, 126 (23): 5088-5097.

41. Simonaggio A, Michot JM, Voisin AL, et al. Evaluation of readministration of immune checkpoint inhibitors after immune-related adverse events in patients with cancer [J]. JAMA Oncol, 2019, 5 (9): 1310-1317.

42. Pollack MH, Betof A, Dearden H, et al. Safety of resuming anti-PD-1 in patients with immune-related adverse events (irAEs) during combined anti-CTLA-4 and anti-PD1 in metastatic melanoma [J]. Ann Oncol, 2018, 29 (1): 250-255.

43. Von Itzstein MS, Khan S, Gerber DE. Investigational biomarkers for checkpoint inhibitor immune-related adverse event prediction and diagnosis [J]. Clin Chem, 2020, 66 (6): 779-793.

第二节　典型病例

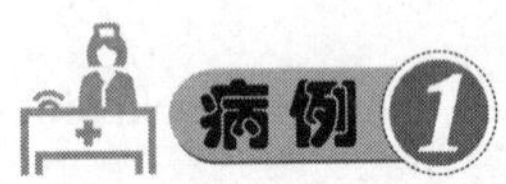

病例1

患者，男，56岁。“降乙状结肠癌术后1周期化疗、3周期化疗联合免疫治疗后8天”，于2022年5月27日入院。

1．现病史

2022年2月，患者肠镜检查提示乙状结肠（距肛门24～26cm）新生物，病理学检查提示乙状结肠腺癌。2022年2月10日行“开腹根治性左半结肠切除+D2淋巴结清扫术”，术后病理学诊断：腺癌（含约35%黏液腺癌成分），部分肿瘤细胞呈印戒细胞形态，肿瘤分化程度2～3级；肿瘤侵及浆膜（pT4a）；无脉管内癌栓，无神经受侵。标本的肠周淋巴结5/15枚查见癌转移。病理分期：pT4aN2a。免疫组化：MLHI（+）、MSH2（+）、MSH6（-）、PMS2（中等强度+）、Ki-67（约80%+）、HER2（-）、BRAF V600E（-）。2022年3月9日在外院行“奥沙利铂130mg/m^2 d1+卡培他滨900mg/m^2 bid d1～14，q3w（XELOX）”方案化疗1周期。2022年3月21日基因检测：*KRAS*、*NRAS*、*BRAF V600E*、*ERBB*2（*HER*2）扩增均阴性，*NTRK*1、*NTRK*2、*NTRK*3重排均阴性，*MSI-H*，*PTEN*失活突变。于2022年4月1日、2022年4月28日、2022年5月19日行第1～3周期“XELOX+信迪利单抗”治疗。2022年5月27日门诊随访血常规示血小板计数16×10^9/L，为求进一步诊治入院。

2．既往史

否认肝炎史，患糖尿病多年，血糖控制可。

3．入院后诊疗经过

入院诊断：①降乙状结肠腺癌术后（pT4aN2aM0 Ⅲc期）4周期化疗后；②2型糖尿病；③化疗后骨髓抑制，血小板减少症。

经升血小板治疗，2022年5月29日复查结果如下。

1）血常规：白细胞计数4.73×10^9/L，血红蛋白93g/L，血小板计数31×10^9/L。

2）肝功能：ALT 90U/L，AST 159U/L，余未见异常。

继续升血小板、保肝、补液治疗过程中，患者肝功能迅速恶化，如表5-2所示。

表 5-2　病例 1 治疗期间肝功能变化情况

时间	TBIL（μmol/L）	DBIL（μmol/L）	IBIL（μmol/L）	ALT（U/L）	AST（U/L）	糖皮质激素治疗方案
2022 年 5 月 18 日	9.3	0.9	8.4	44	42	
2022 年 5 月 27 日	13.6	2.6	10.8	24	34	
2022 年 5 月 29 日	15.1	7.3	7.8	90	159	
2022 年 5 月 31 日	12.1	4.1	8.2	844	851	甲基泼尼松龙 80mg q12h
2022 年 6 月 1 日	10.3	3.6	6.7	637	305	
2022 年 6 月 2 日	10.5	3.5	7.0	459	185	甲基泼尼松龙 40mg q12h
2022 年 6 月 4 日	12.0	3.5	8.7	261	78	
2022 年 6 月 7 日	16.0	4.0	14.2	118	47	甲基泼尼松龙 40mg qd
2022 年 6 月 10 日	13.0	3.1	10.0	59	43	
2022 年 6 月 12 日	13.0	2.9	10.1	37	36	泼尼松龙 40mg/d，每周减 10mg，总疗程 5 周

注：TBIL，总胆红素；DBIL，直接胆红素；IBIL，间接胆红素。

完善其他检查，结果如下。

1）HBV-DNA＜5.0×10^2IU/mL，EB 病毒阴性。

2）甲状腺功能：FT_3 1.13pg/mL，FT_4、TSH、TgAb、TPOAb 正常。

3）睾酮：0.34ng/mL。

4）皮质醇（8 时）正常，ACTH 3.39pg/mL。

诊断：ICIs 相关肝炎（3 级）。

诊断依据：

1）ICIs 治疗中。

2）其他内分泌激素也有变化（FT_3、睾酮、ACTH 降低）。

3）无化疗药物导致肝受损的规律，而表现出短时间肝转氨酶急剧升高，变化显著。

4）排除 HBV 等病毒所致。

5）患者无食物、药物过敏史，无严重脂肪肝和酒精性肝病史。

6）无肿瘤肝转移。

7）患者 Naranjo 评分（表 5-3）4 分。

表 5-3　病例 1 Naranjo 评分

相关问题	是	否	未知	肝损伤得分（分）	
				化疗药物	ICIs
该不良反应之前是否有结论性报告	+1	0	0	+1	+1

续表

相关问题	是	否	未知	肝损伤得分（分）	
				化疗药物	ICIs
该不良反应是否在使用可疑药物后发生	+2	−1	0	+1	+1
该不良反应是否在停药或使用拮抗剂后得到缓解	+1	0	0	+1	+1
该不良反应是否在再次使用可疑药物后重复出现	+2	−1	0	0	0
是否存在除可疑药物以外的其他原因能单独引起该不良反应	−1	+2	0	0	0
该不良反应是否在使用安慰剂后重复出现	−1	+1	0	0	0
可疑药物在血液或其他体液中是否达到毒性浓度	+1	0	0	0	0
该不良反应是否随可疑药物剂量增加而加重，或随剂量减少而减轻	+1	0	0	0	0
该患者是否暴露于同样或同类药物并出现过类似反应	+1	0	0	0	0
是否存在任何客观证据证实该不良反应	+1	0	0	+1	+1
总分				4	4

注：总分5～8分为很可能有关，总分1～4分为可能有关（既不能充分证实，又不能完全否定）。

治疗：甲基泼尼松龙3mg/(kg·d）治疗，并密切监测肝功能（表5-2），肝功能好转后开始减量到2mg/(kg·d)，肝炎恢复到1级以下，开始规律减停激素。

3. **病例总结**

肿瘤患者抗肿瘤治疗过程中发生肝损伤很常见，常见肝损伤的原因是化疗药物的肝毒性、肝炎病毒复燃导致的肝损伤、中药制剂或中成药制剂的肝毒性、肝原发或继发肿瘤对肝组织的直接破坏等。而IMH的特点：①发生率不高；②常见肝损伤的病因排查都是阴性；③绝大多数情况下激素治疗有效。

【参考文献】

Freites-Martinez A，Santana N，Arias-Santiago S，et al. Using the Common Terminology Criteria for Adverse Events（CTCAE-Version 5.0）to evaluate the severity of adverse events of anticancer therapies［J］. Actas Dermosifiliogr（Engl Ed），2021，112（1）：90-92.

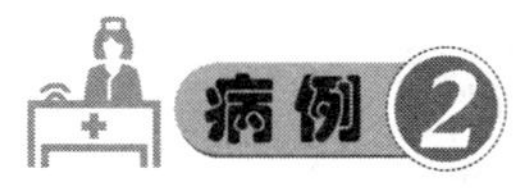

患者，男，71 岁。“吞咽困难 5^+月，胸下段食管癌 2 周期化疗、免疫治疗后 20 天”，于 2021 年 3 月 12 日入院。

1．现病史

5 个月前（2020 年 10 月）患者无明显诱因出现吞咽困难，在当地医院行胃镜检查：距离门齿 28cm 见一环形肿物，长约 3cm，表面凹凸不平，质硬。诊断：食管多发肿物。活检病理提示食管肿物重度异型性增生。3 个月前（2020 年 12 月）患者觉吞咽困难加重，再到当地医院行胃镜检查：距离门齿 28cm 见累及食管腔半周的溃疡性新生物。活检病理：鳞癌。颈胸全腹部 CT 增强扫描+三维重建：食管胸下段管壁不均增厚，双侧锁骨上窝、纵隔内，以及右心膈角、食管裂孔、椎前间隙、肝胃间隙、腹膜后腹主动脉周围多发稍大及增大淋巴结，多数考虑淋巴结转移。患者抗肿瘤治疗方案见表 5-4。

表 5-4　病例 2 抗肿瘤治疗方案

时间	方案	周期
2021 年 1 月 27 日/2021 年 2 月 20 日	紫杉醇 180mg+卡铂 300mg	2
2021 年 1 月 29 日/2021 年 2 月 22 日	卡瑞利珠单抗 200mg ivgtt q3w	2

为行第 3 周期化疗联合免疫治疗收治入院。

2．入院诊疗经过

体格检查：全身皮肤、黏膜散在皮疹。

入院后完善相关辅助检查，结果如下。

1）肝功能：ALT 119U/L，AST 143U/L。

2）乙肝两对半：阴性。

3）甲状腺功能：正常。

治疗：予多烯磷脂酰胆碱+双环醇保肝治疗。入院后第 5 天（2021 年 3 月 17 日），患者全身散在淡红色皮疹加重：四肢散在斑丘疹，凸出皮肤表面，最大直径约 0.5cm，伴瘙痒，以双上肢前臂、背部明显（图 5-1）。同时肝转氨酶进一步升高：ALT 718U/L，AST 736U/L。

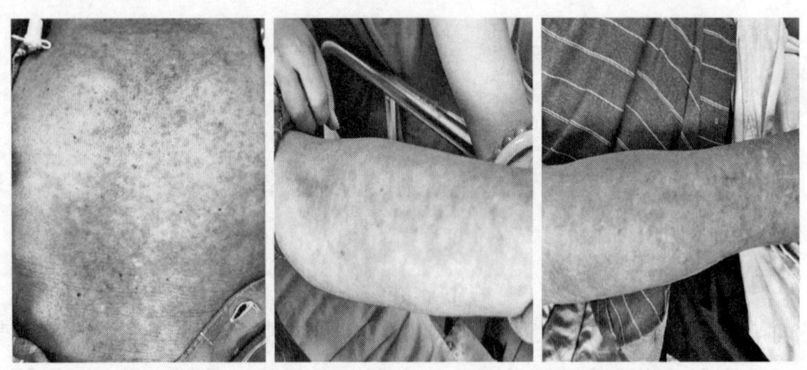

图 5-1　病例 2 皮疹情况（2021 年 3 月 17 日）

病史特点：

1）患者末次化疗结束 20 余天，2 周期免疫治疗后，此次住院距首次免疫治疗近 1.5 个月。

2）无乙肝等病毒性肝炎病史，无肿瘤肝转移，无自身免疫性疾病史。

3）此次住院肝功能异常及快速加重不能用化疗药物导致肝损伤来解释。

4）此次住院时发生的皮疹不能用化疗药物的不良反应解释。

5）后续皮肤活检结果：皮肤真皮浅层血管周围急慢性炎症反应。

诊断：①ICIs 相关肝炎（3 级）；② ICIs 相关皮炎（2 级）。

后续治疗方案和肝转氨酶转归情况见表 5-5，患者全身皮疹在 7 天内完全消退。

表 5-5　病例 2 后续治疗方案和肝转氨酶转归情况

<table>
<tr><th>时间</th><th>DBIL
（μmol/L）</th><th>IBIL
（μmol/L）</th><th>ALT
（U/L）</th><th>AST
（U/L）</th><th>糖皮质激素
治疗方案</th></tr>
<tr><td>2021 年 2 月 22 日</td><td>2.0</td><td>6.3</td><td>30</td><td>36</td><td></td></tr>
<tr><td>2021 年 3 月 13 日</td><td>2.2</td><td>3.9</td><td>119</td><td>143</td><td></td></tr>
<tr><td>2021 年 3 月 17 日</td><td>27.2</td><td>2.0</td><td>718</td><td>736</td><td rowspan="4">甲基泼尼松龙 40mg q12h</td></tr>
<tr><td>2021 年 3 月 19 日</td><td>16.3</td><td>3.1</td><td>631</td><td>425</td></tr>
<tr><td>2021 年 3 月 22 日</td><td>10.0</td><td>3.1</td><td>526</td><td>245</td></tr>
<tr><td>2021 年 3 月 25 日</td><td>6.4</td><td>5.0</td><td>337</td><td>117</td></tr>
<tr><td>2021 年 3 月 26 日—
2021 年 3 月 29 日</td><td>/</td><td>/</td><td>/</td><td>/</td><td>甲基泼尼松龙 40mg qd</td></tr>
<tr><td>2021 年 3 月 30 日</td><td>/</td><td>/</td><td>/</td><td>/</td><td>泼尼松龙 30mg qd，后续每周减 10mg，疗程共 5 周</td></tr>
<tr><td>2021 年 4 月 2 日</td><td>5.4</td><td>9.1</td><td>157</td><td>63</td><td></td></tr>
<tr><td>2021 年 4 月 8 日</td><td>4.0</td><td>10.9</td><td>64</td><td>30</td><td></td></tr>
</table>

3．病例总结

ICIs 相关肝毒性发生率不高，发生时间距离用药时间相对较长，同时多伴有其他 irAEs。

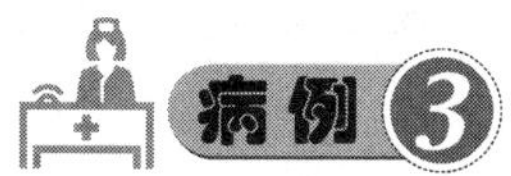

患者，女，61 岁。“确诊食管鳞癌 2 个月，2 周期化疗联合免疫治疗后 1 个月，放疗后 10 天”，于 2022 年 10 月 18 日入院。

1．现病史

2 个月前（2022 年 8 月），患者无明显诱因出现吞咽困难，症状逐渐加重，于外院行胃镜检查：距门齿 29cm 见食管新生物。活检病理：鳞癌。为求进一步治疗就诊于四川省肿瘤医院，2022 年 8 月 24 日行胸部、上中腹部 CT 平扫、增强扫描及三维重建：胸下段及腹段食管管壁增厚，与贲门分界不清，考虑食管癌，请结合临床；左上气管–食管沟及食管裂孔左旁区稍大及增大淋巴结，转移（?），余纵隔内、肝胃间隙多发小淋巴结，密切随诊。双肺未见明显异常。患者抗肿瘤治疗方案见表 5–6。

表 5–6　病例 3 抗肿瘤治疗方案

时间	方案	周期	评价
2022 年 8 月 25 日/2022 年 9 月 20 日	紫杉醇（白蛋白结合型）400mg d1+卡铂 400mg d1+替雷利珠单抗 200mg d1	2	PR
2022 年 10 月 4 日起	原发灶术前放疗	4	

2022 年 10 月 10 日患者在四川省肿瘤医院门诊复查生化：ALT 538U/L、AST 366U/L、γ–GT 167U/L、5′–核苷酸酶 43.0U/L。入院予保肝治疗，肝转氨酶基本恢复正常后出院。2022 年 10 月 17 日患者于外院复查肝功能：ALT 285U/L、AST 197U/L、γ–GT 139U/L；血常规：白细胞计数 3.5×10^9/L、中性粒细胞计数 1.72×10^9/L、中性粒细胞比例 49.3%、血红蛋白 111g/L、血小板计数 425×10^9/L。患者无发热、厌食、恶心、呕吐、腹痛、腹胀等不适，为进一步治疗收入四川省肿瘤医院。

2．既往史

高血压、糖尿病病史。

3．入院诊疗经过

体格检查：ECOG 评分 0 分，皮肤、黏膜无色素沉着。

入院后完善相关辅助检查，结果如下。

1）治疗前检查肝炎标志物：HBV 表面抗原（HBsAg）（–），HBV 表面抗体（HBsAb）（+），HBV 核心抗体（HBcAb）（+）。HBV–DNA＜5.0×10^2 IU/mL。

2）甲状腺功能及肝功能变化见表5-7。

表5-7　病例3甲状腺功能及肝功能变化

指标	免疫治疗前	免疫治疗后	糖皮质激素治疗后	
	2022年8月23日	2022年10月10日	2022年10月27日	2022年11月14日
FT_3（pg/mL）	2.6	7.2	1.1	/
FT_4（ng/dL）	0.82	2.53	0.33	/
TSH（mIU/L）	2.483	0.006	57.370	/
TgAb（IU/mL）	19.92	10.86	65.84	/
TPOAb（IU/mL）	120.5	110.0	152.0	/
ALT（U/L）	21	538	198	81
AST（U/L）	23	366	66	39

诊断：ICIs相关肝炎（3级）。

给予以下治疗：

1）多烯磷脂酰胆碱注射液456mg ivgtt qd，异甘草酸镁注射液100mg ivgtt qd。

2）甲基泼尼松龙60mg/d［1.5mg/(kg·d)］（初始剂量），肝转氨酶好转后逐渐减量并改为口服，疗程共5周。

4．病例总结

IMH可以单独发生，也常合并其他组织器官的不良反应。这例患者就合并有ICIs相关甲状腺毒性。临床工作中，如果考虑到某个不良事件可能是irAEs，应该排除其他原因导致的肝损害，IMH是一个排他性诊断。

【参考文献】

中国临床肿瘤学会指南工作委员会．中国临床肿瘤学会（CSCO）免疫检查点抑制剂相关的毒性管理指南［M］．北京：人民卫生出版社，2019.

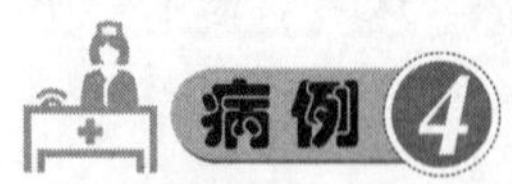

患者，女，45岁。"宫颈鳞癌Ⅲc期7周期化疗后、放疗后复发，6周期免疫治疗后，发现肝功能不全半月余"，于2022年10月19日入院。

1．现病史

2021年8月，患者因阴道不规则出血，行妇科活检病理学检查：非角化性鳞癌。胸腹部CT：宫颈软组织不规则增厚，符合宫颈癌表现，累及阴道上段及宫体下份，宫旁受累可能，局部与直肠壁分界欠清。双侧盆壁、双侧髂血管旁多枚增大淋巴结，考虑淋巴结转移。另腹膜后腹主动脉左旁（左肾门下层面）数枚小或稍大淋巴结影，待排转移所致。2022 年 4 月 29 日 MRI：所扫右腰大肌内前方（髂内外动脉分叉层面）环形强化结节影，伴周围沿腰大肌走行炎性改变，且病变阻塞右输尿管，致上段输尿管及右肾盂稍扩张积液，考虑肿瘤性病变所致可能。

患者抗肿瘤治疗方案见表 5-8。

表 5-8　病例 4 抗肿瘤治疗方案

时间	方案	周期
2021 年 8 月 18 日/2021 年 8 月 28 日/2021 年 9 月 25 日/2021 年 10 月 27 日/2021 年 11 月 28 日/2021 年 12 月 25 日/2022 年 1 月 22 日	多西他赛 100mg ivgtt d1+卡铂 400mg ivgtt d1，q3w	7
2021 年 9 月 8 日—2021 年 10 月 26 日	盆腔行图像引导下适形调强放疗，靶区剂量：宫颈及原发灶、子宫体、宫旁、阴道盆腔淋巴引流区 1.8Gy/F，总剂量 5040cGy/28F；右盆腔阳性淋巴结、左盆腔阳性淋巴结、腹主动脉旁阳性淋巴结 2.2Gy/F，总剂量 6160cGy/28F	
2021 年 10 月 29 日/2021 年 11 月 1 日	针对宫颈原发灶放疗：高危 CTV 的 DT 600cGy/F，中危 CTV 的 DT 500cGy/F，共 2 次	
2021 年 11 月 5 日开始	针对宫颈原发灶采用组织间插植技术放疗，病灶 DT：600cGy/F，共 3 次	
2022 年 5 月 12 日/2022 年 6 月 1 日/2022 年 6 月 22 日/2022 年 7 月 13 日/2022 年 8 月 3 日/2022 年 8 月 25 日	卡瑞利珠单抗 200mg ivgtt d1	6

注：CTV，临床靶区；DT，肿瘤吸收剂量。

此次住院前 2 天，患者复查血生化：ALT 214.6U/L、AST 76U/L。为求进一步诊治入院。

2．既往史

否认肝炎、甲状腺疾病病史。

3．入院后诊疗经过

体格检查：ECOG 评分 0 分，皮肤、黏膜无色素沉着。

入院后完善相关辅助检查，结果如下。

1）治疗前检查乙肝标志物与丙肝抗体：阴性。

2）肝 CT 未见脂肪肝、肝囊肿、肝转移瘤。

3）血清电解质水平正常。

4）肝功能变化情况见表 5-9。

表 5-9　病例 4 治疗过程中肝功能变化情况

指标	免疫治疗前（2022 年 5 月 9 日）	免疫治疗后（2022 年 9 月 19 日）	糖皮质激素治疗后（2022 年 10 月 30 日）
ALT（U/L）	37	178	76
AST（U/L）	25	113	8

诊断：ICIs 相关肝炎（2 级）。

给予以下治疗：

1）激素治疗前，患者口服保肝药物（多烯磷脂酰胆碱及复方甘草酸苷片）1 周，肝转氨酶无好转，还有上升趋势。

2）甲基泼尼松龙静脉滴注，起始剂量 60mg/d［1mg/(kg · d)］，好转后逐渐减量至停药，总疗程 4 周。

4．病例总结

ICIs 相关肝炎单用保肝治疗无效，多数患者对糖皮质激素治疗反应良好。

第六章　免疫检查点抑制剂相关肾毒性

第一节　概述

ICIs 在杀伤肿瘤细胞的同时也可造成肾损伤，影响患者的预后。ICIs 相关肾毒性的主要临床表现为无症状的血清肌酐（serum creatinine，Scr）升高，亦可出现电解质平衡紊乱、少量蛋白尿，极少数表现为肾病范围蛋白尿，部分患者有白细胞尿和镜下血尿。病理表现多为急性间质性肾炎（acute interstitial nephritis，AIN），也有局灶节段性肾小球硬化、膜性肾病、微小病变性肾病、IgA 肾病等肾小球病变的个案报道。以下主要介绍 ICIs 相关急性肾损伤（acute kidney injury，AKI）。

一、流行病学

1．AKI 的分级诊断标准

在评估 ICIs 相关 AKI 严重程度时，可采用以下两种标准。

1）提高肾病整体预后工作组（Kidney Disease：Improving Global Outcomes，KDIGO）将 AKI 定义为符合以下任意一条：①Scr 48 小时内上升到≥0.3mg/dL；②Scr 7 天内升至≥1.5 倍基线值；③持续 6 小时尿量＜0.5mL/(kg·h)。AKI 的 KDIGO 分期标准见表 6-1。

表 6-1　AKI 的 KDIGO 分期标准

分期	Scr 标准	尿量标准
1 期	Scr 上升至基线值的 1.5～1.9 倍或 Scr 上升到≥0.3mg/dL	＜0.5mL/(kg·h)，持续 6～12 小时
2 期	Scr 上升至基线值的 2.0～2.9 倍	＜0.5mL/(kg·h)，持续≥12 小时
3 期	Scr 上升至基线值的 3.0 倍，或 Scr 上升到≥4.0mg/dL，或开始肾替代治疗	＜0.3mL/(kg·h)，持续≥24 小时；或无尿持续≥12 小时

2）CTCAE 4.0 将 AKI 定义为肾功能急性受损引起的疾患，主要分为肾前型（血流较少）、肾型（肾损伤）、肾后型（出路堵塞）。AKI 的 CTCAE 4.0 分级标准见表 6-2。

表 6-2 AKI 的 CTCAE 4.0 分级标准

分级	描述
1 级（轻度）	Scr 上升到≥0.3mg/dL，或者上升至基线值的 1.5～2.0 倍
2 级（中度）	Scr 上升至基线值的 2～3 倍
3 级（重度）	Scr>3 倍基线值或上升到≥4.0mg/dL，需要住院治疗
4 级（危及生命）	Scr>6 倍基线值或需要透析治疗

2. ICIs 相关 AKI 发生率

在接受 ICIs 治疗的患者中，各种原因导致的 AKI 发生率为 7%～24%。排除其他可能导致 AKI 的因素，如容量丢失、感染、使用非甾体抗炎药等肾毒性药物以及尿路梗阻，与 ICIs 直接相关的 AKI 发生率为 1.4%～5.8%，KDIGO 3 期 AKI 的发生率约为 0.6%。

不同类型的 ICIs 相关 AKI 的发生率有差别。CTLA-4 抑制剂相关 AKI 的发生率最高，其次为 PD-L1 抑制剂。

3. ICIs 相关 AKI 发生时间

ICIs 相关 AKI 发生的时间存在较大差异，可发生在 ICIs 初次用药后的 3～56 周（中位时间 16 周），甚至可能发生在停药后。不同种类的 ICIs 导致 AKI 出现的时间也不相同。CTLA-4 抑制剂相关 AKI 发生时间较早，伊匹木单抗在使用后 2～12 周出现 AKI。PD-1 抑制剂相关 AKI 发生时间较晚，纳武利尤单抗相关 AKI 和帕博利珠单抗相关 AKI 分别发生在初次用药后 6～12 个月和 1～12 个月。

4. ICIs 相关 AKI 的危险因素

1）ICIs 联用：ICIs 联用增加了 ICIs 相关 AKI 的发生风险。CTLA-4 抑制剂与 PD-1/PD-L1 抑制剂联用有更高的肾损伤风险。Chen 等采用报告比值比（reporting odds ratio，ROR）法对 2004 年至 2019 年美国 FDA 不良事件报告系统收录的 ICIs 相关肾毒性进行信号强度分析，结果显示 ICIs 联用方案（伊匹木单抗+帕博利珠单抗，度伐利尤单抗+替西木单抗，伊匹木单抗+纳武利尤单抗）的信号强度均高于单药治疗方案。

2）ICIs 联合化疗：ICIs 联合化疗导致 AKI 的风险高于单独使用 ICIs 治疗。一项 Meta 分析显示，ICIs 联合常规化疗药物治疗较两种 ICIs 联用治疗方案导致的肾损伤风险更大。

3）合并慢性肾疾病（chronic kidney disease，CKD）：Stein 等的回顾性分析显示，合并 CKD 的患者在使用 ICIs 后更易发生 AKI。Gupta 等的研究显示，基线估算的肾小球滤过率（eGFR）较低［≤59mL/(min·1.73m^2)］的患者发生 KDIGO 1～3 期 ICIs 相关 AKI 的风险更高。

4）联用其他药物：Cortazar 等的研究显示，在 ICIs 治疗前使用质子泵抑制剂的患者发生 ICIs 相关 AKI 的风险明显高于未使用质子泵抑制剂的患者。此外，联合使用肾素-血管紧张素-醛固酮系统抑制剂、非甾体抗炎药、利尿剂均会导致 ICIs 相关 AKI 的风险升高。

5）其他危险因素：研究显示，男性，年龄大于 65 岁，合并高血压、肥胖、免疫系统疾病，既往发生过肾外 irAEs（如结肠炎、糖尿病等），均是 ICIs 相关 AKI 的危险因素。

二、发病机制

PD-1 和 CTLA-4 属于 T 细胞活化的共抑制分子，当 ICIs 结合到靶点后，阻断了 T 细胞、抗原提呈细胞和肿瘤细胞之间的相互作用，从而激活 T 细胞，发挥抗肿瘤的作用。目前对 ICIs 相关 AKI 的发病机制了解较少，可能的机制如下。

1．免疫耐受的缺失

ICIs 可以通过调节次级淋巴器官中抗原提呈细胞和 T 细胞之间的相互作用来调节外周免疫耐受。CTLA-4 缺陷小鼠可在 3～5 周龄因淋巴细胞增生性疾病进展出现多器官淋巴细胞浸润和组织破坏而死亡。肾小管上皮细胞表达 PD-L1，可以抑制 $CD4^+$T 细胞的活化，保护肾组织免受 T 细胞介导的自身免疫损伤。当患者接受 PD-L1 抑制剂治疗时，自身反应性 T 细胞被激活，攻击正常的肾组织，从而导致急性间质性肾炎。有研究表明，在某些基础肾病如糖尿病肾病、抗中性粒细胞胞质抗体相关性血管炎、狼疮肾炎中已发现 PD-L1 的表达，这提示合并基础肾病的患者使用 ICIs 后更易出现肾损伤。

2．诱导药物特异性记忆 T 细胞重新激活

其他易导致急性间质性肾炎的药物（如质子泵抑制剂、非甾体抗炎药等）或其代谢产物可作为一种半抗原与肾小管基底膜正常成分结合形成完全抗原，使 T 细胞致敏。ICIs 的使用可以激活记忆 T 细胞，导致炎症细胞在肾浸润，并发展为 AKI。

3．促炎细胞因子大量释放

ICIs 相关肾毒性的肾组织病理学检查提示肾间质有弥漫性 T 细胞浸润。T 细胞释放促炎细胞因子如 IL-1、IL-6 和 TNF-α，从而导致肾损伤。

4．诱导自身抗体产生

ICIs 可能诱导 B 细胞产生自身抗体，而这些抗体与肾小管上皮细胞、系膜细胞或足细胞上的自身抗原结合形成免疫复合物，导致肾损伤。

三、诊断与鉴别诊断

目前关于 ICIs 相关 AKI 诊断标准尚未形成统一意见。当患者使用 ICIs 后出现 Scr 升

高，根据肾损伤与使用ICIs的时间关系、是否合并其他系统的ICIs相关不良反应、实验室检查进行综合判断，同时需要排除其他原因导致的AKI，如肾前性因素（摄入不足、腹泻、呕吐）、肿瘤溶解综合征、肾毒性药物、感染、尿路梗阻等。肾病理学检查仍是诊断的“金标准”。

1．临床表现

多数患者的临床表现缺乏特异性，仅在使用ICIs后数周或数月内发生Scr升高，少数患者伴有继发性高血压。部分患者尿液检查可见轻、中度蛋白尿，极少数表现为肾病范围蛋白尿，可有无菌性白细胞尿、白细胞管型、镜下血尿。少数患者出现低钙血症、低钠血症、低镁血症、低钾血症、低磷血症等电解质平衡紊乱。

部分患者发生肾损伤的同时可合并肾外ICIs相关不良反应，如肝损伤、垂体功能减退、甲状腺功能减退症、结肠炎等。

2．肾病理

急性间质性肾炎是最常见的ICIs相关AKI的病理表现，表现为肾间质水肿，大量淋巴细胞浸润，偶见少量浆细胞和嗜酸性粒细胞。$CD3^+CD4^+T$细胞是最主要的浸润细胞类型。除了急性间质性肾炎，急性肾小管损伤（ATI）也不少见。也可见肾小球的损伤，包括局灶节段性肾小球硬化、膜性肾病、微小病变性肾病、血栓性微血管病、IgA肾病等。免疫荧光检查一般为阴性。

肾病理学检查是诊断ICIs相关AKI的“金标准”，但是否对使用ICIs后出现肾损伤的患者都进行肾活检目前尚存争议。有学者建议在没有肾活检禁忌的情况下均应进行肾活检以明确病理学诊断，若肾损伤与ICIs无相关性，则可以避免不必要的糖皮质激素干预，同时可以继续原ICIs治疗。也有学者建议若临床表现为典型的急性间质性肾炎，或合并肾外irAEs，可不进行肾活检而给予经验性糖皮质激素治疗。当临床主要表现为肾小球损伤时，如出现肾病范围蛋白尿或重复测量24小时尿蛋白均在1.0～3.5g范围内，可行肾活检。

3．鉴别诊断

肿瘤患者发生急性肾损伤后，应详细询问病史，完善各项检查，首先排除肾前性因素（如呕吐、腹泻、摄入不足等）及肾后性因素导致的急性肾损伤。因患者常同时使用非甾体抗炎药、抗生素等易导致急性间质性肾炎的药物，在患者发生AKI后应鉴别是ICIs相关AKI，抑或是其他药物所致的AKI。可根据患者的用药史、AKI发生与首次使用ICIs的时间间隔、有无合并肾外irAEs等予以判断，必要时行肾活检。当出现CTCAE 4.0 2级及以上AKI时，应由肾内科和肿瘤科医师协作诊治患者。

四、治疗

1. 停用 ICIs

根据 ASCO 发布的《ASCO 指南更新：免疫检查点抑制剂治疗患者免疫相关不良事件的管理》，对于 CTCAE 4.0 1 级的 AKI 患者，可继续 ICIs 治疗，同时密切监测 Scr 及尿蛋白（每 3～7 天 1 次），注意停用肾毒性药物，维持电解质平衡；对 CTCAE 4.0 2 级 AKI，应暂停 ICIs 治疗；对 CTCAE 4.0 3 级、4 级 AKI，应永久停用 ICIs。

2. 糖皮质激素

糖皮质激素是 ICIs 相关 AKI 的首选药物。对 CTCAE 4.0 2 级 AKI 患者，给予 0.5～1.0mg/(kg · d) 泼尼松龙，若病情持续 1 周无好转，可将剂量调整为 1.0～2.0mg/(kg · d)。对 CTCAE 4.0 3 级 AKI 患者，可给予 1.0～2.0mg/(kg · d) 泼尼松龙或甲基泼尼松龙。也有学者建议对 CTCAE 4.0 3 级 AKI 患者可予以甲基泼尼松龙 0.5～1.0g/d 静脉滴注，连续 3 天，后改为口服泼尼松龙并逐渐减量。

3. 其他免疫抑制剂

其他免疫抑制剂在 ICIs 相关 AKI 中使用的证据较少。ASCO/NCCN 指南建议，当糖皮质激素效果欠佳时，可考虑其他免疫抑制剂，如硫唑嘌呤、环磷酰胺、环孢素、吗替麦考酚酯等。

ICIs 相关 AKI 的治疗方案见表 6-3。

表 6-3　ICIs 相关 AKI 的治疗方案

分级	治疗方案
1 级（轻度）	继传 ICIs 治疗；至少每 3～7 天监测 1 次 Scr、尿蛋白值
2 级（中度）	暂停 ICIs 治疗；至少每 3～7 天监测 1 次 Scr、尿蛋白值；肾内科会诊/就诊；排除其他因素；开始使用泼尼松龙 0.5～1.0mg/(kg · d) 治疗；如果持续 2 级大于 1 周，泼尼松龙剂量调整为 1.0～2.0mg/(kg · d)
3 级（重度）	永久停用 ICIs；考虑入院治疗；肾内科会诊；考虑肾活检；开始使用泼尼松龙 1.0～2.0mg/(kg · d) 治疗
4 级（危及生命）	同 3 级；激素治疗 1 周后，仍大于 2 级者考虑其他免疫抑制剂治疗（如环磷酰胺、硫唑嘌呤、环孢素、吗替麦考酚酯、英夫利昔单抗等）

4. ICIs 的再次使用

当患者肾功能改善后能否再次使用 ICIs？一项多中心研究中，121 例 ICIs 相关 AKI 患者再次使用 ICIs，有 20 例（16.5%）AKI 复发，其中 14 例使用 ICIs 同时联合糖皮质激素治疗。有研究发现，对于有慢性肾病基础的患者，或糖皮质激素治疗后 Scr 未恢复正常，或需要较长时间（>30 天）才能恢复正常的患者，再次接受 ICIs 治疗后出现永久性肾损伤的风险更高。因此，应仅对于糖皮质激素治疗后肾功能迅速恢复的患者才考虑再次进行 ICIs 治疗，同时需要密切监测 Scr 等肾损伤指标以早期识别 ICIs 相关肾毒性的发生，并及时采用糖皮质激素和（或）免疫抑制治疗。

【参考文献】

1. Cortazar FB, Kibbelaar ZA, Glezerman IG, et al. Clinical features and outcomes of immune checkpoint inhibitor - associated AKI: a multicenter study [J]. J Am Soc Nephrol, 2020, 31 (2): 435-446.

2. Seethapathy H, Zhao S, Chute DF, et al. The incidence, causes, and risk factors of acute kidney injury in patients receiving immune checkpoint inhibitors [J]. Clin J Am Soc Nephrol, 2019, 14 (12): 1692-1700.

3. Tinawi M, Bastani B. Nephrotoxicity of immune checkpoint inhibitors: acute kidney injury and beyond [J]. Curesus, 2020, 12 (12): e12204.

4. Glutsch V, Grän F, Weber J, et al. Response to combined ipilimumab and nivolumab after development of a nephrotic syndrome related to PD-1 monotherapy [J]. J Immunother Cancer, 2019, 7 (1): 181-185.

5. Gallan AJ, Alexander E, Reid P, et al. Renal vasculitis and pauci - immune glomerulonephritis associated with immune checkpoint inhibitors [J]. Am J Kidney Dis, 2019, 74 (6): 853-856.

6. Hultin S, Nahar K, Menzies AM, et al. Histological diagnosis of immune checkpoint inhibitor induced acute renal injury in patients with metastatic melanoma: a retrospective case series report [J]. BMC Nephrol, 2020, 21 (1): 391-399.

7. Doughery SC, Desai N, Cathro HP, et al. IgA nephropathy secondary to ipilimumab use [J]. Case Rep Nephrol Dial, 2021, 11 (3): 327-333.

8. Seethapathy H, Zhao S, Strohbehn IA, et al. Incidence and clinical features of immune-related acute kidney injury in patients receiving programmed cell ligand-1 inhibitors [J]. Kidney Int, 2020, 5 (10): 1700-1705.

9. Sorah JD, Rose TL, Radhakrishna R, et al. Incidence and prediction of immune checkpoint inhibitor-related nephrotoxicity [J]. J Immunother, 2021, 44 (3): 127-131.

10. Meraz-Munoz, Amir E, Ng P, et al. Acute kidney injury associated with immune checkpoint inhibitor therapy: incidence, risk factors and outcomes [J]. J Immunother Cancer, 2020, 8 (1): e000467.

11. Stein C, Burtey S, Mancini J, et al. Acute kidney injury in patients treated with anti-programmed death receptor-1 for advanced melanoma: a real-life study in a single-centre

cohort [J]. Nephrol Dial Transplant, 2021, 36 (9): 1664-1674.

12. Liu F, Wang Z, Li X, et al. Comparative risk of acute kidney injury among cancer patients treated with immune checkpoint inhibitors [J]. Cancer Communications, 2023, 43 (2): 214-224.

13. Cortazar FB, Marrone KA, Troxell ML, et al. Clinicopathological features of acute kidney injury associated with immune checkpoint inhibitors [J]. Kidney Int, 2016, 90 (3): 638-647.

14. Mamlouk O, Selamet U, Machado S, et al. Nephrotoxicity of immune checkpoint inhibitors beyond tubulointerstitial nephritis: single-center experience [J]. J Immunother Cancer, 2019, 7 (1): 2.

15. Baker ML, Yamamoto Y, Perazella MA, et al. Mortality after acute kidney injury and acute interstitial nephritis in patients prescribed immune checkpoint inhibitor therapy [J]. J Immunother Cancer, 2022, 10 (3): e004421.

16. Izzedine H, Gueutin V, Gharbi C, et al. Kidney injuries related to ipilimumab [J]. Invest New Drugs, 2014, 32 (4): 769-773.

17. Wanchoo R, Karam S, Uppal NN, et al. Adverse renal effects of immune checkpoint inhibitors: a narrative review [J]. Am J Nephrol, 2017, 45 (2): 160-169.

18. Chen G, Qin Y, Fan QQ, et al. Renal adverse effects following the use of different immune checkpoint inhibitor regimens: a real-world pharmacoepideminology study of post-marketing surveillance data [J]. Cancer Medicine, 2020, 9 (18): 6576-6585.

19. Liu K, Qin Z, Xu X, et al. Comparative risk of renal adverse events in patients receiving immune checkpoint inhibitors: a Bayesian network meta-analysis [J]. Front Oncol, 2021, 11: 662731.

20. Gupta S, Short SAP, Sise ME, et al. Acute kidney injury in patients treated with immune checkpoint inhibitors [J]. J Immunother Cancer, 2021, 9 (10): e003467.

21. Koks MS, Ocak G, Suelmann BBM, et al. Immune checkpoint inhibitor-associated acute kidney injury and mortality: an observational study [J]. PLoS One, 2021, 16 (6): e0252978.

22. Tivol EA, Borriello F, Schweitzer AN, et al. Loss of CTLA-4 leads to massive lymphoproliferation and fatal multiorgan tissue destruction, revealing a critical negative regulatory role of CTLA-4 [J]. Immunity, 1995, 3 (5): 541-547.

23. Ding H, Wu X, Gao W, et al. PD-L1 is expressed by human renal tubular epithelial cells and suppresses T cell cytokine synthesis [J]. Clin Immunol, 2005, 115 (2):

184-191.

24. 金是，沈子妍，李捷，等. 免疫检查点抑制剂相关肾损伤的临床病理学表现：一项单中心回顾性队列研究［J］. 上海医学，2021，44（9）：654-660.

25. Sprangers B，Leaf DE，Porta C，et al. Diagnosis and management of immune checkpoint inhibitor-associated acute kidney injury［J］. Nat Rev Nephro，2022，18（12）：794-805.

26. Manohar S，Kompotiatis P，Thongprayoon C，et al. Programmed cell death protein 1 inhibitor treatment is associated with acute kidney injury and hypocalcemia：meta-analysis［J］. Nephrol Dial Transplant，2019，34（1）：108-117.

27. Perazella MA. Kidney biopsy should be performed to document the cause of immune checkpoint inhibitor-associated acute kidney injury：commentary［J］. Kidney360，2020，1（3）：166-168.

28. Brahmer JR，Lacchetti C，Schneider BJ，et al. Management of immunerelated adverse events in patients treated with immune checkpoint inhibitor therapy：American society of clinical oncology clinical practice guideline［J］. J Clin Oncol，2018，36（17）：1714-1768.

29. Vanoverbeke L，Sprangers B. Management of checkpoint inhibior-associated renal toxicities［J］. Expert Rev Qual Life Cancer Care，2017，2（4）：215-223.

30. Schneider BJ，Naidoo J，Santomasso BD，et al. Management of immune-related adverse events in patients treated with immune checkpoint inhibitor therapy：ASCO guideline update［J］. J Clin Oncol，2021，39（36）：40734126.

31. Thompson JA，Schneider BJ，Brahmer J，et al. Management of immunotherapy-related toxicities，Version 1.2022，NCCN Clinical Practice Guidelines in Oncology［J］. J Natl Compr Canc Netw，2022，20（4）：387-405.

第二节 典型病例

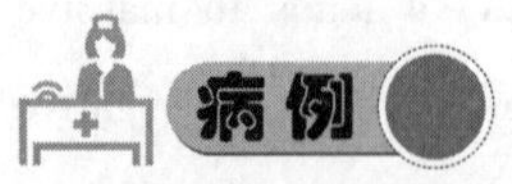

患者，男，57岁。“诊断肺癌 2^{+} 年，靶向治疗后进展化疗后20天，Scr升高1天”，于2021年4月8日入院。

1．现病史

2+年前（2019 年 3 月）患者因胸腔积液在外院行 PET-CT：①右肺上叶前段纵隔结节状软组织密度影（最大约 2.9cm），FDG 代谢异常增高，最大标准摄取值（SUV_{max}）7.40，考虑周围型肺癌。②右肺叶间裂不规则增厚并多发结节影，右胸膜散在结节影并胸腔积液，FDG 代谢增高，考虑转移。③右肺门及纵隔多发淋巴结肿大（最大约 1.5cm），部分病灶 FDG 代谢增高，SUV_{max} 3.90，考虑转移。④左肾小结节。2019 年 3 月 25 日行胸腔镜检查，镜下见右壁层胸膜可见散在结节状新生物，活检：右胸膜转移性肺腺癌，Ki-67（80%+）、NapsinA（+）、TTF1（+）、WT-1（-）；右胸腔积液查见腺癌细胞。患者无手术指征，送检外周血及胸膜组织 NGS 基因检测：*EGFR* 19 号外显子框内缺失突变（p. Leu747_ Ser752del）、*EGFR* 基因拷贝数扩增、*MYC* 基因拷贝数扩增、*TP*53 基因突变。患者遂于 2019 年 4 月开始口服“吉非替尼”靶向治疗。期间于外院门诊随访（具体不详）。2019 年 12 月患者再次复查胸部 CT：右胸膜及叶间裂结节增大，右胸腔出现积液伴右肺下叶部分不张，左肺下叶炎症略增多。考虑病情进展、吉非替尼耐药，予胸腔积液引流，行胸腔积液、血液 NGS 基因检测：*EGFR* 19 号外显子框内缺失突变、20 号外显子 *T790M* 突变，仍伴有 *MYC* 拷贝数扩增、*TP*53 基因突变，换用“奥希替尼”继续靶向治疗。复查胸部 CT（2020 年 6 月 23 日）：肺部病灶较前仍继续增大。考虑缓慢进展，患者坚持继续口服奥希替尼靶向治疗。2020 年 9 月 2 日因双肺内病灶、淋巴结、胸壁病灶明显增大增多，患者自愿参加“评估信迪利单抗±IBI305 联合培美曲塞和顺铂用于经表皮生长因子受体酪氨酸激酶抑制剂（EGFR-TKI）治疗失败的 *EGFR* 突变的局部晚期或转移性非鳞非小细胞肺癌患者的有效性和安全性的随机、双盲、多中心Ⅲ期临床研究”（ORIENT-31，项目编号：CIBI338A301）。做完前期准备工作（肾功能正常），于 2020 年 9 月 30 日、2020 年 10 月 22 日、2020 年 11 月 12 日、2020 年 12 月 3 日予 1～4 周期培美曲塞+顺铂+信迪利单抗/安慰剂+IBI305 注射液/安慰剂方案治疗，过程顺利；于 2020 年 12 月 24 日、2021 年 1 月 14 日、2021 年 2 月 4 日、2021 年 2 月 25 日、2021 年 3 月 18 日予 1～5 周期培美曲塞+信迪利单抗/安慰剂+IBI305 注射液/安慰剂方案维持治疗，期间影像学总体疗效评价为 PR。2021 年 4 月 1 日左右患者逐渐出现食欲减退、恶心、进食后易呕吐，口服昂丹司琼无明显缓解，近 1+周尿量减少，2021 年 4 月 7 日返四川省肿瘤医院门诊检查。肾功能：Scr 655μmol/L，尿酸 568μmol/L，尿素 26.00mmol/L；甲状腺功能：FT_3 1.79pg/mL，余正常；尿常规：尿蛋白（+）。

2．既往史

患者有高血压病、2 型糖尿病、冠心病病史。

3．入院前诊断

①右肺腺癌伴肺门及纵隔淋巴结、肺内、胸膜转移靶向治疗后进展伴双侧锁骨上及

腹腔淋巴结、肝、肾上腺、肾、脑、骨转移化疗后［Ⅳ期，EGFR（+）］；②急性肾损伤：ICIs 相关肾炎可能性最大；③贫血。

4．入院后诊疗经过

紧急揭盲结果示患者分组为“信迪利单抗+IBI305+培美曲塞+顺铂”。积极予以糖皮质激素、补液利尿等对症支持治疗，患者肾功能转归情况见表 6-4。

表 6-4　病例 1 肾功能转归情况

时间	内生肌酐清除率（mL/min）	尿素（mmol/L）	Scr（μmol/L）	糖皮质激素治疗方案
2021 年 3 月 16 日	99.00	4.06	71	
2021 年 4 月 7 日	7.39	26.00	655	
2021 年 4 月 8 日	8.20	26.16	601	甲基泼尼松龙 60mg q12h
2021 年 4 月 9 日	13.25	18.90	404	甲基泼尼松龙 50mg q12h
2021 年 4 月 11 日	33.19	9.78	189	
2021 年 4 月 13 日	/	/	/	甲基泼尼松龙 40mg q12h
2021 年 4 月 14 日	56.91	6.80	121	
2021 年 4 月 17 日	73.25	9.27	98	
2014 年 4 月 18 日起	/	/	/	泼尼松龙 75mg/d，逐渐减量到停药，总疗程 5 周
2021 年 5 月 7 日	73.43	7.93	98	

第七章　免疫检查点抑制剂相关内分泌毒性

第一节　概述

内分泌功能紊乱是 ICIs 治疗引起内分泌腺体受损最常见的结果，包括甲状腺功能紊乱（thyroid dysfunction，TD）、垂体功能减退（hypopituitarism）、原发性肾上腺功能减退（primary adrenal insufficiency，PAI）、糖尿病（diabetes mellitus，DM）等。

一、甲状腺炎与甲状腺功能紊乱

1. 流行病学与可能的危险因素

ICIs 相关甲状腺毒性是第二常见的 irAEs，可表现为甲状腺功能减退症、甲状腺毒症、无痛性甲状腺炎，甚至甲状腺风暴等。与 CTLA-4 抑制剂相比，PD-1/PD-L1 抑制剂相关甲状腺炎和甲状腺功能紊乱发生率更高，约 10% 左右，甲状腺功能减退症的发生率更高。研究表明帕博利珠单抗引起甲状腺功能紊乱的发生率为 8.5%（95% *CI* 7.5% ~9.7%）、纳武利尤单抗为 8.0%（95% *CI* 6.4% ~9.8%）、阿替利珠单抗为 6.0%（95% *CI* 4.2% ~8.4%）、阿维鲁单抗（avelumab）为 5.5%（95% *CI* 4.4% ~6.8%）、度伐利尤单抗为 4.7%（95% *CI* 2.5% ~8.8%），相较而言，CTLA-4 抑制剂伊匹木单抗引起甲状腺功能紊乱的发生率为 3.8%（95% *CI* 2.6% ~6%），低于 PD-1/PD-L1 抑制剂。接受 PD-1 抑制剂治疗的患者中，39.0% ~54.2% 至少发生 1 次 irAEs，其中最常见的是甲状腺功能减退症，而甲状腺功能亢进症仅发生在 1.0% ~4.7% 的患者中，且几乎都为一过性。当 CTLA-4 抑制剂联合 PD-1/PD-L1 抑制剂时（伊匹木单抗联合纳武利尤单抗），甲状腺功能减退症和无痛性甲状腺炎的发生率升高，分别是 22% 和 9%。无论是甲状腺功能亢进症还是甲状腺功能减退症，对症治疗患者症状缓解后，都可以继续应用 ICIs。

使用 ICIs 治疗后出现甲状腺功能减退症的中位时间大概是用药后的 6 周。值得注意的是，研究发现，帕博利珠单抗治疗后出现甲状腺功能减退症的患者总生存期更长（危险比 0.29；95% *CI* 9% ~94%；$P=0.04$）。与此类似，有研究发现 ICIs 治疗后出现 TgAb 升高的患者总生存期更长。

此外，甲状腺激素水平正常的 Graves 病和其他罕见的内分泌毒性也有个案报道。

2．发病机制

ICIs 相关甲状腺毒性可能与体液免疫、细胞因子、血小板计数、PD-L1 多态性等因素相关。有研究发现，IL-1β、IL-2、巨细胞集落刺激因子（GM-CSF）、IL-8 和单核细胞趋化蛋白-1（MCP-1）等细胞因子的浓度与 ICIs 相关甲状腺毒性相关，基线血清 IL-1β、IL-2 和 GM-CSF 浓度高，IL-8、GM-CSF 和 MCP-1 浓度的早期降低，都与 ICIs 相关甲状腺毒性的发生显著相关。多项研究对 ICIs 相关甲状腺毒性与自身抗体间的关系进行了探索，发现 ICIs 相关甲状腺毒性患者中，13%～70% 存在自身抗体，即 TgAb 和（或）TPOAb。一项回顾性研究发现治疗前血小板减少的患者，使用 ICIs 后出现 ICIs 相关甲状腺毒性的比例更高。有报道称，*PD-L1* 基因中的 3 个单核苷酸多态性（single nucleotide polymorphism，SNP）位点增加了患者对 Addisons 病和 Graves 病的易感性。其具体机制及其是否可作为有效的预测标志物，尚有待更多研究加以阐释和验证。

3．临床表现

ICIs 相关甲状腺炎和甲状腺功能紊乱通常没有特异性体征和（或）症状，往往需要进行甲状腺激素检查才能发现，有时患者可能会出现喉咙痛、心悸及其他甲状腺功能亢进症相关症状。

甲状腺功能亢进症或甲状腺毒症，往往是一过性的，多因炎症细胞浸润，甲状腺细胞被破坏，导致甲状腺激素的一过性释放，从而引起一过性的甲状腺功能亢进症表现，进而出现甲状腺激素减少、甲状腺功能减退症的表现。ICIs 相关 Graves 病也有个案报道，主要表现为弥漫性甲状腺肿、甲状腺毒症、突眼等；但与自发性 Graves 病相比，ICIs 相关 Graves 病很少见自身免疫性甲状腺毒症与突眼同时出现，突眼的发生与甲状腺功能亢进症相关。多数 ICIs 相关甲状腺毒性的严重程度为 1～2 级，患者没有或表现为轻中度症状，严重症状如甲状腺危象、黏液性水肿和昏迷比较少见。促甲状腺激素受体抗体（thyrotrophin receptor antibody，TRAb）在 Graves 病中的致病作用已得到充分证实，高达 95% 的自发性病例中 TRAb 呈阳性；然而 Brancatella 等却发现仅有 CTLA-4 抑制剂相关 Graves 病呈现 TRAb 阳性。

ICIs 相关甲状腺毒性的临床表现与甲状腺炎有关，大部分患者主要表现为疲劳、情绪低落、体温低于正常值、记忆力减退、反应迟钝、嗜睡、轻度体重增加、便秘、食欲减退、腹胀等不典型表现，甚至可能因症状缺乏特异性或很轻微而漏诊。ICIs 相关甲状腺功能症减退症罕见出现痴呆、幻想、木僵、水肿、低血压等黏液性水肿表现。

4．辅助检查

一般通过实验室检测 TSH 和甲状腺激素水平来确诊，因此在开始 ICIs 治疗之前，应全面评估甲状腺功能，做好基线检查，然后在整个治疗期间，如患者无明显相关症状，每8周重新评估1次甲状腺功能。甲状腺相关抗体，如TgAb、TPOAb、TRAb可作为参考。甲状腺彩超可以作为基线、随访检查，同时还应对其他激素、电解质水平等进行检查。对出现心悸、乏力、水肿的患者，应完善心电图、心脏彩超等检查；如出现不明原因的突眼、上睑下垂，需要进行头部影像学检查。

5．诊断与鉴别诊断

1）诊断标准：目前尚无确切的ICIs相关甲状腺毒性的诊断标准，以下条件可供参考。应用ICIs后出现乏力、体重增加、畏寒、情绪低落等表现，同时存在血清TSH升高、FT_4下降，考虑诊断为ICIs相关甲状腺功能减退症，同时应注意鉴别中枢性甲状腺功能减退症的可能；当患者出现心悸、出汗、进食及排便次数增加、体重减轻等，同时存在血清TSH降低、FT_3/FT_4升高，则考虑诊断为ICIs相关甲状腺毒症。

2）鉴别诊断：甲状腺功能减退症是ICIs相关甲状腺毒性的常见类型，需要排除是否同时合并肾上腺功能不全；注意鉴别原发性甲状腺功能减退症（高TSH）与ICIs相关垂体炎引起的中枢性甲状腺功能减退症（低TSH）。值得注意的是，亚临床甲状腺功能亢进症可表现为TSH在正常范围内和FT_4降低，需要与垂体炎导致的中枢性甲状腺功能减退症鉴别。应考虑临床背景，借助FT_3水平做出诊断，如果FT_3水平升高，甲状腺功能亢进症的可能性更大；反之，则怀疑垂体炎导致的中枢性甲状腺功能减退症，应进一步对垂体形态和垂体前叶功能做进一步评估，即行垂体MRI检查，监测垂体前叶分泌的相关激素水平，排除肾上腺、性腺功能紊乱。对于甲状腺毒症，TgAb、TPOAb、TRAb、摄碘率的测定及甲状腺超声等辅助检查有助于进一步确定病因。

6．严重程度分级

1）甲状腺功能减退症的分级标准见表7-1。

表7-1　甲状腺功能减退症的分级标准

分级	表现
1级	TSH＜10mIU/L，且无症状
2级	有症状，但不影响日常活动或TSH≥10mIU/L
3级	症状严重，日常活动受限
4级	危及生命，黏液性水肿、昏迷

2）甲状腺功能亢进症的分级标准见表7-2。

表7-2　甲状腺功能亢进症的分级标准

分级	表现
1级	无症状或轻微症状
2级	有症状，不影响日常活动

续表

分级	表现
3 级	症状严重，日常活动受限
4 级	危及生命，甲状腺功能亢进危象

7. 治疗

依据 CTCAE 5.0 对不同级别的 ICIs 相关甲状腺毒性进行分级处理。

1）甲状腺功能亢进症的治疗。

1～2 级甲状腺功能亢进症不需要停用 ICIs，可根据患者是否有心悸决定是否给予美托洛尔（倍他乐克）对症治疗。

3 级甲状腺功能亢进症则应中断 ICIs 治疗，开始口服泼尼松龙或静脉给予甲基泼尼松龙［1～2 mg/(kg · d)］治疗，同时给予美托洛尔等药物进行对症治疗。如果出现严重的突眼、心脏毒性等考虑诊断 Graves 病时，可考虑抗甲状腺治疗（如甲巯咪唑、卡比咪唑或丙硫氧嘧啶），因为 ICIs 相关甲状腺功能亢进症的病因是甲状腺炎，甲状腺细胞被破坏导致甲状腺激素大量释放，而非甲状腺激素分泌过多，因此抗甲状腺治疗应慎重进行，需密切监测甲状腺激素水平，通常是每 2～3 周监测 1 次 TSH、FT_4。ICIs 相关甲状腺功能亢进症通常很快会转变为甲状腺功能减退症。

4 级甲状腺功能亢进症建议停止 ICIs 治疗，尽快开始甲基泼尼松龙［1～2mg/(kg · d) ivgtt，持续 3 天］治疗，之后序贯泼尼松龙［1～2mg/(kg · d) po］，该方案对于突眼、心脏毒性的治疗效果确切，应尽早开始；但糖皮质激素并不能改善甲状腺功能紊乱的进程，因此不推荐常规使用。甲状腺功能亢进症往往是一过性的，因此必须尽早发现症状性甲状腺功能减退症（通常表现为 TSH 升高、FT_4降低），或亚临床甲状腺功能减退症（表现为 TSH 升高、FT_4在正常范围内）。

2）甲状腺功能减退症的治疗：对于有甲状腺功能减退症的患者或 TSH≥10mIU/L 的亚临床甲状腺功能减退症患者，应给予甲状腺激素替代治疗。推荐选择左甲状腺素，以低剂量起始，通常对没有心血管基础疾病的年轻人，建议从 0.8mg/kg 起始，否则应从更小的剂量起始。激素替代治疗期间监测甲状腺功能，根据结果调整左甲状腺素剂量。需要注意的是，由于甲状腺素可能增加糖皮质激素的代谢，因此应检查糖皮质激素水平，如同时合并糖皮质激素缺乏的情况，应增加糖皮质激素的补充。

是否停用 ICIs 与患者不良反应的级别、不良反应缓解情况有关，ICIs 的重启则根据患者不良反应的恢复情况而定，通常只要治疗有效、不良反应好转都可以重启 ICIs 治疗。ICIs 相关甲状腺炎有自愈的可能。

二、垂体炎与垂体功能减退

1．流行病学

垂体炎是一种罕见的疾病，它在手术治疗的垂体病变中的占比低于1%。然而，关于ICIs相关垂体炎发生率各研究报道不一，较高的为8.0%～11.7%。其中CTLA-4抑制剂相关垂体炎较PD-1/PD-L1抑制剂相关垂体炎的发生率更高，尤其是伊匹木单抗，其导致的垂体炎发生率约为10%，曲美木单抗（tremelimumab）导致的垂体炎发生率为0.4%～5.0%，而纳武利尤单抗或帕博利珠单抗导致的垂体炎发生率均<1%。

药物剂量、联合治疗等均可能影响垂体炎的发生风险。低剂量（<3mg/kg）、较高剂量（3～9mg/kg）的伊匹木单抗，垂体炎发生率分别是1.8%～3.3%和4.9%～17.0%。ICIs与前列腺癌疫苗、前列腺特异性抗原疫苗等联合应用，3级以上垂体炎的发生风险增高；不同类型的ICIs联用，如CTLA-4抑制剂和PD-1/PD-L1抑制剂联用，可能增高垂体炎发生风险。

从发病人群方面看，与特发性垂体炎不同，ICIs相关垂体炎更容易发生在老年、男性患者。Faje等对154位伊匹木单抗治疗的晚期恶性黑色素瘤患者进行纵向观察性研究，发现男性、年龄较大是伊匹木单抗相关垂体炎的危险因素，中位高危年龄是（68.2±2.4）岁（P=0.005）；男女发病比例约4∶1。ICIs相关垂体炎最常造成垂体前叶病变，进而引起：①ACTH缺乏，即中枢性肾上腺功能不全，如未能及时诊治，可危及患者生命；②TSH缺乏，即中枢性甲状腺功能减退症；③促卵泡激素（follicle-stimulating hormone，FSH）和黄体生成素（luteinizing hormone，LH）缺乏，即促性腺功能减退症；④生长激素（growth hormone，GH）及催乳素（prolactin）异常，较为少见；⑤抗利尿激素减少，即尿崩症，罕见。其中ACTH缺乏和（或）TSH缺乏的发生率最高。50%～60%出现TSH、GH缺乏的患者，垂体-甲状腺轴和垂体-性腺轴功能可自行恢复，大部分出现ACTH缺乏的患者，垂体-肾上腺轴功能不能恢复，需要终身激素替代治疗。有研究发现，ICIs治疗出现垂体炎的患者较没有出现垂体炎的患者而言，中位生存时间更长。

2．发病机制

有研究认为CTLA-4抑制剂可以诱发机体对垂体前叶的Ⅱ型、Ⅳ型过敏反应。研究发现，CTLA-4蛋白在鼠和人的垂体腺上皮表达，反复注射CTLA-4抑制剂，导致抗原抗体反应，进而出现垂体炎；抗体依赖细胞介导的细胞毒作用和补体途径，诱导垂体自身免疫反应，影响垂体功能，目前对自身免疫性垂体炎的机制研究中，都观察到垂体炎症细胞渗出增加，其中T细胞、B细胞都参与了自身免疫反应；但尚未发现具有特异性的蛋白、直接的抗原和抗体在垂体腺上皮结合的证据，其中的具体机制有待进一步研究。在 Lin 等的研究中，通过动物实验发现出现自身免疫性垂体炎的鼠体内，可能存在以下几种现象：在发生炎症反应的垂体中通过免疫染色发现抗原提呈细胞（树突状细胞）、T 细胞，且通过细胞因子芯片技术，发现 IFN-γ、IL-17 水平显著升高（分别升高 15.8 倍、58.2 倍），其他如 IL-3、γ 干扰素诱导核蛋白因子（MIG）、IL-6 等细胞因子水平也有不同程度的升高；在垂体中发现 T 细胞、B 细胞浸润并明显增殖，该现象可持续数月之久。Tahir 等通过重组 cDNA 表达的高通量血清学分析、酶联免疫吸附试验等技术，发现、验证抗鸟嘌呤核苷酸结合蛋白 G（olf）亚单位 α［guanine nucleotide-binding protein G（olf）subunit α，GNAL］抗体、抗整体膜蛋白 2B（integral membrane protein 2B，ITM2B）抗体与 ICIs 相关垂体炎相关，抗 GNAL 抗体、抗 ITM2B 抗体可能可作为 ICIs 相关垂体炎的随访指标，前者可能还具有对 ICIs 相关垂体炎的预测潜能。上述研究结果有待更多试验、临床实践加以验证。

3．临床表现

ICIs 相关垂体毒性的临床表现多不典型且比较轻微，常常以头痛、乏力作为首发症状，伴随激素紊乱。其他诸如厌食、虚弱、头晕、性欲减退、腹泻、幻觉、多尿、多饮、记忆力减退、勃起功能障碍、畏寒、失眠、恶心等症状，都是非特异性的，而视觉症状很少出现。如出现严重电解质平衡紊乱，特别是低钠血症、脱水等，则要立即进一步完善各神经内分泌轴的评估，尤其是肾上腺轴的评估，因为未经治疗的肾上腺功能减退死亡风险高。ICIs 相关垂体炎通常在伊匹木单抗（单药或联合用药后）治疗后 9～12 周、PD-1/PD-L1 抑制剂治疗后约 26 周出现，也有用药后 19 个月出现垂体炎的报道，因此长时间的监测、随访很有必要。

ICIs 相关垂体炎患者出现垂体前叶功能减退症比尿崩症更常见，其中 ACTH 和（或）TSH 缺乏最常见；催乳素水平升高或降低、促性腺功能减退和低水平胰岛素样生长因子 1（IGF1）等也有被报道。因此在治疗开始前应该对各神经内分泌轴进行基线评估；在治疗过程中，注意观察可能与垂体炎相关的症状（低血糖、头痛、虚弱、恶心、疲劳、低血压），每个治疗周期前评估血糖、TSH、FT_4、电解质、清晨皮质醇（早晨 8～9 时）等。一旦出现头痛、视觉症状，应尽快完善垂体 MRI，并且对所有神经内分泌轴进行检查，尽快联合内分泌科医师开始积极治疗。

4．辅助检查

垂体 MRI 检查对 ICIs 相关垂体炎很灵敏，垂体增大的影像学表现可早于临床垂体炎的确诊，通常表现为垂体轻中度增大、垂体柄增厚、呈均匀或不均匀对比增强，但需要排除垂体转移癌、原发病变等。因此，建议接受 ICIs 治疗的患者动态监测垂体 MRI，可辅助预测垂体功能减退的发生。然而，ICIs 相关垂体炎的影像学改变持续时间比较短暂，可能在临床确诊时影像学改变已经消失，糖皮质激素治疗后 1～8 周，增大的垂体可恢复到原来大小。因此，若患者垂体影像学表现正常，并不能排除 ICIs 相关垂体炎的可能，诊断应以临床症状和实验室检查为首要依据。

5. 诊断标准

目前尚缺乏确切的诊断标准，建议参考以下两条标准：①有明确的 ICIs 使用史，且垂体炎发病在使用药物之后。②若在用药前基线垂体功能正常，用药后垂体激素缺乏≥1 种（必须有 TSH 或 ACTH 缺乏）且存在垂体 MRI 异常；或用药后垂体激素缺乏≥2 种（必须有 TSH 或 ACTH 缺乏），以及有头痛和其他症状。

6. 严重程度分级

垂体炎严重程度分级见表 7-3。

表 7-3　垂体炎严重程度分级

分级	表现
1 级	无症状或轻度症状
2 级	轻、中度症状，自理能力轻度受损
3 级	重度症状，自理能力严重受损
4 级	危及生命

7. 治疗

1 级（轻度）垂体炎患者无需停止 ICIs 治疗，观察临床症状变化，无需干预或对症治疗。

2 级垂体炎患者无需停止 ICIs 治疗，应对受损的神经内分泌轴进行评估，并开始相应的激素替代治疗。

3 级及以上的垂体炎患者，应暂停 ICIs 治疗，并使用高剂量泼尼松龙［0.5～2mg/(kg・d)］或等效剂量的其他糖皮质激素治疗，随着临床症状的改善，逐渐减量至生理替代剂量。在内分泌科医师的协助下，进行受损神经内分泌轴的激素替代治疗，并加强随访。随着疾病的好转，糖皮质激素过渡到生理替代剂量的氢化可的松或泼尼松龙。一旦达到临床症状改善且毒性为 1 级或以下，可以重启 ICIs 治疗，并继续相应的激素替代治疗。促甲状腺素轴和促性腺激素轴功能可能恢复，但 ACTH 轴功能恢复并不常见。有研究者认为低水平的催乳素可能预示着受损神经内分泌轴功能难以恢复。

三、糖尿病

1. 流行病学与可能的发病机制

ICIs 相关糖尿病的发生率较低（<1%），且约 98% 见于 PD-1/PD-L1 抑制剂治疗后。约 80% ICIs 相关糖尿病会表现为快速进展的糖尿病酮症酸中毒（DKA）。ICIs 相关

糖尿病通常是不可逆的，需要密切观察、及时诊治、长期随访管理。胰岛 β 细胞表面表达 PD-L1 信号，PD-1/PD-L1 抑制剂通过抑制 PD-1/PD-L1 信号通路，导致 $CD4^+T$ 细胞和 $CD8^+T$ 细胞增殖，诱导自身免疫应答，增加自身反应性 T 细胞浸润和破坏胰腺的倾向。尽管纳武利尤单抗诱导 1 型糖尿病（T1DM）的确切机制尚未完全了解，但有学者推测，活化的 $CD8^+T$ 细胞会引起对胰岛 β 细胞的自身免疫反应，进而破坏胰岛 β 细胞导致胰岛素耗竭。研究显示，ICIs 相关糖尿病的发生可能与人类白细胞抗原（human leukocyte antigen，HLA）DR4 高表达、抗谷氨酸脱羧酶抗体（anti-glutamic acid decarboxylase antibodies，GAD antibody，GAD 抗体）阳性有关。

尽管 ICIs 相关糖尿病患者的许多生化检查结果和临床特征与散发性 T1DM 相似，但发病时的中位年龄却明显更高，约在 66 岁，最常见的发病时间为 ICIs 治疗后 1～17 周，也有报道少部分患者在 ICIs 停药数月后出现糖尿病。

此外，ICIs 治疗后常会出现一位患者患多种内分泌疾病的情况，这与 1962 年 Schmidt 首次描述的自身免疫性多内分泌综合征（autoimmune polyendocrine syndrome，APS）很类似，ICIs 治疗后的患者有时可能发展成Ⅱ型自身免疫性多内分泌综合征（APS-2），主要表现为具有以下两种或三种内分泌疾病：自身免疫性甲状腺疾病、T1DM、肾上腺功能不全。APS-2 是一种多基因疾病，其特征是血液中的自身抗体增加和受损腺体中明显淋巴细胞浸润，导致多个内分泌腺体衰竭。目前认为 CTLA-4 或 HLA-DR3-DQ2 和 HLA-DR4-DQ8 突变都会增加罹患 APS-2 的风险。Zhao 等通过系统评价的方法，探索了 ICIs 相关内分泌毒性与 APS-2 的关系，从 ICIs 治疗开始到出现 APS-2 是很突然的，且发展迅速，甚至危及患者生命，可能出现肾上腺危象和严重的 DKA 等。APS-2 的风险人群也可能是 ICIs 治疗后出现严重内分泌毒性的风险人群，这还需要更多的临床实践和研究加以验证。

2. 临床表现

ICIs 相关糖尿病患者往往急性起病，从正常血糖到高血糖快速进展，这可能与胰岛 β 细胞的快速丢失有关。ICIs 相关糖尿病的临床表现主要为高血糖相关的症状，如多尿、烦渴、疲乏、体重减轻；以及 DKA 的相关症状，如恶心、呕吐、腹痛、呼吸急促、嗜睡、麻痹、癫痫发作或昏迷等。在高血糖症最初发作时，88% 的患者随机胰岛素、C 肽水平迅速下降，糖化血红蛋白水平与新发 T1DM 患者相似，可能正常或升高，约一半患者出现胰岛素抗体阳性。由于血糖的快速升高，患者可表现出明显的多饮、多尿和体重减轻，甚至如恶心、呕吐、昏迷等 DKA 症状。ICIs 相关糖尿病可能表现为突然暴发的 T1DM，也可能表现为既往 2 型糖尿病（T2DM）的恶化，因此对接受 ICIs 治疗的患者，开始治疗前、治疗期间、治疗后，都应该对患者血糖、糖化血红蛋白进行评估和随访，一旦出现高血糖症、DKA 等相关症状，应及时检查并给予血糖监控。

3. 辅助检查

开始 ICIs 治疗前，应对患者的血糖、糖化血红蛋白等进行基线评估，之后每个治疗周期都应进行监测。糖化血红蛋白可以反映患者前 8～12 周的血糖水平，受检查时血糖影响小，因此对 T2DM 患者需常规监测糖化血红蛋白，有助于鉴别诊断、降血糖治疗期间的疗效评估等。如果患者出现高血糖症、DKA 的可疑症状，应尽快完善血糖、胰岛素分泌、血清 C 肽、血清淀粉酶、胰岛自身抗体［如 GAD 抗体、胰岛细胞抗原 2（islet antigen-2，IA2）抗体、锌转运体 8（zinc transporter 8，ZnT8）抗体等］检查。此外，电解质、血气分析、肾功能、尿液分析、胰腺影像学检查（如彩超、CT、MRI）等，都应该酌情开展。

4. 严重程度分级

ICIs 相关糖尿病严重程度分级见表 7-4。

表 7-4　ICIs 相关糖尿病严重程度分级

分级	症状	空腹血糖
1 级	无症状或轻度症状，没有酮症及自身免疫性糖尿病的证据	大于正常上限，但<8.9mmol/L
2 级	中度症状，能够进行日常活动；有酮症或自身免疫性糖尿病的证据	8.9～13.9mmol/L
3 级	症状严重，无法进行日常活动，可能危及生命	13.9～27.8mmol/L
4 级	症状严重，无法进行日常活动，危及生命	>27.8mmol/L

5. 治疗

1 级糖尿病在监测、控制好血糖的情况下，无需停止 ICIs 治疗。

2 级及以上糖尿病则应联合内分泌科医师进行治疗决策，预防、及时处理 DKA。一旦出现 DKA 应尽快使用胰岛素降血糖、液体复苏、纠正电解质平衡紊乱、纠正酸碱平衡紊乱等。对糖尿病的治疗，指南推荐糖化血红蛋白控制在 8.0% 以下即可，因糖皮质激素可能增加血糖控制难度、增加感染风险等，故不推荐使用糖皮质激素。对患者进行规范的糖尿病治疗和管理，定期复查、随访，监测糖化血红蛋白水平，一旦出现低血糖应对治疗方案进行调整，定期对全身微血管、大动脉等进行监测评估。部分案例报道 ICIs 停药后仍出现了 ICIs 相关糖尿病，因此凡接受 ICIs 治疗的患者，都应常规定期检查血糖水平。当不良反应降至 1 级时，可以考虑重启 ICIs 治疗。

四、肾上腺炎与原发性肾上腺功能减退

1. 流行病学

ICIs 相关肾上腺炎（adrenitis）和原发性肾上腺功能减退（PAI）虽有报道，但发生率很低，单药 ICIs 治疗的 PAI 发生率为 1%～2%，联合治疗的发生率为 4%～8%。

Grouthier 等开展的一项大型临床观察性研究发现，PAI 发生率约为 0.9%，男性居多（约占 58.1%），中位年龄约 66 岁；其中恶性黑色素瘤患者占整个研究的 41.2%，肺癌患者占 28.6%。ICIs 相关肾上腺炎和 PAI 常常发生在 ICIs 治疗后数周或停药后，虽然发生率低，但往往存在潜在致命风险。ICIs 相关 PAI 往往不是单独存在，其中合并甲状腺功能减退症、T1DM、垂体炎的比例分别是 66.7%、44.4%、33.3%。

2．诊断与鉴别诊断

肾上腺包括两个不同的解剖和功能部分：皮质和髓质。肾上腺皮质主要产生糖皮质激素（以皮质醇为主）、盐皮质激素（以醛固酮为主）和雄激素（主要是脱氢表雄酮和雄烯二酮）。糖皮质激素影响免疫、代谢和认知功能；盐皮质激素调节细胞膜上电解质跨膜运输，特别是调节肾的保钠排钾功能。肾上腺髓质主要分泌儿茶酚胺（肾上腺素居多，去甲肾上腺素次之），在交感神经系统中起核心作用，协助机体应对急性应激状态。ICIs 相关 PAI 不同于中枢性肾上腺功能减退，应注意鉴别：PAI 因为 ICIs 引起的自身免疫性反应造成双侧肾上腺炎，继而导致肾上腺皮质、髓质破坏和（或）损害，表现为皮质激素、儿茶酚胺的缺乏，因糖皮质激素减少，反馈性引起 ACTH 的升高；而中枢性肾上腺功能减退则是因为垂体炎导致 ACTH 原发性减少，进而导致肾上腺皮质激素分泌减少，表现为糖皮质激素、盐皮质激素分泌减少，间接影响儿茶酚胺的分泌，即皮质激素、ACTH 都减少。

除此之外，要诊断 ICIs 相关 PAI 还需要与炎症、肿瘤转移、激素治疗等病因进行鉴别，其症状呈非特异性，包括疲劳、乏力、直立性低血压、厌食、体重减轻等，严重时可引发肾上腺危象，危及生命。最常出现低钠血症、高钾血症，较少出现低血糖和高钙血症。低钠血症与 ACTH 缺乏有关，也可由原发性肾上腺衰竭、盐皮质激素分泌减少引起。因此，当患者出现不明原因的低血钠，顽固且纠正困难时，应尽快进行皮质醇、醛固酮、ACTH 和肾素的测定，并及时进行激素补充或替代治疗。临床症状缺乏特异性的可疑患者，则应尽早进行影像学检查，如 CT、MRI、PET/CT 等。PET/CT 对肾上腺炎的诊断价值较高，当出现影像学可疑征象时，应通过 ACTH、皮质醇、醛固酮、肾素等检测，进一步评估肾上腺功能。

3．辅助检查

1）实验室检查：ICIs 相关肾上腺炎和 PAI 患者，糖皮质激素与盐皮质激素均分泌不足，清晨空腹皮质醇水平偏低，ACTH 升高，且皮质醇对 ACTH 兴奋试验的反应不足；醛固酮水平较低，血浆肾素水平升高；在电解质方面，常表现为低钠血症和高钾血症。因此如果怀疑 PAI，应完善 ACTH、皮质醇、醛固酮、电解质等检查。

2）影像学检查：ICIs 相关肾上腺炎的影像学诊断基于 ^{18}F-FDG PET/CT 扫描，可表现为双侧肾上腺增大、边界相对光滑、^{18}F-FDG 摄取增加。在 ICIs 治疗和恶性肿瘤的前提下，患者肾上腺功能减退的原因包括多种可能性，鉴别诊断十分重要。若由 ICIs 治疗引起，注意区分原发性和继发性。继发性肾上腺功能减退可由 ICIs 相关垂体炎或肿瘤转移至垂体、垂体其他病变等引起，生化检查提示 ACTH 降低，皮质醇、醛固酮和肾素分泌减少或无明显变化。此外，还可能因为肿瘤双侧肾上腺转移、双侧肾上腺出血等，导致肾上腺皮质破坏和功能受损，CT、MRI、PET/CT 等影像学检查有助于鉴别诱发 PAI 的病因。

4．治疗

当我们怀疑 ICIs 相关肾上腺炎和 PAI 时，应立即暂停 ICIs 治疗，并积极进行激素检查、影像学检查，请内分泌科医师会诊，并尽早开始皮质激素替代治疗（如糖皮质激素：泼尼松龙 5～10mg/d po，或每天清晨氢化可的松 10～20mg po、下午 5～10mg po；部分患者需要盐皮质激素：氟氢可的松 0.05～0.20mg/d，根据血压、血钾、肾素水平调整剂量）。治疗甚至可以早于确诊肾上腺皮质功能减退。判断患者是否存在其他合并症、机体是否处于应激状态，进而积极控制并发症、调整激素用量，当患者处于炎症、应激等状态时，不应继续应用日常生理替代量，而应增加皮质激素的剂量，通常为生理替代剂量的 2～3 倍。除非出现肾上腺危象，通常不推荐进行糖皮质激素冲击治疗。由于 ICIs 相关 PAI 往往不能逆转，因此需要终身治疗、随访，应与内分泌科医师共同管理这些患者，如佩戴健康手环（提示其为激素治疗患者）、注意防控感染、定期复查随访、出现应激状态时积极调整激素用量。对于激素替代治疗后病情稳定、ICIs 前期治疗有效的患者，可以酌情重启 ICIs 治疗。由于肾上腺炎和 PAI 可能出现在 ICIs 停药后，因此 ICIs 停药后至少随访 1 年。

五、结语与展望

免疫系统通过 T 细胞识别异己的肿瘤细胞抗原，进而激活免疫系统，杀死肿瘤细胞；传统的化疗、放疗等抗肿瘤治疗导致肿瘤细胞死亡，进而释放肿瘤抗原，树突状细胞对其进行抗原提呈，激活细胞免疫、体液免疫等，肿瘤特异性 T 细胞浸润恶性肿瘤组织，杀伤肿瘤细胞，促进其溶解，释放肿瘤抗原，这个过程不断循环，这就是免疫系统杀伤肿瘤的基础。但是随着肿瘤细胞的适应性变化，肿瘤细胞通过增强免疫检查点的免疫抑制活性，进而实现免疫逃逸。ICIs 则逆转了这一过程，成为抗肿瘤治疗新的重要手段，但其带来的自身免疫性不良反应可能成为影响患者生活质量、治疗耐受、疗效等的重要因素，严重的不良反应可能危及患者生命。对 irAEs，也应给予足够的重视，并通过多学科协作，总结更好的治疗方案，保障治疗安全、可控、可持续地进行。

ICIs 治疗后，0～29% 的患者可能出现内分泌毒性，包括垂体炎、甲状腺功能紊乱、T1DM 和肾上腺功能减退等。PD-1/PD-L1 信号通路调节肿瘤微环境和外周组织中的炎症反应，其激活发生在免疫反应的后期；CTLA-4 在 T 细胞对抗原反应的早期进行诱导，因此不同的药物作用机制可能导致内分泌毒性的发生率不同。目前对 ICIs 相关内分泌毒性具体的预测标志物、具体的发病机制尚不清楚，仍需要大量的研究加以探索。

ICIs 相关内分泌毒性的临床症状和体征因受累靶器官不同而异。irAEs 通常由患者的肿瘤科医师管理，但在复杂、难治的甲状腺功能紊乱、糖尿病、肾上腺功能减退、垂体炎等更具挑战性的情况下，内分泌科医师应参与患者的管理、治疗决策和随访。

对 irAEs 的机制、相应的预测指标仍有很多盲点，实际临床工作中，鉴别诊断亦存在诸多难点和疑惑。例如，临床遇到个别患者的具体情况与指南、大宗研究报道存在一定差异；irAEs 的发生与 ICIs 疗效之间的关系是偶然还是必然？肿瘤科医师如何才能更好地管理接受 ICIs 治疗的患者？ICIs 相关的临床问题，是否可以结合基础试验的方法进行探索？ICIs 与不同类别抗肿瘤治疗方法联用时，irAEs 是否也会存在差异？如何更好地预测 irAEs 并提前干预？应该相信，随着对疾病认识的深入，我们一定会更安全有效地应用 ICIs。

【参考文献】

1. Byun DJ, Wolchok JD, Rosenberg LM, et al. Cancer immunotherapy - immune checkpoint blockade and associated endocrinopathies [J]. Nat Rev Endocrinol, 2017, 13 (4): 195-207.

2. Joshi MN, Whitelaw BC, Palomar MT, et al. Immune checkpoint inhibitor-related hypophysitis and endocrine dysfunction: clinical review [J]. Clin Endocrinol, 2016, 85 (3): 331-339.

3. De Filette J, Andreescu CE, Cools F, et al. A systematic review and meta-analysis of endocrine-related adverse events associated with immune checkpoint inhibitors [J]. Horm Metab Res, 2019, 51 (3): 145-156.

4. Ryder M, Callahan M, Postow MA, et al. Endocrine-related adverse events following ipilimumab in patients with advanced melanoma: a comprehensive retrospective review from a single institution [J]. Endocr Relat Cancer, 2014, 21 (2): 371-381.

5. Corsello SM, Barnabei A, Marchetti P, et al. Endocrine side effects induced by immune checkpoint inhibitors [J]. J Clin Endocrinol Metab, 2013, 98 (4): 1361-1375.

6. Kotwal A, Kottschade L, Ryder M. PD- L1 inhibitor- induced thyroiditis is associated with better overall survival in cancer patients [J]. Thyroid, 2020, 30 (2): 177-184.

7. Osorio JC, Ni A, Chaft JE, et al. Antibody-mediated thyroid dysfunction during T-cell checkpoint blockade in patients with non-small-cell lung cancer [J]. Ann Oncol,

2017, 28 (3): 583-589.

8. Min L, Vaidya A, Becker C. Thyroid autoimmunity and ophthalmopathy related to melanoma biological therapy [J]. Eur J Endocrinol, 2011, 164 (2): 303-307.

9. Yano S, Ashida K, Sakamoto R, et al. Human leucocyte antigen DR15, a possible predictive marker for immune checkpoint inhibitor-induced secondary adrenal insufficiency [J]. Eur J Cancer, 2020, 130: 198-203.

10. De Filette J, Jansen Y, Schreuer M, et al. Incidence of thyroid-related adverse events in melanoma patients treated with pembrolizumab [J]. J Clin Endocrinol Metab, 2016, 101 (11): 4431-4439.

11. Mazarico I, Capel I, Gimenez-Palop O, et al. Low frequency of positive antithyroid antibodies is observed in patients with thyroid dysfunction related to immune check point inhibitors [J]. J Endocrinol Invest, 2019, 42 (12): 1443-1450.

12. Yamauchi I, Yasoda A, Matsumoto S, et al. Incidence, features, and prognosis of immune-related adverse events involving the thyroid gland induced by nivolumab [J]. PLoS One, 2019, 14 (5): e0216954.

13. Luo J, Martucci VL, Quandt Z, et al. Immunotherapy-mediated thyroid dysfunction: genetic risk and impact on outcomes with PD-1 blockade in non-small cell lung cancer [J]. Clin Cancer Res, 2021, 27 (18): 5131-5140.

14. Kurimoto C, Inaba H, Ariyasu H, et al. Predictive and sensitive biomarkers for thyroid dysfunctions during treatment with immune-checkpoint inhibitors [J]. Cancer Sci, 2020, 111 (5): 1468-1477.

15. Sznol M, Postow MA, Davies MJ, et al. Endocrine-related adverse events associated with immune checkpoint blockade and expert insights on their management [J]. Cancer Treat Rev, 2017, 58: 70-76.

16. Girotra M, Hansen A, Farooki A, et al. The current understanding of the endocrine effects from immune checkpoint inhibitors and recommendations for management [J]. JNCI Cancer Spectr, 2018, 2 (3): pky021.

17. Delivanis DA, Gustafson MP, Bornschlegl S, et al. Pembrolizumab-induced thyroiditis: comprehensive clinical review and insights into underlying involved mechanisms [J]. J Clin Endocrinol Metab, 2017, 102 (8): 2770-2780.

18. Chang LS, Barroso-Sousa R, Tolaney SM, et al. Endocrine toxicity of cancer immunotherapy targeting immune checkpoints [J]. Endocr Rev, 2019, 40 (1): 17-65.

19. Azmat U, Liebner D, Joehlin-Price A, et al. Treatment of ipilimumab induced

Graves' disease in a patient with metastatic melanoma [J]. Case Rep Endocrinol, 2016, 2016: 2087525.

20. Heath G, Airody A, Gale RP. The ocular manifestations of drugs used to treat multiple sclerosis [J]. Drugs, 2017, 77 (3): 303-311.

21. Alessandro B, Nicola V, Sandra B, et al. Graves' disease induced by immune checkpoint inhibitors: a case report and review of the literature [J]. Eur Thyroid J, 2019, 8 (4): 192-195.

22. Antonelli A, Ferrari SM, Fallahi P. Current and future immunotherapies for thyroid cancer [J]. Expert Rev Anticancer Ther, 2018, 18 (2): 149-159.

23. Champiat S, Lambotte O, Barreau E, et al. Management of immune checkpoint blockade dysimmune toxicities: a collaborative position paper [J]. Ann Oncol, 2016, 27 (4): 559-574.

24. Naidoo J, Page DB, Li BT, et al. Toxicities of the anti-PD-1 and anti-PD-L1 immune checkpoint antibodies [J]. Ann Oncol, 2015, 26 (12): 2375-2391.

25. Spain L, Diem S, Larkin J. Management of toxicities of immune checkpoint inhibitors [J]. Cancer Treat Rev, 2016, 44: 51-60.

26. Ma C, Hodi FS, Giobbie-Hurder A, et al. The impact of high-dose glucocorticoids on the outcome of immune-checkpoint inhibitor-related thyroid disorders [J]. Cancer Immunol Res, 2019, 7 (7): 1214-1220.

27. Barroso-Sousa R, Barry WT, Garrido-Castro AC, et al. Incidence of endocrine dysfunction following the use of different immune checkpoint inhibitor regimens: a systematic review and meta-analysis [J]. JAMA Oncol, 2018, 4 (2): 173-182.

28. Lupi I, Zhang J, Gutenberg A, et al. From pituitary expansion to empty sella: disease progression in a mouse model of autoimmune hypophysitis [J]. Endocrinology, 2011, 152 (11): 4190-4198.

29. Caturegli P, Newschaffer C, Olivi A, et al. Autoimmune hypophysitis [J]. Endocr Rev, 2005, 26 (5): 599-614.

30. Robert C, Long GV, Brady B, et al. Nivolumab in previously untreated melanoma without BRAF mutation [J]. N Engl J Med, 2015, 372 (4): 320-330.

31. Gao J, He Q, Subudhi S, et al. Review of immune-related adverse events in prostate cancer patients treated with ipilimumab: MD Anderson experience [J]. Oncogene, 2015, 34 (43): 5411-5417.

32. Torino F, Barnabei A, Paragliola RM, et al. Endocrine side-effects of anti-cancer

drugs: mAbs and pituitary dysfunction: clinical evidence and pathogenic hypotheses [J]. Eur J Endocrinol, 2013, 169 (6): R153-R164.

33. Lu J, Li L, Lan Y, et al. Immune checkpoint inhibitor- associated pituitary-adrenal dysfunction: a systematic review and meta- analysis [J]. Cancer Med, 2019, 8 (18): 7503-7515.

34. Barroso- Sousa R, Barry WT, Garrido-Castro AC, et al. Incidence of endocrine dysfunction following the use of different immune checkpoint inhibitor regimens: a systematic review and meta- analysis [J]. JAMA Oncol, 2018, 4 (2): 173-182.

35. Corsello S M, Barnabei A, Marchetti P, et al. Endocrine side effects induced by immune checkpoint inhibitors [J]. J Clin Endocrinol Metab, 2013, 98 (4): 1361-1375.

36. Maker AV, Yang JC, Sherry RM, et al. Intrapatient dose escalation of anti-CTLA-4 antibody in patients with metastatic melanoma [J]. J Immunother, 2006, 29 (4): 455-463.

37. Attia P, Phan GQ, Maker AV, et al. Autoimmunity correlates with tumor regression in patients with metastatic melanoma treated with anti-cytotoxic T-lymphocyte antigen-4 [J]. J Clin Oncol, 2005, 23 (25): 6043-6053.

38. Madan RA, Mohebtash M, Arlen PM, et al. Ipilimumab and a poxviral vaccine targeting prostate-specific antigen in metastatic castration-resistant prostate cancer: a phase 1 dose-escalation trial [J]. Lancet Oncol, 2012, 13 (5): 501-508.

39. van den Eertwegh AJ, Versluis J, van den Berg HP, et al. Combined immunotherapy with granulocyte-macrophage colony-stimulatingfactor- transduced allogeneic prostate cancer cells and ipilimumabin patients with metastatic castration-resistant prostate cancer: a phase 1 dose-escalation trial [J]. Lancet Oncol, 2012, 13 (5): 509-517.

40. Hodi FS, Lawrence D, Lezcano C, et al. Bevacizumab plus ipilimumab in patients with metastatic melanoma [J]. Cancer Immunol Res, 2014, 2 (7): 632-642.

41. Faje AT, Sullivan R, Lawrence D, et al. Ipilimumab- induced hypophysitis: a detailed longitudinal analysis in a large cohort of patients with metastatic melanoma [J]. J Clin Endocrinol Metab, 2014, 99 (11): 4078-4085.

42. Min L, Hodi FS, Giobbie-Hurder A, et al. Systemic high-dose corticosteroid treatment does not improve the outcome of ipilimumab-related hypophysitis: a retrospective cohort study [J]. Clin Cancer Res, 2015, 21 (4): 749-755.

43. Caturegli P, Di Dalmazi G, Lombardi M, et al. Hypophysitis secondary to cytotoxic T-lymphocyte-associated protein 4 blockade: insights into pathogenesis from an autopsy series

[J]. Am J Pathol, 2016, 186 (12): 3225-3235.

44. Ntali G, Kassi E, Alevizaki M. Endocrine sequelae of immune checkpoint inhibitors [J]. Hormones, 2017, 16 (4): 341-350.

45. Iwama S, De Remigis A, Callahan MK, et al. Pituitary expression of CTLA-4 mediates hypophysitis secondary to administration of CTLA-4 blocking antibody [J]. Sci Transl Med, 2014, 6 (230): 230-245.

46. Han-Huei L, Angelika G, Tzu-Yu Ch, et al. In situ activation of pituitary-infiltrating T lymphocytes in autoimmune hypophysitis [J]. Sci Rep, 2017, 7: 43492.

47. Tahir SA, Gao J, Miura Y, et al. Autoimmune antibodies correlate with immune checkpoint therapy-induced toxicities [J]. Proc Natl Acad Sci USA, 2019, 116 (44): 22246-22251.

48. Dillard T, Yedinak CG, Alumkal J, et al. Anti-CTLA-4 antibody therapy associated autoimmune hypophysitis: serious immune related adverse events across a spectrum of cancer subtypes [J]. Pituitary, 2010, 13 (1): 29-38.

49. Albarel F, Gaudy C, Castinetti F, et al. Long-term follow-up of ipilimumab-induced hypophysitis, a common adverse event of the anti-CTLA-4 antibody in melanoma [J]. Eur J Endocrinol, 2015, 172 (2): 195-204.

50. Puar TH, Stikkelbroeck NM, Smans LC, et al. Adrenal crisis: still a deadly event in the 21st century [J]. Am J Med, 2016, 129 (3): 339.

51. Faje A, Reynolds K, Zubiri L, et al. Hypophysitis secondary to nivolumab and pembrolizumab is a clinical entity distinct from ipilimumab- associated hypophysitis [J]. Eur J Endocrinol, 2019, 181 (3): 211-219.

52. Cukier P, Santini FC, Scaranti M, et al. Endocrine side effects of cancer immunotherapy [J]. Endocr Relat Cancer, 2017, 24 (12): T331-T347.

53. Faje A. Immunotherapy and hypophysitis: clinical presentation, treatment, and biologic insights [J]. Pituitary, 2016, 19 (1): 82-92.

54. Brahmer JR, Lacchetti C, Schneider BJ, et al. Management of immune- related adverse events in patients treated with immune checkpoint inhibitor therapy: American Society of Clinical Oncology clinical practice guideline [J]. J Clin Oncol, 2018, 36 (17): 1714-1768.

55. Puzanov I, Diab A, Abdallah K, et al. Managing toxicities associated with immune checkpoint inhibitors: consensus recommendations from the Society for Immunotherapy of Cancer (SITC) Toxicity Management Working Group [J]. J Immunother Cancer, 2017, 5 (1): 95.

56. Haanen JBAG, Carbonnel F, Robert C, et al. Management of toxicities from immunotherapy: ESMO Clinical Practice Guidelines for diagnosis, treatment and follow-up [J]. Ann Oncol, 2017, 28 (suppl 4): iv119-iv142.

57. Araujo PB, Coelho MC, Arruda M, et al. Ipilimumab-induced hypophysitis: review of the literature [J]. J Endocrinol Invest, 2015, 38 (11): 1159-1166.

58. Iglesias P. Cancer immunotherapy-induced endocrinopathies: clinical behavior and therapeutic approach [J]. Eur J Intern Med, 2018, 47: 6-13.

59. Stamatouli AM, Quandt Z, Perdigoto AL, et al. Collateral damage: insulin-dependent diabetes induced with checkpoint inhibitors [J]. Diabetes, 2018, 67 (8): 1471-1478.

60. Ruggeri RM, Campennì A, Giuffrida G, et al. Endocrine and metabolic adverse effects of immune checkpoint inhibitors: an overview (what endocrinologists should know) [J]. J Endocrinol Invest, 2019, 42 (7): 745-756.

61. Arima H, Iwama S, Inaba H, et al. Management of immune-related adverse events in endocrine organs induced by immune checkpoint inhibitors: clinical guidelines of the Japan Endocrine Society [J]. Endocr J, 2019, 66 (7): 581-586.

62. Kotwal A, Haddox C, Block M, et al. Immune checkpoint inhibitors: an emerging cause of insulin-dependent diabetes [J]. BMJ Open Diabetes Res Care, 2019, 7 (1): e000591.

63. De Filette JMK, Pen JJ, Decoster L, et al. Immune checkpoint inhibitors and type 1 diabetes mellitus: a case report and systematic review [J]. Eur J Endocrinol, 2019, 181 (3): 363-374.

64. Gauci ML, Laly P, Vidal-Trecan T, et al. Autoimmune diabetes induced by PD-1 inhibitor-retrospective analysis and pathogenesis: a case report and literature review [J]. Cancer Immunol Immunother, 2017, 66 (11): 1399-1410.

65. Osum KC, Burrack AL, Martinov T, et al. Interferon-gamma drives programmed death-ligand 1 expression on islet β cells to limit T cell function during autoimmune diabetes [J]. Sci Rep, 2018, 8 (1): 8295.

66. Rui J, Deng S, Arazi A, et al. β Cells that resist immunological attack develop during progression of autoimmune diabetes in NOD mice [J]. Cell Metab, 2017, 25 (3): 727-738.

67. Sznol M, Postow MA, Davies MJ, et al. Endocrine-related adverse events associated with immune checkpoint blockade and expert insights on their management [J].

Cancer Treat Rev, 2017, 58: 70–76.

68. Zhao Z, Wang X, Bao XQ, et al. Autoimmune polyendocrine syndrome induced by immune checkpoint inhibitors: a systematic review [J]. Cancer Immunol Immunother, 2021, 70 (6): 1527–1540.

69. Lowe JR, Perry DJ, Salama AK, et al. Genetic risk analysis of a patient with fulminant autoimmune type 1 diabetes mellitus secondary to combination ipilimumab and nivolumab immunotherapy [J]. J Immunother Cancer, 2016, 4: 89.

70. Quandt Z, Young A, Anderson M. Immune checkpoint inhibitor diabetes mellitus: a novel form of autoimmune diabetes [J]. Clin Exp Immunol, 2020, 200 (2): 131–140.

71. Chae YK, Chiec L, Mohindra N, et al. A case of pembrolizumab–induced type–1 diabetes mellitus and discussion of immune checkpoint inhibitor–induced type 1 diabetes [J]. Cancer Immunol Immunother, 2017, 66 (1): 25–32.

72. Wright JJ, Salem JE, Johnson DB, et al. Increased reporting of immune checkpoint inhibitor– associated diabetes [J]. Diabetes Care, 2018, 41 (12): e150–e151.

73. Lanzolla G, Coppelli A, Cosottini M, et al. Immune checkpoint blockade anti – PD–L1 as a trigger for autoimmune polyendocrine syndrome [J]. J Endocr Soc, 2019, 3 (2): 496–503.

74. Husebye ES, Anderson MS, Kampe O, et al. Autoimmune polyendocrine syndromes [J]. N Engl J Med, 2018, 378 (12): 1132–1141.

75. Munakata W, Ohashi K, Yamauchi N, et al. Fulminant type I diabetes mellitus associated with nivolumab in a patient with relapsed classical Hodgkin lymphoma [J]. Int J Hematol, 2017, 105 (3): 383–386.

76. American Diabetes Association. Classification and diagnosis of diabetes: standards of medical care in diabetes–2018 [J]. Diabetes Care, 2018, 41 (Suppl 1): S13–S27.

77. Chamberlain JJ, Rhinehart AS, Shaefer CF Jr, et al. Diagnosis and management of diabetes: synopsis of the 2016 American Diabetes Association Standards of Medical Care in Diabetes [J]. Ann Intern Med, 2016, 164 (8): 542–552.

78. Smith – Cohn MA, Gill D, Voorhies BN, et al. Case report: pembrolizumab – induced type 1 diabetes in a patient with metastatic cholangiocarcinoma [J]. Immunotherapy, 2017, 9 (10): 797–804.

79. Coregliano–Ring L, Goia–Nishide K, Rangel ÉB. Hypokalemia in diabetes mellitus setting [J]. Medicina, 2022, 58 (3): 431.

80. Haissaguerre M, Hescot S, Bertherat J, et al. Expert opinions on adrenal

complications in immunotherapy [J]. Ann Endocrinol, 2018, 79 (5): 539-544.

81. Bacanovic S, Burger IA, Stolzmann P, et al. Ipilimumab-induced adrenalitis: a possible pitfall in ^{18}F-FDG-PET/CT [J]. Clin Nucl Med, 2015, 40 (11): e518-e519.

82. Virginie G, Bénédicte LV, Melissa M, et al. Immune checkpoint inhibitor-associated primary adrenal insufficiency: WHO vigibase report analysis [J]. Oncologist, 2020, 25 (8): 696-701.

83. Tan MH, Iyengar R, Mizokami-Stout K, et al. Spectrum of immune checkpoint inhibitors-induced endocrinopathies in cancer patients: a scoping review of case reports [J]. Clin Diabetes Endocrinol, 2019, 5: 1.

84. Shi Y, Shen M, Zheng X, et al. Immune checkpoint inhibitor-induced adrenalitis and primary adrenal insufficiency: systematic review and optimal management [J]. Endocr Pract, 2021, 27 (2): 165-169.

85. Bornstein SR, Allolio B, Arlt W, et al. Diagnosis and treatment of primary adrenal insufficiency: an endocrine society clinical practice guideline [J]. J Clin Endocrinol Metab, 2016, 101 (2): 364-389.

86. Brahmer JR, Abu-Sbeih H, Ascierto PA, et al. Society for Immunotherapy of Cancer (SITC) clinical practice guideline on immune checkpoint inhibitor-related adverse events [J]. J Immunother Cancer, 2021, 9 (6): e002435.

87. Sundin A, Hindié E, Avram AM, et al. A clinical challenge: endocrine and imaging investigations of adrenal masses [J]. J Nucl Med, 2021, 62 (Suppl 2): 26S-33S.

88. Hägg E, Asplund K, Lithner F. Value of basal plasma cortisol assays in the assessment of pituitary-adrenal insufficiency [J]. Clin Endocrinol, 1987, 26 (2): 221-226.

第二节　典型病例

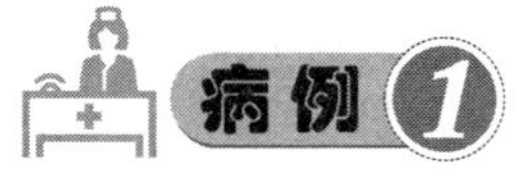

患者，女，53 岁。“确诊右上颌窦鳞癌近 5 个月，放疗联合 5 周期化疗、2 周期免疫治疗后，呕吐 4 天”，于 2021 年 12 月 14 日入院。

1. 现病史

患者因右侧鼻塞，伴右上磨牙区肿痛，于 2021 年 7 月 23 日于外院行 MRI：右上颌窦及筛窦区占位，伴右腭提肌、腭帆张肌、翼内肌、翼外肌受累。行右鼻腔新生物活检：非角化鳞癌。先予放化疗，待肿瘤缩小后再次评估行手术治疗。患者放化疗及免疫治疗方案见表 7-5。

表 7-5　病例 1 放化疗及免疫治疗方案

时间	方案	周期
2021 年 8 月 23 日/2021 年 9 月 15 日/2021 年 10 月 13 日/2021 年 11 月 8 日/2021 年 12 月 1 日	顺铂 40mg ivgtt d1～3+氟尿嘧啶 3250mg 静脉泵入（5 天总量）	5
2021 年 8 月 23 日起	图像引导下适形调强放疗前计划，第 1 疗程放疗 2 次，累计放疗剂量：GTV 3Gy/F	
2021 年 9 月 14 日/2021 年 10 月 12 日	信迪利单抗 200mg q3w	2
2021 年 11 月 8 日—2021 年 12 月 7 日	放疗，累计剂量：GTV 2. 12Gy/33F，95% GTVlnR 2. 12Gy/33F，95% CTV1 1. 8Gy/33F，95% CTV2 1. 8Gy/33F，95% CTVln 1. 8Gy/33F	22 次

2021 年 12 月 10 日左右，患者无明显诱因出现进食或饮水后呕吐，量多，每次约 50mL，每天 3～5 次，呕吐物多为胃内容物。为求进一步诊治于 2021 年 12 月 14 日收入四川省肿瘤医院。

2．既往史

患者既往无糖尿病史，既往住院治疗期间空腹血糖均正常，尿糖阴性。

3．入院后诊疗经过

此次住院时发现血糖 30. 22mmol/L，立即监测血糖，给予“三短一长”方案（三餐前给予皮下注射精蛋白锌重组人胰岛素混合注射液 8～10U，睡前皮下注射甘精胰岛素 8 U）控制血糖，血糖波动大，空腹血糖在 6. 4～21. 1mmol/L 波动，餐后 2 小时血糖在 4. 4～26. 0mmol/L 波动，并多次出现血糖测不出（血糖仪显示“Hi”）情况。

入院后完善相关检查，结果如下。

1）免疫治疗前后甲状腺功能变化情况见表 7-6。

表 7-6　病例 1 免疫治疗前后甲状腺功能变化情况

指标	免疫治疗前（2021 年 9 月 6 日）	免疫治疗后（2021 年 10 月 16 日）	免疫治疗后（2021 年 11 月 27 日）
FT_3（pg/mL）	2. 56	1. 24	3. 04
FT_4（ng/dL）	0. 80	1. 16	1. 55
TSH（mIU/L）	3. 01	5. 21	6. 26
TgAb（IU/mL）	未做	679. 5	722. 5

续表

指标	免疫治疗前（2021年9月6日）	免疫治疗后（2021年10月16日）	免疫治疗后（2021年11月27日）
TPOAb（IU/mL）	未做	376.2	245.7

2）糖化血红蛋白7.2%。

3）空腹C肽<0.003nmol/L，餐后2小时C肽<0.003nmol/L。

4）尿酮、血酮正常。

5）胰岛素自身抗体（IAA）、抗胰岛细胞抗体（ICA）、抗谷氨酸脱羧酶抗体（GAD抗体）阴性。

6）血气分析、电解质、肾功能、心肌损伤标志物均正常。

7）血、尿淀粉酶正常，肝功能正常。

8）腹部CT：未见肝、胰腺异常病灶。

病史特点：

1）恶性肿瘤晚期，放疗联合5周期化疗、2周期免疫治疗后。

2）因呕吐、食欲减退住院，无典型多饮、多食、多尿等糖尿病临床表现。

3）无糖尿病病史，无糖尿病家族史。

4）合并甲状腺功能异常。

根据上述病史特点，排除：①1型糖尿病；②成人起病的1型糖尿病；③胰源性糖尿病、肝源性糖尿病。

诊断：①ICIs相关糖尿病（4级）；②ICIs相关甲状腺功能减退症（1级）。

治疗：使用胰岛素控制血糖，密切监测血糖变化。

4．病例总结

ICIs相关糖尿病是免疫治疗非常少见的不良反应，临床特点也很典型：既往无糖尿病或既往有糖尿病，但血糖控制非常好，也没有饮食变化、应激事件发生，突然发现以血糖异常升高伴或不伴有相关临床症状（恶心、呕吐、口渴等），甚至发生DKA；血糖波动非常大，对胰岛素治疗敏感性好。

【参考文献】

Munakata W，Ohashi K，Yamauchi N，et al. Fulminant type Ⅰ diabetes mellitus associated with nivolumab in a patient with relapsed classical Hodgkin lymphoma［J］. Int J Hematol，2017，105（3）：383-386.

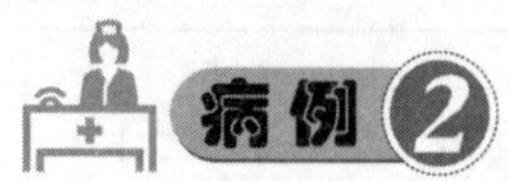

患者，男，66 岁。“咳嗽、咳痰、气促 8^+月，右肺癌 1 周期化疗、免疫治疗后 1^+月”，于 2022 年 8 月 9 日入院。

1．现病史

患者 8^+月（2021 年 12 月）前无明显诱因出现咳嗽、咳痰、气促。4 个月前（2022 年 4 月）就诊于外院，住院诊断：①肺炎伴右胸腔积液；②恶性胸腔积液。对症予胸腔积液引流、抗感染等治疗后症状缓解出院（未行肿瘤相关治疗）。2 个月前（2022 年 6 月）上述症状再次加重，患者再次就诊于外院，行胸部增强 CT：右胸腔大量积液，较前明显增多，右肺中下叶受压不张。于 2022 年 6 月 8 日行右胸腔闭式引流术和胸膜活检，病理结果：腺癌，肺来源可能。患者于 2022 年 7 月 5 日行第 1 周期治疗，具体为培美曲塞 850mg ivgtt d1＋卡铂 350mg ivgtt d1＋信迪利单抗 200mg，q3w。但第 1 周期治疗后，患者反复出现心悸伴气促，咳嗽、咳痰，在当地医院诊断“细菌性肺炎”，给予抗生素等对症处理。患者感全身乏力，以双下肢明显。此次为下一周期抗肿瘤治疗收住四川省肿瘤医院。

2．既往史

患者高血压 5 年，最高达 160/100mmHg，目前服用降压药苯磺酸氨氯地平 20mg po qd，血压控制可。

3．入院后诊疗经过

患者入院后相关检查结果如下。

1）甲状腺功能：FT_3 2.4pg/mL、FT_4 1.04ng/dL、TSH 8.031mIU/L、TgAb 5.07IU/mL、TPOAb 24.18IU/mL。

2）肾上腺皮质激素：皮质醇 1.1μg/dL、ACTH 8.62pg/mL。

3）性激素：睾酮 0.54ng/mL、卵泡刺激素 18.52mIU/mL。

4）电解质、肝功能、肾功能正常；双侧肾上腺未见占位、增大，垂体 MRI 未见异常。

临床提示亚临床甲状腺功能减退症，皮质醇降低、睾酮降低、ACTH 正常，考虑诊断：①ICIs 相关 PAI；②亚临床甲状腺功能减退症。

治疗：予泼尼松 10mg po qd 后 2～3 天，患者乏力感明显好转。后续小剂量泼尼松（5mg）长期替代治疗。

4．病例总结

ICIs 相关 PAI 在所有 irAEs 中发生率非常低，临床表现非常不典型，容易延误诊断。

多数情况下，诊断需要内分泌科医师协助，而治疗相对简单，小剂量糖皮质激素替代治疗即可。

【参考文献】

Brahmer JR，Abu-Sbeih H，Ascierto PA，et al. Society for Immunotherapy of Cancer (SITC) clinical practice guideline on immune checkpoint inhibitor-related adverse events [J]. J Immunother Cancer，2021，9 (6)：e002435.

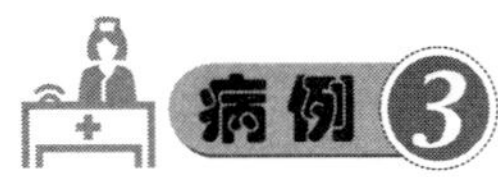

患者，女，62 岁。“宫颈鳞癌Ⅲc 期 7 周期化疗后、放疗后进展，4 周期免疫治疗后 10 余天，乏力 3 天”，于 2022 年 5 月 31 日入院。

1．现病史

2021 年 3 月，患者诊断为宫颈鳞癌。患者抗肿瘤治疗方案见表 7-7。

表 7-7　病例 3 抗肿瘤治疗方案

时间	方案	周期
2021 年 7 月 6 日/2021 年 7 月 28 日	紫杉醇+卡铂	2
2021 年 7 月 21 日起	宫颈病灶放疗（后装+插植）	
2021 年 8 月 7 日/2021 年 10 月 10 日/2021 年 12 月 25 日	多西他赛+卡铂	5
2022 年 1 月 27 日—2022 年 5 月 18 日	信迪利单抗	4

2．入院后诊疗经过

患者此次住院的症状为明显乏力，无呕吐、头晕、皮肤色素沉着。患者免疫治疗前、免疫治疗后、糖皮质激素治疗后的甲状腺功能、肾上腺皮质激素监测情况见表 7-8。

表 7-8　病例 3 免疫治疗前、免疫治疗后、糖皮质激素治疗后甲状腺功能、肾上腺皮质激素监测情况

指标		免疫治疗前（2022 年 1 月 24 日）	免疫治疗后（2022 年 6 月 7 日）	糖皮质激素治疗后（2022 年 8 月 2 日）
甲状腺功能	FT_3（pg/mL）	2. 19	4. 12	2. 20
	FT_4（ng/dL）	8. 23	8. 51	1. 34
	TSH（mIU/L）	2. 440	2. 558	0. 257
	TgAb（IU/mL）	<5. 00	5. 54	<5. 00
	TPOAb（IU/mL）	5. 67	6. 31	2. 54

续表

指标		免疫治疗前（2022 年 1 月 24 日）	免疫治疗后（2022 年 6 月 7 日）	糖皮质激素治疗后（2022 年 8 月 2 日）
肾上腺皮质激素	皮质醇（μg/dL）	/	0.88	2.20
	ACTH（pg/mL）	/	4.36	4.02

其他检查结果如下：

1）雌二醇、卵泡刺激素、黄体生成素多次监测均正常。

2）血压正常，无电解质平衡紊乱。

3）腹部 CT：未见肾上腺异常病灶。

4）未做垂体 MRI。

病史特点：

1）肿瘤晚期，化疗+放疗后肿瘤进展，改用免疫治疗 4 周期。

2）免疫治疗前患者甲状腺功能正常。

3）4 周期免疫治疗后，患者乏力明显，以下肢无力为主，检查皮质醇明显降低，ACTH 降低，TSH 降低，FT_3 稍降低，性激素水平正常。

诊断：ICIs 相关垂体炎（继发性肾上腺功能不全，继发性甲状腺功能不全）2 级。

治疗：2022 年 6 月 10 日开始予以泼尼松 10mg po qd，患者症状明显缓解。2022 年 8 月 5 日患者重启免疫治疗。

3．病例总结

ICIs 相关垂体炎是肿瘤免疫治疗非常少见的不良反应，因发生率低，在肿瘤患者免疫治疗过程中未常规进行垂体前叶分泌激素检查。常在患者发生不明原因的明显乏力、头痛、视物模糊、低钠血症等非特异性临床表现时才考虑到 ICIs 相关垂体炎。肿瘤科医师诊断该病需要神经科、内分泌科、影像科等多学科专家协助。

【参考文献】

Dillard T，Yedinak CG，Alumkal J，et al. Anti-CTLA-4 antibody therapy associated autoimmune hypophysitis：serious immune related adverse events across a spectrum of cancer subtypes [J]. Pituitary，2010，13（1）：29-38.

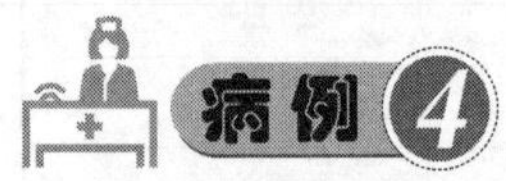

患者，男，66 岁。“右肺下叶鳞癌化疗、免疫治疗后进展，放疗后 1^+ 月，乏力、呕吐、头晕 4 天”，于 2022 年 7 月 26 日入院。

1．现病史

2021 年 9 月，患者因咳嗽在当地医院确诊为右肺下叶鳞癌，患者抗肿瘤治疗方案见表 7-9。

表 7-9　病例 4 抗肿瘤治疗方案

时间	方案	周期	评价
2021 年 10 月 10 日/2021 年 11 月 1 日	吉西他滨+卡铂	2	
2022 年 1 月 11 日/2022 年 2 月 5 日/2022 年 3 月 1 日	紫杉醇（白蛋白结合型）+卡铂+替雷利珠单抗	3	PD
2022 年 5 月 11 日起	纵隔淋巴结放疗 60Gy/30F		

2022 年 6 月 2 日，患者因放射性肺炎接受泼尼松龙 40mg/d 治疗，于 2022 年 6 月 28 日停用激素。2022 年 7 月 22 日，患者出现乏力、呕吐、头晕等不适，于 2022 年 7 月 26 日收入院。

2．入院后诊疗经过

入院后完善相关检查，结果如下。

1）血常规、电解质、心肌标志物（cTnI、BNP）、肝功能、肾功能、非特异性肌酶（Mb、CK、CK-MB）均正常。

2）血压正常。

3）腹部 CT 和颅脑 MRI：未见异常。

4）胃镜：慢性萎缩性胃炎。

予止吐、营养支持等治疗，患者乏力、呕吐、头晕症状仍不缓解，进一步完善并对比了相关激素水平的变化（表 7-10）。

表 7-10　病例 4 免疫治疗后激素水平变化

指标		免疫治疗后	
		2022 年 5 月 6 日	2022 年 7 月 29 日
甲状腺功能	FT_3（pg/mL）	2. 78	2. 93
	FT_4（ng/dL）	0. 88	1. 34
	TSH（mIU/L）	14. 230	3. 775
肾上腺皮质激素	皮质醇（nmol/L）	/	＜0. 16
	ACTH（pg/mL）	/	3. 85
性激素	睾酮（ng/dL）	/	＜0. 05
	卵泡刺激素（mIU/mL）	/	7. 89

病史特点：

1）恶性肿瘤，化疗+免疫治疗后肿瘤进展，放疗后。

2）基础甲状腺功能未查；免疫治疗后出现亚临床甲状腺功能减退症，未使用甲状腺素替代治疗，当地医院未再使用免疫治疗。

3）因放疗后发生放射性肺炎，曾使用过泼尼松龙，后随访甲状腺功能在正常范围。

4）此次住院是3周期免疫治疗后4个月，患者出现乏力、呕吐伴头晕，检查提示肾上腺功能不全（皮质醇、ACTH均降低），睾酮、卵泡刺激素也明显降低，但甲状腺功能在正常范围。

诊断：ICIs相关垂体炎（继发性肾上腺功能不全、性腺功能不全）（2级）。

治疗：2022年8月3日开始予以泼尼松10mg po qd，患者乏力、呕吐、头晕症状明显缓解。

3．病例总结

ICIs相关垂体炎诊断相对困难，其影像学改变持续比较短暂，可能在临床确诊时影像学改变已经消失，垂体前叶相关的神经内分泌并不是都会发生异常变化，但肾上腺功能不全（皮质醇、ACTH均降低）和甲状腺功能不全（TSH降低）是非常重要的改变，在此基础上可有继发性性腺激素等分泌异常。

【参考文献】

Faje A. Immunotherapy and hypophysitis：clinical presentation，treatment，and biologic insights［J］. Pituitary，2016，19（1）：82-92.

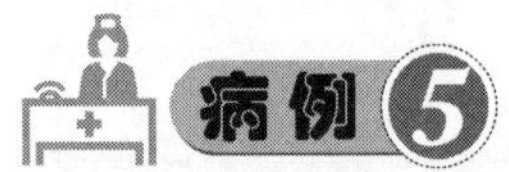

患者，女，54岁。“口咽鳞癌新辅助化疗术后、同步放化疗后，免疫治疗后1个月”，于2022年9月20日入院。

1．现病史

2021年12月12日患者因颈部淋巴结肿大，就诊于外院，2021年12月14日行颅脑+口咽部MRI：口咽左右侧壁增厚，并形成不规则肿块，长径3.4cm，考虑肿瘤性病变可能。2021年12月17日行右扁桃体新生物活检：符合鳞癌。免疫组化：CK（+）、CK5/6（+）、P63（+）、P40（+）、Ki-67（约60%+）。

患者抗肿瘤治疗方案见表7-12。

表 7-12　病例 5 抗肿瘤治疗方案

时间	方案	周期	评价
2021 年 12 月 25 日/2022 年 1 月 15 日/2022 年 2 月 8 日/2022 年 3 月 2 日	西妥昔单抗靶向治疗联合多西他赛+顺铂化疗。具体方案：西妥昔单抗 400mg/m² ivgtt 首周，后续 250mg/m² ivgtt qw；多西他赛 100mg ivgtt d1，顺铂 40mg ivgtt d1、30mg ivgtt d2～3 q3w	4	肿瘤消退可
2022 年 3 月 23 日	全身麻醉下行右颈淋巴结清扫术+右颌下腺切除术。术后病理诊断：右颈Ⅳ区淋巴结 0/7；肌间淋巴结 0/2；右颈Ⅱa 区淋巴结 0/1；右颈Ⅱb 区淋巴结 0/2；右颈Ⅲ区淋巴结 0/2；右颈Ⅰ区淋巴结及右颌下腺 0/1，另见涎腺组织，未见癌累及		
2022 年 5 月 8 日/2022 年 5 月 30 日	顺铂 40mg ivgtt d1～3	2	
2022 年 5 月 11 日/2022 年 6 月 24 日	行口咽肿瘤及亚临床病灶容积调强放疗（VMAT），分次剂量：GTV 2.12Gy/F，GTVlnL 2Gy/F，GTVlnR 2Gy/F，CTV 2Gy/F，CTVln 1.8Gy/F	33 次	
2022 年 7 月 7 日/2022 年 7 月 22 日/2022 年 8 月 6 日	纳武利尤单抗 240mg ivgtt	3	

2022 年 8 月 19 日相关检查结果如下。

1）甲状腺功能：FT_3 4.99pg/mL，FT_4 2.25ng/dL，TSH 0.006mIU/L。

2）心电图：窦性心动过速，心率 120 次/分。

患者在免疫治疗前甲状腺功能正常，心电图示窦性心律，心率 72 次/分。此次患者无明显心悸，无多汗、易怒、失眠等不适。诊断为 ICIs 相关甲状腺功能亢进症（1～2 级）。予美托洛尔（倍他乐克）控制心率，2022 年 8 月 21 日行第 4 周期免疫治疗。此次住院拟行下一周期免疫治疗。

2．入院后诊疗经过

入院时患者自述有乏力、食欲减退、双下肢轻度水肿等不适。2022 年 9 月 20 日完善相关检查，结果如下。

1）甲状腺功能：FT_3 0.69pg/mL，FT_4 0.15ng/dL，TSH＞100mIU/L。

2）心电图：窦性心律，心率 60 次/分。

诊断：ICIs 相关甲状腺功能减退症（2～3 级）。

治疗：暂停第 4 周期免疫治疗，予左甲状腺素（优甲乐）替代治疗，停用美托洛尔（倍他乐克）。

3．病例总结

免疫治疗后，甲状腺功能紊乱的发生率非常高，多数是甲状腺功能减退症，但部分患者先出现甲状腺功能亢进症，但几乎所有甲状腺功能亢进症患者均为一过性的，很快会发生甲状腺功能减退症。所有 1 级、2 级 ICIs 相关甲状腺功能亢进症，不需要特异性治疗，仅根据患者心率等对症治疗，也不需要停止免疫治疗。

【参考文献】

Girotra M，Hansen A，Farooki A，et al. The current understanding of the endocrine effects from immune checkpoint inhibitors and recommendations for management［J］. JNCI Cancer Spectr，2018，2（3）：pky021.

第八章　免疫检查点抑制剂相关神经毒性

第一节　概述

ICIs 通过阻断免疫系统中的抑制性信号通路，重新激活并促进机体对肿瘤的免疫应答，起到杀伤肿瘤细胞的作用，这种靶向人体免疫系统而非肿瘤细胞的治疗方式彻底改变了传统抗肿瘤治疗方法，给肿瘤患者带来巨大收益。与此同时，也带来了免疫治疗特有的 irAEs，其中 ICIs 相关神经系统毒性（neurological adverse events，NAEs）虽是罕见不良反应，但近年来常有报道，而且可能导致较为严重的后果。

一、流行病学

关于 ICIs 相关 NAEs 发生率的报道较少，相对较多的数据来自前期临床研究，散见个案报道。一项Ⅲ期临床试验（EORTC18071）报道了成人伊匹木单抗组 NAEs 的发生率为 4%。Cuzzubbo 等进行的一项包括 59 个临床研究、涉及 9208 例患者的回顾性调查分析显示，CTLA-4 抑制剂相关 NAEs 的发生率为 3.8%，PD-1 抑制剂相关 NAEs 的发生率为 6.1%，CTLA-4 抑制剂联合 PD-1 抑制剂相关 NAEs 的发生率为 12.0%。ICIs 相关 NAEs 大多为 1～2 级，包括非特异性症状如头痛（55%）、味觉障碍（13%）和眩晕（10%），3～4 级 NAEs 发生率低于 1%。英国皇家马斯登癌症中心数据表明，接受 ICIs 治疗的 352 例患者发生 NAEs 的比例为 2.8%。另一项多中心的回顾性分析提示，在接受帕博利珠单抗或纳武利尤单抗治疗的 496 例黑色素瘤患者中，NAEs 的发生率为 3.2%。根据纳武利尤单抗、帕博利珠单抗和阿替利珠单抗的处方信息统计，ICIs 相关脑炎的发生率分别为 0.2%（1994 例）、1%（2799 例）和 1%（2616 例）。

NAEs 常出现在开始 ICIs 治疗的前 3 个月，Cuzzubbo 等对 27 例接受 ICIs 治疗并发生 NAEs 的患者进行分析，结果提示 NAEs 发生的中位时间为初始治疗后 6 周（范围 1～74 周），所有患者均是急性或亚急性发病，并且与肿瘤应答反应相关。Spain 等与 Zimmer 等的两项研究报道，接受 ICIs 治疗后发生 NAEs 的患者中，分别有 80% 和 75% 的患者发生于开始免疫治疗的前 4 个月内。由此可见，NAEs 多发生于患者 ICIs 治疗的较早阶段，建议前 4 个月内重点监测，但 NAEs 也可以出现在停止 ICIs 治疗后。

二、发生机制

目前，ICIs 相关 NAEs 的病理生理学机制仍不完全清楚，多种不同的途径参与了 NAEs 的发生及进展，包括 T 细胞的神经损伤、自身抗体和（或）细胞因子介导的炎症等，而不是单一的过程。许多患者表现出与自身免疫性疾病相似的特点，提示它们可能有着共同的致病机制。*CTLA*-4 基因的多态性与重症肌无力、Graves 病及桥本甲状腺炎等疾病的发生相关，*PD*-1 单核苷酸多态性与系统性红斑狼疮和类风湿关节炎的发生相关。ICIs 可导致潜在的自身免疫系统紊乱，如伊匹木单抗通过 T 细胞介导产生的抗乙酰胆碱受体抗体，可致重症肌无力的发生或恶化，为副肿瘤综合征的研究提供了一个线索，一些共享的特异性神经元抗体促进了 NAEs 的发生。一项Ⅱ期临床研究提示，在应用伊匹木单抗治疗的小细胞肺癌患者中，45% 的患者可检测到抗神经元抗体，如 SOX2 抗体、Hu 抗体及 Yo 抗体等，而这些副肿瘤综合征相关抗体与小脑变性、脑脊髓炎和亚急性感觉神经病变等疾病的发生密切相关。研究者进一步分析表明，自身抗体效价高的患者可能更易出现 NAEs 的进展。另外，小血管炎也可能促使了多灶性神经病的发生，神经组织活检提示血管炎症侵袭的周围神经病变可不伴有 Wallerian 变性或脱髓鞘病变。在 1 例发生横贯性脊髓炎的病例中，研究者对损伤脊髓进行活检，提示有坏死性脊髓，同时伴有淋巴细胞浸润。相关细胞因子的产生可能在免疫介导的神经损害中发挥作用。Bjoern 等研究表明，接受伊匹木单抗治疗的患者会出现 IL-6 表达的增加，而神经脱髓鞘病变及炎症性神经疾病如多发性硬化症、横贯性脊髓炎等也与 IL-6 密切相关。

三、危险因素

与其他 irAEs 一样，PD-1 抑制剂与 CTLA-4 抑制剂的联用增加了 NAEs 的发生率。一项单中心回顾性分析表明，伊匹木单抗与纳武利尤单抗联用使 NAEs 的发生率由 2.4% 增加至 14%。有文献报道，85% 的 ICIs 相关 NAEs 都与伊匹木单抗相关，包括其单独应用及与其他 ICIs 联用。Maue 等的研究指出，伊匹木单抗相对于 PD-1 抑制剂更易导致 NAEs 的发生，但 Spain 等的研究指出，随着药物应用时间的延长，PD-1 抑制剂相关不良反应可能会产生更为严重的后果。

Kourie 等和 Robert 等的研究指出，接受 ICIs 治疗的患者若同时进行化疗或应用激酶抑制剂类药物治疗，其 NAEs 的发生率会有所增高。另外，采用局部放疗的肿瘤患者，机体免疫力会增强，这种“放疗远端效应”不仅可以提高患者 ICIs 治疗的效果，也增加了 NAEs 的发生率。因此，ICIs 联合放疗、化疗及激酶抑制剂治疗的患者，NAEs 发生风险会增高，需引起临床医师注意。

ICIs 使用剂量是否与 NAEs 的发生率有关，不同的研究有不同的结论，总的看法是尚不能确定。

四、临床表现

ICIs 相关 NAEs 涉及中枢神经系统损害（自身免疫性脑炎、无菌性脑膜炎、坏死性脑炎、脑干脑炎、横贯性脊髓炎等）、周围神经系统损害（颅神经炎、格林-巴利综合征、多发性神经根病等）、神经肌肉接头损害（重症肌无力、肌病等）和神经内分泌损害（如垂体炎等），以周围神经系统损害较为多见，常导致死亡的 NAEs 是脑炎和重症肌无力。

文献报道的临床症状以神经肌肉功能障碍为主，包括非特异性症状如疲劳、头痛、眩晕、触觉异常及味觉障碍等和特异性症状如重症肌无力、格林-巴利综合征、脑水肿、边缘性脑炎、脑膜炎、慢性炎症性脱髓鞘性多发性神经病及可逆性后部脑病综合征等。

1. 自身免疫性脑炎

1）流行病学：发生率为 0.1% ～0.2% 。ICIs 相关自身免疫性脑炎的症状具有多样性和非典型性的特点，诊断较为困难，多需要神经内科医师等协助诊治。边缘性脑炎、脑干脑炎、坏死性脑炎等已有个案报道。

2）临床症状：ICIs 相关自身免疫性脑炎的临床症状无特异性，可能表现为头痛、发热、虚弱、疲倦、意识模糊、定向力和注意力障碍、记忆障碍、嗜睡、幻觉、癫痫发作及颈部僵硬等，相对常见的症状是精神状态改变和认知功能障碍。应用 ICIs 后出现上述症状应警惕 ICIs 相关自身免疫性脑炎。

3）辅助检查。

（1）头颅 MRI：可表现为边缘系统弥散受限，亦可表现为大片病灶伴轻度强化。

（2）脑脊液分析：脑脊液分析可显示细胞增多及蛋白定量增高。细胞增多以淋巴细胞增多为主，亦可有中性粒细胞增多，中性粒细胞的出现多提示病灶内存在坏死过程；脑脊液 IgG 水平可增高，约 50% 的患者表现出抗神经元抗体阳性，最常见的是针对细胞内抗原的抗体（尤其是 Ma2 抗体和 Hu 抗体），其存在与边缘表型和更差的结果相关，提示 ICIs 对 B 细胞功能和分化会产生影响。脑脊液细菌学和病毒学分析、病理学检查，可排除感染、肿瘤等病变。

（3）外周血检查：可查见抗中性粒细胞胞质抗体等。有报道在少数可获得免疫治疗前血清样本的病例中，甚至在免疫治疗开始之前就存在肿瘤神经抗体。

（4）病理学检查：根据已有病例报道，ICIs 相关自身免疫性脑炎在病理上可表现为广泛的脱髓鞘、水肿及坏死改变，或血管周围及脑实质当中的大量淋巴细胞浸润。

4）诊断。

（1）确诊的自身免疫性边缘系统脑炎诊断标准：必须同时满足以下 4 项标准。

①亚急性起病（3 个月之内病情快速进展），症状表现为记忆（近事记忆）障碍、癫痫发作或精神症状，提示边缘系统受累。

②局限于双侧颞叶内侧的 T_2 加权液体抑制反转恢复序列像（FLAIR）的异常信号，或脑 FDG-PET 异常。

③至少具有以下 1 项：脑脊液细胞增多（白细胞计数＞5/mm^3），脑电图显示颞叶痫性放电或慢波活动。

④可排除其他可能的病因：如果具有抗神经元胞膜、突触蛋白抗体或肿瘤神经抗体阳性，并可排除其他可能的病因，可直接确诊为自身免疫性边缘系统脑炎，而不必强调符合上述①～③项。

（2）可能的自身免疫性脑炎诊断标准：必须同时满足以下 3 项标准。

①亚急性起病（3 个月之内病情快速进展），表现为记忆（近事记忆）障碍、意识状态改变或精神症状。

②至少有以下 1 项：新发中枢神经系统局灶病变的证据；无法用已知癫痫病因解释的癫痫发作；脑脊液细胞增多（白细胞计数＞5/mm^3）；MRI 提示为脑炎改变（局限于一侧或双侧颞叶内侧的 T_2 加权 FLAIR 高信号，或者符合脱髓鞘或炎症改变的累及灰质、白质或两者均有的多发病灶）。

③可排除其他可能的病因。

5）治疗。

1 级：暂停 ICIs 治疗，严密监测。

2～4 级：永久性停止 ICIs 治疗，予甲基泼尼松龙 1～2mg/(kg · d)，根据症状调整剂量。如症状改善，逐渐减量；如症状加重，甲基泼尼松龙加量至 1g/d，持续 3～5 天，同时予 IVIG 0.4g/(kg · d)，持续 5 天，必要时行血浆置换，如果自身免疫性脑病抗体阳性或糖皮质激素治疗 7～14 天没有改善，考虑托珠单抗、那他珠单抗或利妥珠单抗治疗。

2. 无菌性脑膜炎

无菌性脑膜炎是一种罕见的 irAEs，发生率为 0.1%～0.2%，曾有报道，无菌性脑膜炎通常发生在 ICIs 应用后的第 1～7 周。

无菌性脑膜炎的主要症状包括颈部僵硬、发热、头痛、间歇性水平复视等。脑脊液为无菌液体，以淋巴细胞为主；脊柱、颅脑 MRI 可见脑膜强化；实验室检查可见抗神经节苷脂抗体阳性。糖皮质激素治疗通常有效。

治疗：1 级可继续使用 ICIs，严密监测；2 级暂停 ICIs 治疗，对症治疗，可考虑予泼尼松龙 0.5～1.0mg/(kg · d)，根据症状改善情况逐渐减量；3～4 级需永久性停用 ICIs，排除细菌性脑膜炎、病毒性脑膜炎后，予甲基泼尼松龙 1～2mg/(kg · d)，根据症状改善情况逐渐减量。

3．多发性硬化等炎症性脱髓鞘疾病

这类 NAEs 主要表现为大脑和脊髓的脱髓鞘病变，包括视神经炎、横断性脊髓炎和急性肿瘤性脱髓鞘病变。Abdallah 等报道了 1 例应用伊匹木单抗后出现横贯性脊髓炎的患者，该患者临床表现以截瘫、尿潴留、下肢感觉障碍、便秘、自主神经功能障碍为主。全脊髓增强 MRI 提示 T_2加权像在颈髓、胸髓、脊髓圆锥、马尾、骶骨神经根出现斑块状高强化。腰椎穿刺脑脊液检查提示以淋巴细胞计数升高为主的白细胞计数升高，蛋白质 310mg/dL，葡萄糖 27mg/dL。患者的腰髓硬膜活检提示坏死伴组织细胞、淋巴细胞在血管周围大量浸润及聚集，无血管壁损伤，无血栓形成。

检查：诊断需排除感染、代谢紊乱、内分泌失调、副肿瘤综合征等原因所致神经损伤。需进行仔细的神经专科查体、电生理检查、实验室检查（血浆维生素 B_{12}、艾滋病和梅毒相关检查、抗核抗体、抗 Ro 抗体、抗 SSB/La 抗体、水通道蛋白 4、髓鞘少突胶质细胞糖蛋白 IgG 抗体、Hu 抗体、抗 CRMP5/CV2 抗体）、脑脊液检查和脊柱 MRI。

治疗：横贯性脊髓炎无论任何级别，永久性停用 ICIs 治疗，静脉注射甲基泼尼松龙 1g/d 持续 3～5 天，根据症状减量。同时予 IVIG 0.4g/(kg·d)，持续 5 天，以及血浆置换治疗。

4．格林-巴利综合征

格林-巴利综合征发生率为 0.2%～0.3%，发生时间为 ICIs 治疗的第 2～18 周期，80% 患者在第 3～5 周期出现相应临床表现，主要包括感觉丧失、无反射、进展性虚弱、感觉异常、麻木、吞咽困难，瘫痪会向上扩展，甚至影响呼吸肌，导致呼吸衰竭，也可表现为肌肉疼痛等。

脑脊液检查提示蛋白细胞分离，肌电图提示多发性周围神经脱髓鞘。需完善神经专科查体、电生理检查、实验室检查（抗神经节苷脂抗体）和脊柱 MRI。

治疗：予甲基泼尼松龙 1g/d，持续 5 天，在 4 周内逐渐减少剂量并严密进行神经系统评估。同时予 IVIG 0.4g/(kg·d)，持续 5 天，以及血浆置换治疗，可考虑予加巴喷丁、普瑞巴林等镇痛治疗。

预后：40% 患者症状明显好转，20% 患者症状维持，40% 患者经积极治疗后死亡。

5．周围神经病变

ICIs 相关周围神经病变发生率明显低于化疗导致的周围神经病变。ICIs 相关周围神经病变包括脱髓鞘和（或）轴突神经病变。颅神经麻痹可影响面神经、视神经、外展神经等，外周神经炎也有报道。根据面神经麻痹的病例报道，患者的临床表现主要以典型的周围性面神经麻痹为主，可伴有弥漫性丘疹。

诊断需排除神经病变的其他原因，如药物、感染、代谢、内分泌、血管或外伤等。

头颅 MRI 检查及脑脊液检查多无明显异常，可考虑行 MRI 神经成像、神经专科查体、电生理检查等。

治疗：1 级可继续 ICIs 治疗，严密监测；2 级需暂停 ICIs 治疗，开始予甲基泼尼松龙 0.5～1.0mg/(kg · d)，如果进展则加量为 2～4mg/(kg · d)；3～4 级永久性停用 ICIs，甲基泼尼松龙 1g/d，持续 5 天，在 4 周内逐渐减少剂量并严密进行神经系统评估，同时可考虑 IVIG 0.4g/(kg · d)，持续 5 天，以及血浆置换治疗，可考虑予加巴喷丁、普瑞巴林等镇痛治疗。

6. 重症肌无力

目前普遍认为 ICIs 可导致潜在的自身免疫系统紊乱。ICIs 通过诱导 T 细胞，介导产生抗乙酰胆碱受体抗体，导致重症肌无力的发生或恶化。Makarious 等报告了 23 例 ICIs 相关重症肌无力，其中 72.7% 为新发病例，18.2% 为预先存在的重症肌无力恶化，9.1% 为亚临床重症肌无力恶化。在一大组接受纳武利尤单抗治疗的患者中，重症肌无力的发生率为 0.12% 。临床表现包括上睑下垂、复视、肌肉无力、呼吸困难和吞咽困难，抗乙酰胆碱受体抗体在 59% 的患者中呈阳性，9 例同时出现肌炎。多数患者在 ICIs 治疗开始后 7～11 周出现症状。约 1/3 的患者在接受积极的糖皮质激素、IVIG、血浆置换等治疗后仍然死亡。

7. 肌炎

肌炎似乎是 PD-1/PD-L1 抑制剂最常见的神经系统 irAEs，而 CTLA-4 抑制剂的相关肌炎发生率较低。最常见的类型是坏死性自身免疫性肌炎、皮肌炎和多发性肌炎，另外还有眼眶肌炎、嗜酸性筋膜炎等较罕见的肌炎病例报告。常见症状包括肌肉疼痛、近端肢体无力、说话困难/吞咽困难、上睑下垂或动眼肌无力。有研究描述了 19 例 ICIs 相关肌炎患者，其中 32% 出现心肌炎，5% 伴有重症肌无力，所有患者至少接受 PD-1 抑制剂治疗。一些患者出现呼吸窘迫，与膈肌受累有关。实验室检查经常显示肌酸激酶水平升高，电生理检查显示肌源性损害，肌肉活检可见坏死的肌纤维和炎症变化。大剂量激素和停止使用 ICIs 通常可以改善症状，大多数患者可完全康复。

综上所述，ICIs 相关 NAEs 由于症状的多样性和非典型性，诊断较为困难，常规的检查包括脑 MRI、脑电图（EEG）、腰椎穿刺脑脊液（CSF）检查及神经传导检查。脑 MRI 出现 T_2加权像或 FLAIR 改变提示脑病变，CSF 出现白细胞增多或蛋白血症提示炎症或脱髓鞘性疾病，异常神经传导提示感觉或运动神经病变，CSF 或血清中出现经典的自身免疫性抗体或副肿瘤综合征抗体支持脑炎性病变的诊断，患者抗乙酰胆碱受体抗体阳性或对重复神经刺激试验呈现易疲劳则提示重症肌无力。尽管有自身免疫机制学说，但目前仍没有确定的标志物或自身抗体可以用来检测。患者可表现为一种不符合典型诊断的上下运动神经元混合型症状，不仅表现为脑电图的改变，也可发生混杂的周围神经系统病变。因此，及时诊断 ICIs 相关 NAEs 需要较高的临床警觉思维，临床医师应叮嘱所有接受 ICIs 治疗的患者或其家属要准确、完整地记录 NAEs 的可能症状，即便是非典型表现也应密切监测，并及时咨询神经内科医师。ICIs 相关 NAEs 诊断的成立还需排除其他常规病因，如感染、占位性病变、毒素及代谢和自身免疫性疾病等。

治疗方面，针对 ICIs 相关 NAEs 的不同类型和严重程度给予不同的治疗方案；对于某些特殊类型的 NAEs，除激素之外还需增加其他治疗，包括血浆置换、IVIG 和其他免疫抑制剂等。例如，ICIs 相关自身免疫性脑炎的治疗，文献报道大剂量甲基泼尼松龙 1g/d，共用 5 天，或免 IVIG 0.4g/(kg·d)，共用 5 天，对大部分患者有效；而对于格林-巴利综合征，还需 IVIG 或血浆置换；重症肌无力的标准治疗包括胆碱酯酶抑制剂、IVIG 及血浆置换等。此外，必要时还可应用英夫利昔单抗、利妥昔单抗或环孢素等药物进行免疫抑制治疗。

五、ICIs 再挑战

一般来讲，需权衡治疗的获益-风险比，且需与患者充分沟通，不同类型和不同严重程度的 NAEs 的 ICIs 再挑战策略是有差异的。建议≥2 级的重症肌无力、≥2 级的脑炎、任何级别的格林-巴利综合征和横贯性脊髓炎均应永久停用 ICIs；1～2 级周围神经病变患者，如症状改善到 1 级可重启 ICIs 治疗；1～2 级无菌性脑膜炎患者，恢复至 0 级后可重启 ICIs 治疗。

六、转归

大多数患者的 ICIs 相关 NAEs 在相应治疗后能够得到不同程度的改善，但部分患者可能遗留长期并发症甚至死亡。Cuzzubbo 等分析结果表明，27% 的患者在治疗后 NAEs 症状没有改善，且有 3 例因 NAEs 恶化而死亡。在 Blackmon 等的报道中，35% 的患者在治疗后症状没有缓解，其中 1 例非小细胞肺癌患者在应用 14 次纳武利尤单抗后出现边缘性脑炎，最后死亡。Zimmer 等报道的病例中，38% 的 ICIs 相关 NAEs 患者症状持续，1 例死亡。英国皇家马斯登癌症中心报道的病例中，约 30% 的患者表现出持续的神经系统症状。长期的神经系统并发症严重影响着患者的生活质量，故医师在开始 ICIs 治疗前应充分地告知患者发生 NAEs 的可能及其长期并发症的风险。

既往多项研究表明，发生 irAEs 的肿瘤患者与未发生 irAEs 的肿瘤患者相比，肿瘤客观缓解率（ORR）更高。在 ICIs 相关 NAEs 中也发现类似现象：Cuzzubbo 等分析指出，经 ICIs 治疗有效的患者，69% 发生 NAEs；Spain 等研究表明，经 ICIs 治疗发生 NAEs 的患者与未发生 NAEs 的患者 ORR 分别为 70% 和 20% ～30%，中位生存期（mOS）分别为 45.7 个月和 11.2 个月。Zimmer 等和 Blackmon 等两项研究数据表明，发生 ICIs 相关 NAEs 的病例中，50% 的可评价疗效患者对肿瘤治疗表现出完全缓解（CR）或部分缓解（PR），且高级别的 NAEs 致死风险明显增加。所以，仔细识别 irAEs 对改善患者预后非常重要。

七、结语与展望

ICIs 相关 NAEs 较为罕见，虽大多表现为 1～2 级症状，亦有严重不良反应的报道，甚至可出现致死病例。ICIs 相关 NAEs 多发生在接受 ICIs 治疗后的 4 个月内，临床表现呈现多样性和非典型性，医师需加强此时间段内的监测，一旦患者出现疑似 NAEs 症状，应及时给予详细的神经系统检查，尤其是对于联用 ICIs、合并化疗或激酶抑制剂治疗的患者。对于发生严重 NAEs 的患者，应及时停止使用 ICIs，并给予足量糖皮质激素和（或）其他针对性的治疗。随着肿瘤免疫治疗的兴起，越来越多的患者会接受 ICIs 治疗，NAEs 的发生亦会更加常见，各种各样的临床表现使其诊断面临挑战。NAEs 的发生机制、诊断、治疗及其发生风险与 ICIs 剂量的关系还需要更深入的研究，而患者经 ICIs 治疗后发生 NAEs 与肿瘤有效缓解的关系也有待进一步探讨。

【参考文献】

1. Eggermont AM, Chiaron - Sileni V, Grob JJ, et al. Adjuvant ipilimumab versus placebo after complete resection of high - risk stage Ⅲ melanoma (EORTC 18071): a randomised, double-blind, phase 3 trial [J]. Lancet Oncol, 2015, 16 (5): 522-530.

2. Cuzzubbo S, Javeri F, Tissier N, et al. Neurological adverse events associated with immune checkpoint inhibitors: review of the literature [J]. Eur J Cancer, 2017, 73: 1-8.

3. Spain L, Walls G, Julve M, et al. Neurotoxicity from immune checkpoint inhibition in the treatment of melanoma: a single centre experience and review of the literature [J]. Ann Oncol, 2017, 28 (2): 377-385.

4. Zimmer L, Goldinger SM, Hofmann L, et al. Neurological, respiratory, musculoskeleletal, cardiac and ocular side - effects of anti - PD - 1 therapy [J]. Eur J Cancer, 2016, 60: 210-225.

5. Kao JC, Liao B, Markovic SN, et al. Neurological complications associated with anti - programmed death 1 (PD - 1) antibodies [J]. JAMA Neurol, 2017, 74 (10): 1216-1222.

6. Michot JM, Bigenwald C, Champiat S, et al. Immune - related adverse events with immune checkpoint blockade: a comprehensive review [J]. Eur J Cancer, 2016, 54: 139-148.

7. Shirai T, Sano T, Kamijo F, et al. Acetycholine receptor binding antibody – associated myasthenia gravis and rhabdomyolysis induced by involumab in a patient with melanoma [J]. Jpn J Clin Oncol, 2016, 46 (1): 68–88.

8. Arriola E, Wheater M, Galea I, et al. Outcome and biomarker analysis from a multicenter phase 2 study of ipilimumab in combination with carboplatin and etoposide as first – line therapy for extensive – stage SCLC [J]. J Thorac Oncol, 2016, 11 (9): 1511–1521.

9. Manousakis G, Koch J, Sommerville RB, et al. Multifocal radiculoneuropathy during ipilimumab treatment of melanoma [J]. Muscle Nerve, 2013, 48 (3): 440–444.

10. Blackmon JT, Viator TM, Conry RM, et al. Centra nervous system toxicities of anti–cancer immune checkpoint blockade [J]. J Neurol Neuromed, 2016, 1 (4): 39–45.

11. Bjoern J, Juul NN, Zeeberg IT, et al. Immunological correlates of treatment and response in stage Ⅳ malignant melanoma patients treated with ipilimumab [J]. Oncoimmunology, 2015, 5 (4): e1100788.

12. Petković F, Castellano B. The role of interleukin – 6 in central nervous system demyslination [J]. Neural Regen Res, 2016, 11 (12): 1922–1923.

13. Larkin J, Chiarion – Sileni V, Gonzalez R, et al. Combined nivolumab and ipilimumab or monotherapy in untreated melanoma [J]. N Engl J Med, 2015, 373 (1): 23–34.

14. Maur M, Tomasello C, Frassoldati A, et al. Posterior reversible encephalopathy syndrome during ipilimumab theraoy for malignant melanoma [J]. J Clin Oncol, 2012, 30 (6): e76–e78.

15. Kourie HR, Klastersky JA. Side – effects of checkpoint inhibitorbased combination therapy [J]. Curr Opin Oncol, 2016, 28 (4): 306–313.

16. Pobert C, Thomas L, Bondarenko I, et al. Ipilimumab plus dacarbazine for previously untreated metastatic melanoma [J]. N Engl J Med, 2011, 364 (26): 2517–2526.

17. Formenti SC. Silvia formention the promise of combining radiotherapy and immunotherapy to treat cancer [J]. Oncology (Williston Park), 2016, 30 (4): 289–292.

18. Zhu X, McDowell MM, Newman WC, et al. Severe cerebral edema following involimab treatment for pediatric glioblastoma: case report [J]. J Neurosurg Pediatr, 2017, 19 (2): 249–253.

19. Eltobgy M, Oweira H, Petrausch U, et al. Immune–related neurological toxicities

among solid tumor patients treated with immune checkpoint inhibitors：a systematic review ［J］. Expert Rev Neurother，2017，17（7）：725-736.

20. Roth P，Winklhofer S，Muller AMS，et al. Neurological complications of canner immunotherpy ［J］. Cancer Treat Rev，2021，97：102189.

21. Bossart S，Thurneysen S，Rushing E，et al. Case report：encephalitis，with brainstem involvement，following checkpoint inhibitor therapy in metastatic melanoma ［J］. Oncologist，2017，22（6）：749-753.

22. Markus L，Varosanec MV，Slaven P，et al. Fatal necrotizing encephalopathy after treatment with nivolumab for squamous non-small cell lung cancer：case report and review of the literature ［J］. Front Immunol，2018，9：108.

23. Salam S，Lavin T，Turan A. Limbic encephalitis following immunotherapy against metastatic malignant melanoma ［J］. BMJ Case Rep，2016，2016：bcr2016215012.

24. 沈烨琪，夏俊波，蒋敏海. Nivolumab治疗非小细胞肺癌致免疫检查点抑制剂相关自身免疫性脑炎一例［J］. 中国神经免疫学和神经病学杂志，2020，27（2）：161-163.

25. Graus F，Titulaer MJ，Balu R，et al. A clinical approach to diagnosis of autoimmune encephalitis ［J］. Lancet Neurol，2016，15（4）：391-404.

26. Hoinger AF. Neurologic complications of immune checkpoint inhibitors ［J］. Curr Opin Neurol，2016，29（6）：806-812.

27. Vogrig A，Muñiz - Castrillo S，Joubert B，et al. Central nervous system complications associated with immune checkpoint inhibitors ［J］. J Neurol Neurosurg Psychiatry，2020，91（7）：772-778.

28. Shibaki R，Murakami S，Oki K，et al. Nivolumab - induced autoimmune encephalitis in an anti - neuronal autoantibody - positive patient ［J］. Jpn J Clin Oncol，2019，49（8）：793-794.

29. Faje A. Immunotherapy and hypophysitis：Clinical presentation，treatment，and biologic insights ［J］. Pituitary，2016，19（1）：82-92.

30. 陈向军，邓波. 自身免疫性脑炎的诊断标准及其临床指导意义［J］. 中国临床神经科学，2016，24（3）：336-340.

31. Liao B，Shroff S，Kamiya-Matsuoka C，et al. Atypical neurological complications of ipilimumab therapy in patients with metastatic melanoma ［J］. Neuro Oncol，2014，16（4）：589-593.

32. Garcia CR，Jayswal R，Adams V，et al. Multiple sclerosis outcomes after cancer

immunotherapy [J]. Clin Transl Oncol, 2019, 21 (10): 1336-1342.

33. Dalakas MC. Neurological complications of immune checkpoint inhibitors: what happens when you "take the brakes off" the immune system [J]. Ther Adv Neurol Disord, 2018, 14 (11): 1756286418799864.

34. Abdallah AO, Herlopian A, Ravilla R, et al. Ipilimumab - induced necrotic myelopathy in a patient with metastatic melanoma: a case report and review of literature [J]. J Oncol Pharm Pract, 2015, 22 (3): 537-542.

35. Vogrig A, Muniz - Castrillo S, Farina A, et al. How to diagnose and manage neurological toxicities of immune checkpoint inhibitors: an update [J]. Neurol, 2021, 269 (3): 1701-1714.

36. Janssen JBE, Leow TYS, Herbschleb KH, et al. Immune checkpoint inhibitor - related guilainbarre syndrome: a case series and review of the literature [J]. J Immunother, 2021, 44 (7): 276-282.

37. Supakornnumporn S, Katirji B. Guillain - Barré syndrome triggered by immune checkpoint inhibitors: a case report and literature review [J]. J Clin Neuromuscul Dis, 2017, 19 (2): 80-83.

38. Wesley SF, Haggiagi A, Thakur KL, et al. Neurological immunotoxicity from caner treatment [J]. Int J Mol Sci, 2021, 22 (13): 6716.

39. Zecchini JM, Kim S, Yum K, et al. Development of bell' s palsy after treatment with ipilimumab and nivolumab for metastatic melanoma: a case report [J]. J Immunother, 2017, 41 (1): 39-41.

40. Altman AL, Golub JS, Pensak ML, et al. Bilateral facial palsy following ipilimumab infusion for melanoma [J]. Otolaryngol Head Neck Surg, 2015, 153 (5): 894-895.

41. Numata S, Iwata Y, Okumura R, et al. Bilateral anterior uveitis and unilateral facial palsy due to ipilimumab for metastatic melanoma in an individual with human leukocyte antigen DR4: a case report [J]. J Dermatol, 2018, 45 (1): 113-114.

42. Makarious D, Horwood K, Coward JIG. Myasthenia gravis: an emerging toxicity of immune checkpoint inhibitors [J]. Eur J Cancer, 2017, 82: 128-136.

43. Johnson DB, Sullivan RJ, Ott PA, et al. Ipilimumab therapy in patients with advanced melanoma and preexisting autoimmune disorders [J]. JAMA Oncol, 2016, 2 (2): 234-240.

44. Cappelli LC, Gutierrez AK, Bingham CO, et al. Rheumatic and musculoskeletal immune-related adverse events due to immune checkpoint inhibitors: a systematic review of the

literature [J]. Arthritis Care Res (Hoboken), 2017, 69 (11): 1751-1763.

45. Höftberger R, Rosenfeld MR, Dalmau J. Update on neurological paraneoplastic syndromes [J]. Curr Opin Oncol, 2015, 27 (6): 489-495.

46. Villadolid J, Amin A. Immune checkpoint inhibitors inclinical practice: update on management to immune-related toxicities [J]. Transl Lung Cancer Res, 2015, 12 (5): 560-575.

47. Martinot M, Ahle G, Petrosyan I, et al. Progressive multifocal leukoencephalopathy after treatment with nivolumab [J]. Emerg Infect Dis, 2018, 24 (8): 1594-1596.

48. Thompson JA, Schneider BJ, Brahmer J, et al. NCCN guidelines insights: management of immunotherapy-related toxicities, Version 1.2020 [J]. J Natl Compr Canc Netw, 2020, 18 (3): 230-241.

49. Haanen JBAG, Carbonnel F, Robert C, et al. Management of toxicities from immunotherapy: ESMO clinical practice guidelines for diagnosis, treatment and follow-up [J]. Ann Oncol, 2018, 29 (Suppl 4): iv264-iv266.

50. Kennedy LB, Salama AKS. A review of cancer immunotherapy toxicity [J]. CA Cancer J Clin, 2020, 70 (2): 86-104.

第二节　典型病例

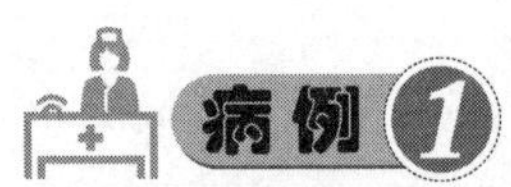

患者，男，67 岁。“食管胃交界部腺癌 2 周期新辅助化疗联合免疫治疗后 1^+ 月”，于 2023 年 3 月 14 日入院。

1. 现病史

2023 年 1 月，患者因吞咽时喉咙有异物感在当地医院行电子胃镜病理活检：（食管下段至贲门）活检小组织，低分化腺癌（含印戒细胞癌成分）。患者于 2023 年 1 月、2023 年 2 月（末次免疫治疗时间为 2023 年 2 月 3 日）在当地医院行 2 周期新辅助化疗联合免疫治疗，方案：奥沙利铂 150mg ivgtt d1+亚叶酸钙 500mg ivgtt d1+氟尿嘧啶 4.5g 静脉泵入，联合特瑞普利单抗免疫治疗。2023 年 2 月 8 日，常规检查发现患者 Mb 631ng/mL，cTnI 0.359ng/mL 伴肝转氨酶升高、LVEF 60%，患者无胸闷、气促等症状，予甲基泼尼松龙 40mg iv bid×3 天，40mg iv qd×4 天。2023 年 2 月 9 日患者出现双侧上睑下垂、睁眼困难、说话含糊不清，激素治疗 7 天，肝转氨酶较前降低，泼尼松龙 50mg/d po，带药出院。出院后患者双侧上睑下垂、睁眼困难、说话含糊不清仍无明显改善，于 2023 年 3 月 14 日收入四川省肿瘤医院。

2．既往史

高血压病，血压控制良好。

3．入院后诊疗经过

入院后完善相关检查，结果如下。

1）肝功能：AST 140U/L，ALT 138U/L。

2）肌酶 Mb 888.42ng/mL，cTnI 0.199ng/mL，CK 1381U/L，CK－MB 110.00U/L，乳酸脱氢酶 509U/L。

3）甲状腺功能：正常。

4）皮质醇（8 时）：0.61μg/dL。

5）超敏 CRP：1.25mg/L。

6）心脏超声：主动脉瓣轻度反流，左心室收缩功能正常。

7）心电图：左前分支阻滞，心电图未见明显 ST 段改变。

8）颅脑平扫+增强：双侧大脑白质内散在缺血灶，Fazekas 1 级；颅内未见确切占位。右侧乳突炎。

诊断：①ICIs 相关 NAEs（重症肌无力 2 级）；② ICIs 相关心肌炎（亚临床型）；③ ICIs相关肝炎（1～2 级）。

治疗：予甲基泼尼松龙 120mg ivgtt qd，溴吡斯的明抗胆碱酯酶、甲钴胺片营养神经等对症处理，患者肝功能、心肌标志物逐渐下降，但上睑下垂、说话含糊不清恢复差，予 IVIG 20g qd ivgtt×5 天。2023 年 3 月 27 日复查，CK 72U/L，CK－MB 34.20U/L，Mb 44.77ng/mL，cTnI 0.013ng/mL。糖皮质激素逐渐减量，总疗程 4 周。患者上睑下垂、说话含糊不清逐渐好转，完全恢复用时 1^+月。

4．病例总结

ICIs 相关神经毒性主要治疗方法仍然是糖皮质激素，但临床疗效欠佳，患者症状恢复也较慢。

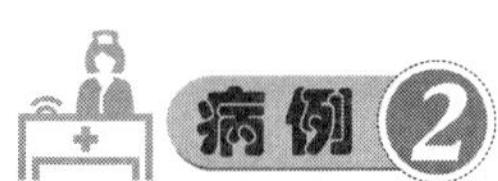

患者，男，57 岁。“右肺腺癌伴骨、脑、肾转移化疗、免疫治疗后，咳嗽、发热 4 天”，于 2022 年 7 月 8 日入院。

1．现病史

2022 年 5 月，患者因“左侧肢体无力”于外院行胸部 CT，诊断为右肺恶性肿瘤伴脑转移，全身骨显像：约左侧第 8 前肋代谢增高灶。经皮右肺占位穿刺活检病理：查见异型细胞，倾向腺癌。免疫表型：TTF1（+）、NapsinA（+）、CK5/6（-）、Syn（-）、CgA（-）、P63（-）、Ki-67（-）、CKp（AE1/AE3）（+）、CK7（+），病变符合腺癌。检测到 *KRAS* 基因 Exon-2 外显子突变（突变 CT 值为 27.04Hu），未检测到 *EGFR* 基因 Exon-18、Exon-19、Exon-20、Exon-21 外显子突变。诊断“右肺腺癌伴脑、骨转移［T2aN3M1，Ⅳb 期，*KRAS* Exon-2（+）］”。2022 年 6 月 22 日行第 1 周期全身化疗、免疫治疗：培美曲塞 800mg d1+顺铂 40mg d1～3+信迪利单抗 200mg d1；2022 年 6 月 22 至 2022 年 7 月 6 日采用立体定向放疗技术针对脑部病灶行放疗，分割剂量：GTV（右小脑半球、右额叶）5.0Gy/F，每天 1 次，计划照射 10 次，完成 10 次。2022 年 7 月 4 日出现持续发热，最高体温 39.1℃，伴咳嗽、咳痰，背部散在皮疹，口腔溃疡，乏力，食欲减退，精神萎靡。为求进一步诊治收入四川省肿瘤医院。

2．入院后诊疗经过

入院后完善相关检查，结果如下。

1）患者背部、左上肢散在皮疹（图 8-1）。

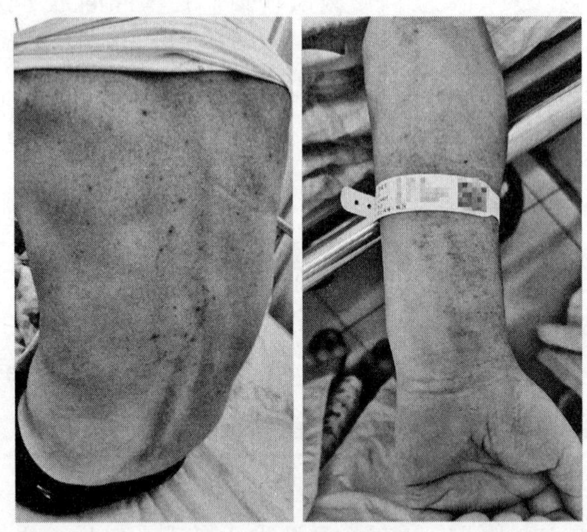

图 8-1 病例 2 皮疹

2）电解质、心肌标志物：正常。

3）腹部 CT：未见肾上腺异常病灶。

4）垂体 MRI：未见异常。

5）免疫治疗前后的检查结果见表 8-1。

表 8-1　病例 2 免疫治疗前后的检查结果

指标		免疫治疗前	免疫治疗后		
		2022 年 6 月 20 日	2022 年 7 月 11 日	2022 年 7 月 18 日	2022 年 7 月 28 日
甲状腺功能	FT_3（pg/mL）	1.76	1.99	2.16	2.20
	FT_4（ng/dL）	1.47	1.04	1.56	1.72
	TSH（mIU/L）	0.552	3.848	1.413	0.874
	TgAb（IU/mL）	<5.0	<5.0	6.1	<5.0
	TPOAb（IU/mL）	<1.00	<1.00	1.62	1.17
肾上腺皮质激素	皮质醇（μg/dL）	/	1.19	1.16	0.65
	ACTH（pg/mL）	/	3.31	8.80	2.84
性激素	睾酮（ng/mL）	/	<0.05	0.10	0.57
	卵泡刺激素（mIU/mL）	/	1.44	3.50	/

病史特点：

1）ICIs 治疗后 16 天。

2）出现乏力、食欲减退、精神萎靡等不适。

3）ACTH、皮质醇、睾酮降低，TSH、FT_3、FT_4正常。

4）垂体 MRI 未发现异常。

5）伴有皮疹。

诊断：①ICIs 相关垂体炎（2 级）（继发性肾上腺功能减退，继发性性腺功能减退）；②ICIs 相关皮炎（1 级）。

治疗：泼尼松 10mg/d，长期糖皮质激素替代治疗。

3．病例总结

ICIs 相关神经毒性临床症状不典型，诊断主要靠临床医师的警觉性和相关的辅助检查。

第九章　免疫检查点抑制剂相关皮肤毒性

第一节　概述

ICIs越来越广泛地运用于抗肿瘤治疗，并取得了显著疗效，具有良好的总体获益-风险比。但非特异性免疫激活也导致了一系列irAEs，皮肤及其附属腺是最常见的靶器官之一。ICIs相关皮肤毒性会显著降低患者的生活质量。与皮肤科医师相比，肿瘤科医师更经常高估免疫相关皮肤不良事件（immune-related cutaneous adverse events，irCAEs）严重程度，并且更容易因皮肤毒性而停止癌症治疗，从而减少患者获得潜在挽救生命的治疗机会。因此，皮肤科医师和肿瘤科医师之间的跨学科合作对于接受ICIs抗肿瘤治疗的患者至关重要。

一、流行病学

Weber等对接受CTLA-4抑制剂伊匹木单抗治疗的325例肿瘤患者的irAEs进行汇总分析，结果显示irAEs总体发生率为72.3%，3级、4级irAEs发生率为25.2%，主要集中在胃肠道、肝、皮肤及内分泌系统，其中irCAEs的发生率为3%。Nadelmann等报道的一项针对138篇研究的系统评价显示，最常见的irCAEs是瘙痒（25.3%）和斑丘疹（17.3%）；而与接受CTLA-4抑制剂治疗的患者相比，接受PD-1/PD-L1抑制剂单药治疗的患者更容易发生黏膜炎（95.2%：4.8%）、大疱性类天疱疮（92.9%：7.1%）、银屑病（85.9%：14.1%）和苔藓样皮疹（86.2%：13.8%）；而较严重的伴有嗜酸性粒细胞增多和全身症状的药物反应（DRESS）则在CTLA-4抑制剂单药治疗或CTLA-4/PD-1抑制剂联合治疗的患者中更常见。联合免疫治疗可能会增加皮肤毒性的发生率及发生频率。

各种irCAEs的发病中位时间也有所不同。现有文献报道的irCAEs的发生时间为ICIs治疗后4天至20个月不等，其中多形性红斑（EM）、Stevens-Johnson综合征（SJS）和中毒性表皮坏死松解症（TEN）发生时间比其他irCAEs相对更早，为ICIs治疗后4天至41周不等，大多数暴发型病例发生在1～2个治疗周期之间。然而，苔藓样皮疹和大疱性类天疱疮常出现较晚，报告的发生时间分别为1天至72周和2～80周。

二、常见表现与转归

较常见的 irCAEs 包括非特异性斑丘疹、瘙痒、苔藓样皮疹、大疱性类天疱疮、白癜风、银屑病、毛发和口腔毒性，其他不太常见的 irCAEs 包括 SJS、TEN 及 DRESS 等。通常轻度至中度 irCAEs（CTCAE 1～2 级）经过治疗后在 2 周内基本可逆，但仍有不足 5% 的 irCAEs 虽得到及时识别和管理，仍需要停止 ICIs 治疗。

三、常见 irCAEs

1．非特异性斑丘疹

非特异性斑丘疹是常见的 irCAEs，Phillips 的研究报道显示，约 36% 的非特异性斑丘疹与 CTLA-4 抑制剂联合或不联合 PD-1/PD-L1 抑制剂治疗相关，23% 的非特异性斑丘疹与 PD-1/PD-L1 抑制剂单药治疗相关。发生非特异性斑丘疹的患者中 87.0% 为轻度 irCAEs（CTCAE 1～2 级），只有约 13.0% 的患者表现为严重的 irCAEs（CTCAE 3 级）。非特异性斑丘疹发生的时间一般为用药后 1～24 周，并且似乎具有剂量依赖性。

非特异性斑丘疹最常累及四肢躯干和伸肌表面。受累体表面积各不相同，但 1～2 级非特异性斑丘疹通常是自限性的。斑丘疹可能是其他 irCAEs（如苔藓样皮疹、银屑病、大疱性类天疱疮等）的早期表现，因此对于不典型、严重、持续反复的非特异性斑丘疹，需要行进一步检查，特别是皮肤活检。

非特异性斑丘疹组织病理学特征包括浅表血管周围以 CD4 细胞为主的 T 细胞浸润，嗜酸性粒细胞浸润，伴或不伴轻度嗜酸性海绵样水肿、真皮水肿及罕见的角化不良细胞。

对 2 级非特异性斑丘疹，ESMO 指南推荐继续使用 ICIs，而 NCCN 指南和 CSCO 指南建议可以考虑暂停使用 ICIs；对于弥漫但程度较轻的非特异性斑丘疹，ESMO 指南更倾向于继续使用 ICIs。对 3 级非特异性斑丘疹，建议恢复到 1 级或更低之后，才考虑继续使用 ICIs。对 4 级非特异性斑丘疹，应永久性停用 ICIs。

1～2 级非特异性斑丘疹可外用糖皮质激素；3 级非特异性斑丘疹采用外用糖皮质激素和 4 周逐渐减量至停药的全身性糖皮质激素治疗，泼尼松龙 1mg/(kg·d) 初始，必要时剂量增加至 2mg/(kg·d)；对于 4 级非特异性斑丘疹，予甲基泼尼松龙 2mg/(kg·d)。NCCN 指南对于全身性糖皮质激素治疗的患者，建议在症状改善至 1 级后，4～6 周内逐步减量停药，推荐的疗程比 ESMO 指南稍长。

2．苔藓样皮疹

在 Nadelmann 的报道中，86.2% 的苔藓样皮疹发生在接受 PD-1/PD-L 抑制剂单药治疗后，8.1% 发生在接受 CTLA-4 抑制剂单药治疗后，5.7% 发生在 PD-1/PD-L1 抑制剂和 CTLA-4 抑制剂联合治疗后，其中 1～2 级占 86.1%，3 级占 13.8%。免疫治疗后发生苔藓样皮疹的时间从 1 天至 72 周不等。有研究表明，苔藓样皮疹比非特异性斑丘疹的发生率更高，参与研究的 103 名患者中有 26 名出现苔藓样皮疹，而只有 18 名出现非特异性斑丘疹。

苔藓样皮疹的临床表现为胸部和背部多发性、离散性红斑，紫罗兰色丘疹和斑块，很少累及四肢、掌跖面和口腔黏膜。

苔藓样皮疹的组织病理学特征为带状淋巴细胞浸润、角化过度、颗粒层和棘层增厚、角化不良，可伴有明显的表皮增生；也可表现为角化不良、海绵样水肿、皮肤附属器/血管周围炎症和嗜酸性粒细胞浸润。

治疗主要是局部外用糖皮质激素，少数情况需要口服糖皮质激素、光疗和使用阿维 A。大多数病例（>50%）在局部外用糖皮质激素、全身性糖皮质激素、口服阿维 A、免疫调节剂、光疗、抗组胺药和止痒药单独或与其他疗法联合使用时能获得部分或完全缓解。

3. 大疱性类天疱疮

大疱性类天疱疮与 PD-1/PD-L1 抑制剂和原发性肿瘤类型（包括黑色素瘤、非小细胞肺癌、尿路上皮癌和头颈部鳞癌）有关。与其他 irCAEs 相比，多数大疱性类天疱疮发病时间稍晚，平均在首次治疗开始后 14 周左右发病。

大疱性类天疱疮的临床表现包括皮肤红斑，上覆紧张性水疱，散布在全身，有或没有黏膜受累。前驱期多表现为非大疱性瘙痒、非特异性斑丘疹，随后出现全身性或局部紧张性水疱，其内充满浆液或血性液；主要分布在躯干和四肢，10%～30% 的病例累及口腔黏膜。当瘙痒或皮疹患者外用糖皮质激素治疗无效时，应高度怀疑大疱性类天疱疮。

在 ICIs 相关大疱性类天疱疮患者中已发现病理性自身抗体产生，通过酶联免疫吸附测定法检测针对基底膜成分 BP180 和 BP230（在黑色素瘤、皮肤基底膜癌和非小细胞肺癌中表达）的循环抗体有助于确诊，同时也能协助判断疾病严重程度以及监测治疗反应。除血清学检测外，标准诊断性检查包括对病变皮肤和病灶周围正常组织的活检标本进行常规皮肤病理学评估和直接免疫荧光检查。

大疱性类天疱疮的组织病理学特征包括表皮下水疱伴嗜酸性粒细胞浸润。直接免疫荧光检查可在真皮表皮交界处发现免疫球蛋白 G 和补体成分 C3 的线性沉积，但这一特征对大疱性类天疱疮特异度不高，因为其也可见于瘢痕性类天疱疮和获得性大疱性表皮松解症。

1 级大疱性类天疱疮可能对外用糖皮质激素有反应；2 级通常需要在外用糖皮质激素的基础上加用全身性糖皮质激素，Philips 等建议在治疗 2 级 ICIs 相关大疱性类天疱疮时暂停 ICIs 治疗，直到改善至 0～1 级；3～4 级需加用利妥昔单抗。

与传统的药物诱导大疱性类天疱疮相比，ICIs 相关大疱性类天疱疮可能在停止免疫治疗后持续数月。所以许多患者需要在皮疹消退后继续使用糖皮质激素，以防止复发。

4．白癜风

白癜风是一种自身免疫性疾病，其特征是表皮功能性黑色素细胞丧失引起的脱色斑。在 CTLA-4 抑制剂治疗的患者中白癜风的发生率达到了 11%，在 PD-L1 抑制剂治疗的患者中达到了 25%。白癜风多数发生在治疗后的数月，且与 ICIs 剂量无关。

ICIs 相关白癜风具有独特的表型，其特征是多处斑点状色素脱失，在暴露的皮肤上演变成大斑块，常为双侧对称分布。

ICIs 治疗相关白癜风可能与黑色素瘤细胞和正常黑色素细胞共有的抗原交叉反应相关。白癜风样皮疹在 ICIs 治疗停止后仍会持续存在。在黑色素瘤的治疗中，ICIs 相关白癜风的发生可能是疗效好的预测因子。

白癜风可以通过光疗、外科手术和局部疗法进行治疗，常用治疗药物包括糖皮质激素、免疫抑制剂、钙调神经磷酸酶抑制剂和维生素 D。

5．银屑病

在 Nadelmann 的报道中，85.9% 的银屑病发生在接受 PD-1/PD-L1 抑制剂单药治疗后，9.0% 发生在 CTLA-4 抑制剂单药治疗后，5.1% 发生在 PD-1/PD-L1 抑制剂联合 CTLA-4 抑制剂治疗后。其中 85.9% 为 1～2 级、14.1% 为 3～4 级。

银屑病的发生时间常在首次 ICIs 治疗后的 2～53 周。掌跖和头皮都可能受累，可伴有银屑病关节炎。常见斑块型银屑病，表现为边界尖锐、鳞状、红斑样皮肤病变，可同时出现点滴型银屑病、掌跖银屑病或掌跖脓疱病。

ICIs 相关银屑病的病理机制尚未明确，可能与 PD-1 轴下调 Th1/Th17 信号通路有关。皮肤活检结果显示表皮增生、角质层增厚、角化不良和血管周围淋巴细胞炎症浸润。

ICIs 相关银屑病的治疗可以局部使用糖皮质激素、光疗、口服阿维 A、全身性糖皮质激素；对伴有银屑病关节炎的患者，可以考虑使用甲氨蝶呤、全身性糖皮质激素。

6．毛发和口腔毒性

毛发和口腔毒性尽管在 irCAEs 中占比较小，但却是非常重要的一部分。ICIs 相关毛发毒性最常见的是脱发，发生率为 1%～2%。ICIs 相关脱发的表型与斑秃相似，但也有休止期脱发病例的报道。ICIs 相关脱发的发病时间为 ICIs 治疗后 3～6 个月。

有研究发现 PD-L1 在毛囊真皮鞘上表达，PD-1 抑制剂通过 $CD4^{+}T$ 细胞和 $CD8^{+}T$ 细胞介导的免疫反应直接诱导斑秃或普遍性脱发。在 ICIs 相关皮肤色素减退/色素脱落的情况下，也可能观察到头发色素脱失。

ICIs 相关脱发的组织病理学特征为滤泡周围的淋巴细胞炎症。诊断性检查包括头皮临床评估、拔毛试验、头皮活检，以及针对脱发的其他原因（甲状腺功能障碍，锌、维生素 D 或铁缺乏）的实验室检查。

ICIs 相关脱发的治疗包括外用曲安奈德和氯倍他索。

非特异性口炎、黏膜炎症、牙周病和苔藓样反应等口腔毒性在接受 PD-1 抑制剂和 PD-L1 抑制剂治疗的患者中已有报道，而在接受 CTLA-4 抑制剂治疗的患者中其发生率尚不明确。牙周病是一种由 T 细胞失调导致的慢性感染/炎症性疾病，导致牙周袋形成、牙槽骨吸收和牙齿脱落。苔藓样反应表现为网状白色条纹，与 Wickham 纹相似，呈白色融合性丘疹，有时伴有斑块样、溃疡性、萎缩性红斑性病变，病变可能累及舌背侧或外侧、嘴唇、牙龈、硬腭、颊黏膜或肛周和外阴区域。患者可能主诉疼痛，亦可无症状。

组织学分析显示，在斑片状或苔藓样皮肤边缘的上皮固有层中有由 $CD4^+$/$CD8^+$T 细胞混合组成的淋巴细胞浸润。

这些病变是可逆的，可用局部激素和利多卡因治疗。另外，对于接受糖皮质激素治疗的患者，应始终警惕念珠菌病的发生。

四、少见 irCAEs

虽然包括 SJS、TEN 和 DRESS 等在内的严重皮肤毒性很少有报道，但这些反应可能危及生命。在 Chen 等的报道中，SJS 的死亡率为 10%，SJS-TEN 重叠的死亡率为 30%，TEN 的死亡率为 50%。

从 ICIs 治疗开始到出现严重皮肤毒性的潜伏期为 1～20 周。严重皮肤毒性最初可能表现为非特异性斑丘疹，出现水疱、Nikolsky 征、黏膜溃疡、发热或皮肤疼痛等提示可能发生危及生命的皮肤反应。

1. SJS

SJS 的临床可表现为非特异性斑丘疹、水疱、表皮坏死剥脱、重症多形性红斑型药疹，主要累及躯干，亦可出现黏膜和生殖器溃疡，可伴有发热、咽痛、关节痛或腹痛。

SJS 组织病理学可见角质形成细胞凋亡，真皮淋巴细胞浸润和表皮分离，真皮、表皮交界处及病灶处皮下有 $CD8^+$T 细胞浸润及坏死角质形成细胞。免疫组化显示浸润的 T 细胞为 $CD8^+$T 细胞且表达 PD-1，T 细胞浸润部位的皮肤角质细胞表达 PD-L1。

出现 SJS 需要永久停用 ICIs，并请皮肤科会诊，予泼尼松龙/甲基泼尼松龙 1～2mg/(kg·d)、IVIG 治疗。另外有研究显示，糖皮质激素和环孢素 A 是治疗 SJS 最有希望的全身免疫调节疗法。

2. TEN

TEN 的临床表现为广泛性大疱性斑丘疹伴有皮肤剥离、表皮松解，常累及四肢及躯干，并伴有全身中毒症状或皮肤痛、迟缓性大疱、脱皮、口腔黏膜脱落及视物模糊，严重者可表现为手掌、胳膊和下肢出现融合性红斑（占体表面积的90%），双侧足底全层皮肤脱落，下肢水疱和大疱形成等。

TEN组织病理学可见界面性皮炎、交界处T细胞浸润和角质细胞凋亡，以及表皮坏死伴少量T细胞浸润。免疫组化显示少量散在的淋巴细胞PD-L1染色阳性，表皮极少表达，主要集中在基底部角质形成细胞和黑色素瘤细胞。

TEN常用英夫利昔单抗（5mg/kg）和泼尼松龙（1mg/kg）治疗，48小时无效后可加用IVIG治疗。TEN死亡率高。患者可因皮肤感染而严重脱皮、感染性休克和多器官衰竭导致死亡。

3. DRESS

DRESS的临床表现为发热，弥散性斑丘疹可迅速发展为红皮病（又称剥脱性皮炎），多累及肝，引起肝转氨酶升高，可导致疲劳、厌食、腹泻和3级皮疹等。

血液学检查显示嗜酸性粒细胞计数明显升高，后期可发展为肾功能不全，肾超声显示肾大，经皮肾活检显示严重间质性炎症伴水肿，肾小球毛细血管壁多核细胞浸润。

泼尼松龙（1mg/kg）po后肾功能、皮疹及嗜酸性粒细胞增多症可逐渐恢复正常。

4. 其他

光化性角化病、基底细胞癌、日光性着色斑、湿疹、囊肿、毛囊炎、创伤、色素减退性痣、毛发角化病、感染（癣/带状疱疹/蜂窝织炎）、皮赘、原发性黑色素瘤、酒渣鼻、皮肤转移性黑色素瘤、血管瘤、新生痣、网状青斑、脂溢性角化病、不明确的腹部皮疹、鳞癌、急性广泛性脓疱疹等都有相关报道。

ICIs相关皮肤毒性的治疗建议见表9-1。

表9-1　ICIs相关皮肤毒性的治疗建议

疾病	CTCAE分级		
	1级	2级	3级及以上
非特异性斑丘疹	每天2次高效TCS	每天2次高效TCS，或全身性糖皮质激素［泼尼松龙0.5～1.0 mg/(kg·d)］	缓解至0～1级：全身性糖皮质激素［泼尼松龙0.5～1.0 mg/(kg·d)，如果没有改善，剂量增加至2 mg/(kg·d)］或生物制剂（英夫利昔单抗或托珠单抗）
苔藓样皮疹			
大疱性类天疱疮	每天2次高效TCS	缓解至0～1级：每天2次高效TCS，全身性糖皮质激素［泼尼松龙0.5～1.0 mg/(kg·d)］	缓解至0～1级：全身性糖皮质激素［泼尼松龙0.5～1.0 mg/(kg·d)，如果没有改善，剂量增加至2 mg/(kg·d)］，加用利妥昔单抗

续表

疾病	CTCAE 分级		
	1 级	2 级	3 级及以上
银屑病	每天 2 次高效 TCS	每天两次高效 TCS 和 NBUVB 光疗或阿普斯特	缓解至 0～1 级：生物制剂（乌司奴单抗、古塞库单抗、英夫利昔单抗、阿达木单抗或阿普斯特）或维 A 酸类药物
SJS/TEN/DRESS	不适用	不适用	停止 ICIs 治疗；住院；静脉使用糖皮质激素，环孢素；密切监测
瘙痒	每天 2 次高效 TCS	每天 2 次高效 TCS 和 GABA 类似物	缓解至 0～1 级：口服抗组胺药和 GABA 类似物，使用奥马珠单抗或度普利尤单抗
白癜风	光保护	光保护	不适用
脱发	中度至高效 TCS	中度至高效 TCS	不适用
口腔毒性	TCS，利多卡因	TCS，利多卡因	缓解至 0～1 级：TCS，利多卡因

注：TCS，外用糖皮质激素；NBUVB，窄谱紫外线；GABA，γ-氨基丁酸。

【参考文献】

1. Hassel JC，Kripp M，Al－Batran S，et al. Treatment of epidermal growth factor receptor antagonist－induced skin rash：results of a survey among German oncologists［J］. Onkologie，2010，33（3）：94-98.

2. Weber JS，Kahler KC，Hauschild A. Management of immune-related adverse events and kinetics of response with ipilimumab［J］. J Clin Oncol，2012，30（21）：2691-2697.

3. Nadelmann ER，Yeh JE，Chen ST. Management of cutaneous immune－related adverse events in patients with cancer treated with immune checkpoint inhibitors：a systematic review［J］. JAMA Oncology，2022，8（1）：130-138.

4. Postow MA，Knox SJ，Goldman DA，et al. A prospective，phase 1 trial of nivolumab，ipilimumab，and radiotherapy in patients with advanced melanoma［J］. Clin Cancer Res，2020，26（13）：3193-3201.

5. Phillips GS，Wu J，Hellmann MD，et al. Treatment outcomes of immune－related cutaneous adverse events［J］. J Clin Oncol，2019，37（30）：2746-2758.

6. Lacouture ME，Wolchok JD，Yosipovitch G，et al. Ipilimumab in patients with cancer and the management of dermatologic adverse events［J］. J Am Acad Dermatol，2014，71（1）：161-169.

7. Phan GQ，Yang JC，Sherry RM，et al. Cancer regression and autoimmunity induced

by cytotoxic T lymphocyte-associated antigen 4 blockade in patients with metastatic melanoma [J]. Proc Natl Acad Sci USA, 2003, 100 (14): 8372-8377.

8. Jaber SH, Cowen EW, Haworth LR, et al. Skin reactions in a subset of patients with stage Ⅳ melanoma treated with anti-cytotoxic T-lymphocyte antigen 4 monoclonal antibody as a single agent [J]. Arch Dermatol, 2006, 142 (2): 166-172.

9. Sibaud V. Dermatologic reactions to immune checkpoint inhibitors: skin toxicities and immunotherapy [J]. Am J Clin Dermatol, 2018, 19 (3): 345-361.

10. Sibaud V, Meyer N, Lamant L, et al. Dermatologic complications of anti-PD-1/PD-L1 immune checkpoint antibodies [J]. Curr Opin Oncol, 2016, 28 (4): 254-263.

11. Min Lee CK, Li S, Tran DC, et al. Characterization of dermatitis after PD-1/PD-L1 inhibitor therapy and association with multiple oncologic outcomes: a retrospective case-control study [J]. J Am Acad Dermatol, 2018, 79 (6): 1047-1052.

12. Tetzlaff MT, Nagarajan P, Chon S, et al. Lichenoid dermatologic toxicity from immune checkpoint blockade therapy: a detailed examination of the clinicopathologic features [J]. Am J Dermatopathol, 2017, 39 (2): 121-129.

13. Schaberg KB, Novoa RA, Wakelee HA, et al. Immunohistochemical analysis of lichenoid reactions in patients treated with anti-PD-L1 and anti-PD-1 therapy [J]. J Cutan Pathol, 2016, 43 (4): 339-346.

14. Ellis SR, Vierra AT, Millsop JW, et al. Dermatologic toxicities to immune checkpoint inhibitor therapy: a review of histopathologic features [J]. J Am Acad Dermatol, 2020, 83 (4): 1130-1143.

15. Lopez AT, Geskin L. A case of nivolumab-induced bullous pemphigoid: review of dermatologic toxicity associated with programmed cell death protein-1/programmed death ligand-1 inhibitors and recommendations for diagnosis and management [J]. Oncologist, 2018, 23 (10): 1119-1126.

16. Lopez AT, Khanna T, Antonov N, et al. A review of bullous pemphigoid associated with PD-1 and PD-L1 inhibitors [J]. Int J Dermatol, 2018, 57 (6): 664-966.

17. Siegel J, Totonchy M, Damsky W, et al. Bullous disorders associated with anti-PD-1 and anti-PD-L1 therapy: a retrospective analysis evaluating the clinical and histopathologic features, frequency, and impact on cancer therapy [J]. J Am Acad Dermatol, 2018, 79 (6): 1081-1088.

18. Naidoo J, Schindler K, Querfeld C, et al. Autoimmune bullous skin disorders with immune checkpoint inhibitors targeting PD-1 and PD-L1 [J]. Cancer Immunol Res, 2016, 4

(5): 383-389.

19. Sowerby L, Dewan AK, Granter S, et al. Rituximab treatment of nivolumab-Induced bullous pemphigoid [J]. JAMA Dermatol, 2017, 153 (6): 603-605.

20. De Golian E, Kwong BY, Swetter SM, et al. Cutaneous complications of targeted melanoma therapy [J]. Curr Treat Options Oncol, 2016, 17 (11): 57.

21. Hua C, Boussemart L, Mateus C, et al. Association of vitiligo with tumor response in patients with metastatic melanoma treated with pembrolizumab [J]. JAMA Dermatol, 2016, 152 (1): 45-51.

22. Feng Y, Lu Y. Advances in vitiligo: update on therapeutic targets [J]. Front Immunol, 2022, 13: 986918.

23. Zarbo A, Belum VR, Sibaud V, et al. Immune-related alopecia (areata and universalis) in cancer patients receiving immune checkpoint inhibitors [J]. Br J Dermatol, 2017, 176 (6): 1649-1652.

24. Guidry J, Brown M, Medina T. PD-1 inhibitor induced alopecia areata [J]. Dermatol Online J, 2018, 24 (12): 13030/qt2vj8b7cv.

25. Lacouture M, Sibaud V. Toxic side effects of targeted therapies and immunotherapies affecting the skin, oral mucosa, hair, and nails [J]. Am J Clin Dermatol, 2018, 19 (Suppl 1): 31-39.

26. Postow MA. Managing immune checkpoint-blocking antibody side effects [J]. Am Soc Clin Oncol Educ Book, 2015: 76-83.

27. Jackson LK, Johnson DB, Sosman JA, et al. Oral health in oncology: impact of immunotherapy [J]. Support Care Cancer, 2015, 23 (1): 1-3.

28. Inno A, Metro G, Bironzo P, et al. Pathogenesis, clinical manifestations and management of immune checkpoint inhibitors toxicity [J]. Tumori, 2017, 103 (5): 405-421.

29. Collins LK, Chapman MS, Carter JB, et al. Cutaneous adverse effects of the immune checkpoint inhibitors [J]. Curr Probl Cancer, 2017, 41 (2): 125-128.

30. Shi VJ, Rodic N, Gettinger S, et al. Clinical and histologic features of lichenoid mucocutaneous eruptions due to anti-programmed cell death 1 and anti-programmed cell death ligand 1 immunotherapy [J]. JAMA Dermatol, 2016, 152 (10): 1128-1136.

31. Chen CB, Wu MY, Ng CY, et al. Severe cutaneous adverse reactions induced by targeted anticancer therapies and immunotherapies [J]. Cancer Manag Res, 2018, 10: 1259-1273.

32. Vivar KL, Deschaine M, Messina J, et al. Epidermal programmed cell death-ligand 1 expression in TEN associated with nivolumab therapy [J]. J Cutan Pathol, 2017, 44 (4): 381-384.

33. Nayar N, Briscoe K, Fernandez Penas P. Toxic epidermal necrolysis-like reaction with severe stellite cell necrosis associated with nivolumab in a patient with ipilimumab refractory metastatic melanoma [J]. J Immunother, 2016, 39 (3): 149-152.

34. Saw S, Lee HY, Ng QS. Pembrolizumab-induced Stevens-Johnson syndrome in non-melanoma patients [J]. Eur J Cancer, 2017, 81: 237-239.

35. Goldinger SM, Stieger P, Meier B, et al. Cytotoxic cutaneous adverse drug reactions during anti-PD-1 therapy [J]. Clin Cancer Res, 2016, 22 (16): 4023-4029.

36. Zimmermann S, Sekula P, Venhoff M, et al. Systemic immunomodulating therapies for Stevens-Johnson syndrome and toxic epidermal necrolysis: a systematic review and meta-analysis [J]. JAMA Dermatol, 2017, 153 (6): 514-522.

37. Weaver J, Bergfeld WF. Grover disease (transient acantholytic dermatosis) [J]. Arch Pathol Lab Med, 2009, 133 (9): 1490-1494.

第二节　典型病例

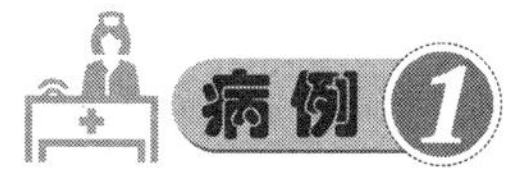

患者，男，71 岁。“右下肺小细胞癌术后 6 个月，5 周期化疗后脑转移 1 天”，于 2020 年 4 月 2 日入院。

1. 现病史

2019 年 8 月，患者体检发现右肺下叶背段肿物，于 2019 年 9 月 9 日在全麻下行“右肺下叶癌根治术”。术后病理：（右肺下叶肿块）低分化癌；肿瘤大小 7.5cm×6.0cm×6.0cm；支气管根部淋巴结（0/3），肺内支气管旁淋巴结（1/2）查见肿瘤转移，第 2、4 组淋巴结（0/8），第 3A 组淋巴结（0/3），第 7 组淋巴结（0/2），第 10 组淋巴结（0/3）；脉管内癌栓高度可疑（+）；神经侵犯（+）；支气管切端（-）；邻近器官不详；脏层胸膜（-）；血管切缘（-）。免疫组化：CK（核旁点+）、CgA（弱+）、Syn（+）、CD56（+）、TTF1（+）、NapsinA（-）、P63（-）、P40（-）、Ki-67（50%+）、SSTR2（+）、CK7（-）、EMA（灶区+），符合小细胞癌；PD-1（-）、

PD-L1（20%+）。患者同意加入SHR-1316-Ⅲ-301临床研究：SHR-1316（ICIs）联合卡铂和依托泊苷对比安慰剂联合卡铂和依托泊苷一线治疗广泛期小细胞肺癌的随机、双盲、安慰剂对照、多中心的Ⅲ期临床研究。

患者抗肿瘤治疗过程见表9-2。

表9-2　病例1抗肿瘤治疗过程

日期	方案	周期	评价
2019年9月9日	右肺下叶癌根治术		
2019年10月16日/2019年11月5日	依托泊苷163mg d1～3+SHR-1316或安慰剂1220mg ivgtt d1+卡铂454mg ivgtt d1	2	SD
2019年11月27日	依托泊苷162mg d1～3+SHR-1316或安慰剂1200mg ivgtt d1+卡铂444mg ivgtt d1	1	甲状腺功能亢进症，予美托洛尔对症治疗
2019年12月18日	依托泊苷152mg d1～3+SHR-1316或安慰剂1048mg ivgtt d1+卡铂418mg ivgtt d1	1	SD 甲状腺功能减退症，补充左甲状腺素（优甲乐）
2020年1月7日	依托泊苷157mg d1～3+SHR-1316或安慰剂1120mg ivgtt d1+卡铂432mg ivgtt d1	1	
2020年2月3日	SHR-1316或安慰剂1300mg ivgtt d1	1	
2020年2月25日	SHR-1316或安慰剂1320mg ivgtt d1	1	
2020年3月17日	SHR-1316或安慰剂1300mg ivgtt d1	1	PD
2020年3月21日	四肢、胸背部出现皮疹，伴瘙痒，考虑为药物性皮疹，与SHR-1316（后证实患者使用的是ICIs）相关，分级为3级。予泼尼松1mg/kg，皮疹好转后逐渐减量到停药，总疗程4周。患者因脑CT提示脑转移，出研究组		

2. 既往史

高血压病史11年，收缩压最高160mmHg，口服硝苯地平缓释片控制血压，血压控制可。

3. 入院后诊疗经过

体格检查：四肢、胸背部红色斑丘疹，伴瘙痒（图9-1）。

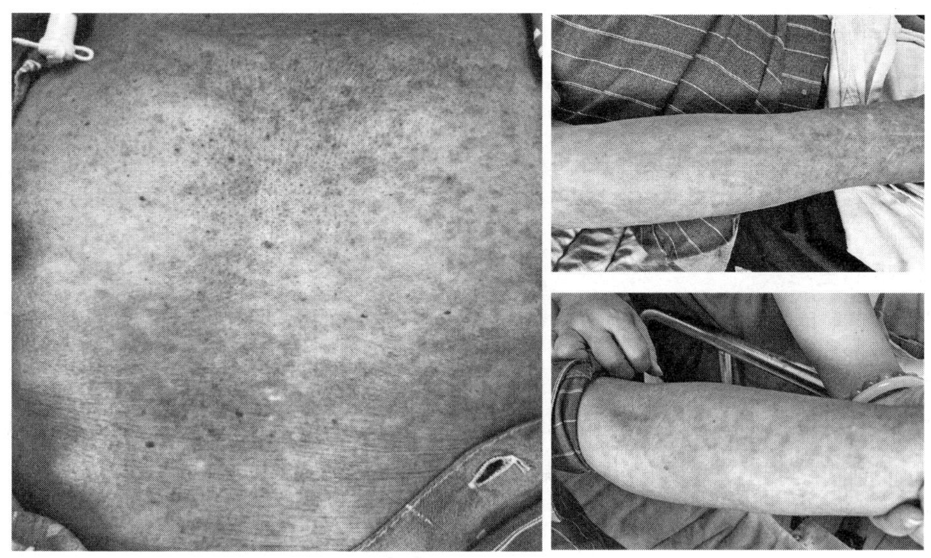

图 9-1　病例 1 皮疹表现

患者入院前后甲状腺功能变化情况见表 9-3。

表 9-3　病例 1 入院前后甲状腺功能变化情况

日期	FT_3（pg/mL）	FT_4（ng/dL）	TSH（mIU/L）	TgAb（IU/mL）	TPOAb（IU/mL）
2019 年 10 月 15 日	2.37	0.83	2.88	258	42.4
2019 年 12 月 17 日	1.97	0.81	0.16	4450	610.7
2020 年 1 月 6 日	1.01	0.42	68.69	4562	616.6
2020 年 2 月 3 日	2.06	0.71	39.45	4578	482.0
2020 年 2 月 23 日	2.46	1.01	15.09	＞5000	513.1
2020 年 4 月 8 日	1.93	1.08	0.54	1203	94.8

诊断：①ICIs 相关皮炎（3 级）；② ICIs 相关甲状腺功能减退症（2 级）。

诊断依据：①患者于 2019 年 10 月 16 日开始 ICIs 治疗，发生皮疹时已行 8 周期治疗；②患者伴甲状腺功能减退症；③四肢、胸背部见片状红色皮疹，皮疹面积＞30% 体表面积，瘙痒明显，影响睡眠；④暂未发现其他导致皮疹的病因。

治疗：①调整左甲状腺素（优甲乐）的剂量；②泼尼松龙 1mg/(kg・d)，皮疹好转后逐渐减量，总疗程 6 周。

4. 病例总结

ICIs 相关皮炎发病率相对较高，病情严重程度轻重不一，对糖皮质激素的治疗反应总体较好。

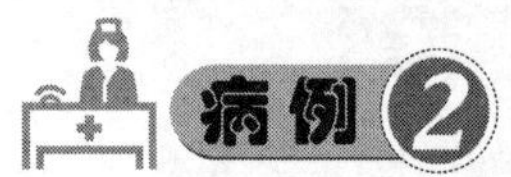

患者，男，71岁。“右肺上叶鳞癌肝转移（cT4N1M1 Ⅳ期）1周期化疗联合免疫治疗后3天”，于2022年4月25日入院。

1．现病史

2022年4月8日患者于外院行胸部CT：右肺上叶见巨大团块影，大小约11.7cm×8.0cm×8.9cm，呈不均匀明显强化，邻近胸膜增厚，右肺门及纵隔内数个稍增大淋巴结，部分转移可能，肝右前叶上段稍低密度结节，转移可能。2022年4月19日患者在四川省肿瘤医院行超声引导下活检，病理：查见鳞癌。2022年4月22日予第1周期化疗联合免疫治疗，具体方案：紫杉醇（白蛋白结合型）400mg ivgtt+卡铂400mg ivgtt+替雷利珠单抗200mg ivgtt。用药后第3天，患者双上肢及背部出现散在皮疹，伴瘙痒，无水疱及破溃。现为求进一步治疗再次收入院。

2．入院后诊疗经过

体格检查：患者一般情况可，ECOG评分1分。双上肢、后背散在红色皮疹（图9-2），部分突出皮肤表面，形状不规则，部分可见融合，皮疹周围皮肤无异常，伴瘙痒。

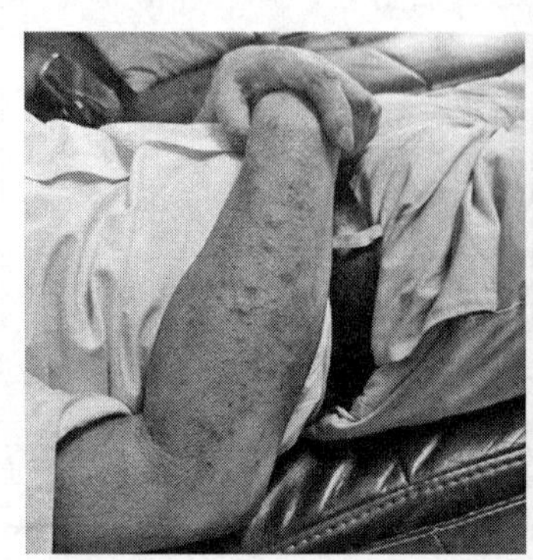
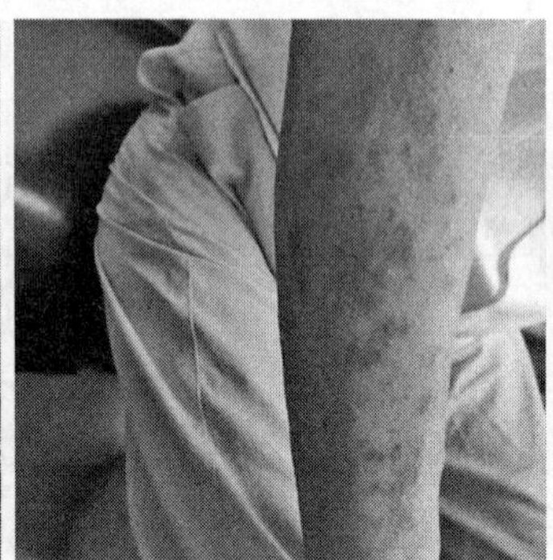
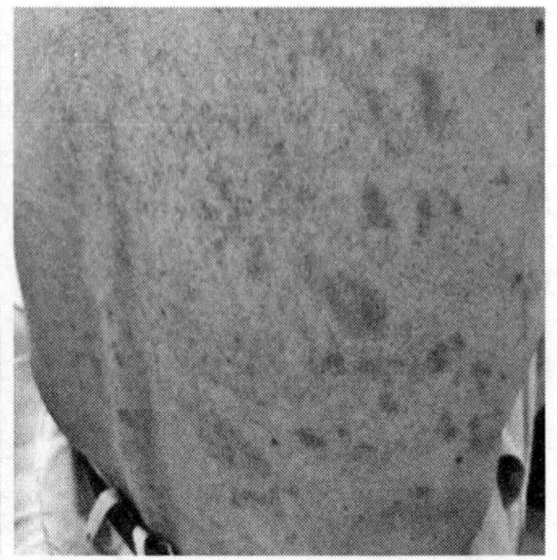

图9-2　病例2皮疹情况

辅助检查结果如下：

1）电解质、心肌标志物多次监测均正常。

2）免疫治疗前甲状腺功能检查提示亚临床甲状腺功能减退症，免疫治疗后甲状腺功能无明显变化。

诊断：①ICIs相关皮炎（2级）；②紫杉醇（白蛋白结合型）过敏（?）。

治疗：予口服奥洛他定，泼尼松龙0.5mg/(kg·d)（初始），皮疹好转后减量，激素治疗总疗程4周。免疫治疗未暂停，继续规律的抗肿瘤治疗，于2022年5月14日再次化疗+免疫治疗，治疗后再次出现皮疹，给予糖皮质激素治疗后消退。

3．病例总结

发生 irAEs 后，是否再挑战 ICIs 治疗取决于 irAEs 的严重程度、发生部位、肿瘤对 ICIs 治疗的反应等。如果 irAEs 发生在非重要器官并且病情相对较轻、肿瘤对 ICIs 反应较好，就可以在密切监测下再挑战 ICIs 治疗。

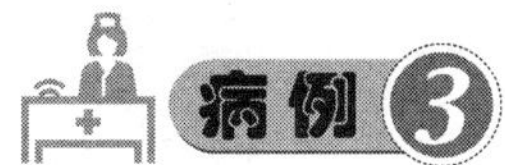

患者，男，67 岁。“食管中段鳞癌术后放化疗后免疫、靶向治疗后，出现面部、双手皮疹 20 余天，加重 10 余天”，于 2022 年 6 月 22 日入院。

1．现病史

2019 年 11 月 26 日患者因吞咽困难在外院行胃镜检查：距门齿 30～36cm 处见食管新生物。活检病理：鳞癌。2019 年 12 月 25 日患者在全麻下行“胸腹腔镜下三切口食管癌根治术、胸导管结扎术”。术后病理：食管中段溃疡型肿瘤，浸润至外膜，大小约 3cm×2cm×1cm；组织学诊断为鳞癌，多组淋巴结转移。2020 年 2 月 18 日、2020 年 3 月 12 日行第 1、2 周期化疗，方案：替吉奥 50mg po bid d1～14，q21d。2020 年 3 月 18 日予胸部放疗，靶区剂量：CTV-N（淋巴结引流区）2.0Gy/F、CTV（瘤床靶区）2.0Gy/F、GTV-N（阳性淋巴结）2.4Gy/F，qd，计划照射 25 次。2020 年 3 月开始免疫治疗，方案为卡瑞利珠单抗（2022 年 4 月 25 日最后 1 周期免疫治疗，共 16 周期）。2022 年 3 月 10 日查甲状腺功能：FT_3 1.25pg/mL，FT_4 0.79ng/dL，TSH 4.5mIU/L。免疫治疗期间同时服用安罗替尼，因自述不良反应大，自行停用（共服用 26 盒）。2022 年 6 月 13 日查甲状腺功能：FT_3 0.66pg/mL，FT_4 0.20ng/dL，TSH 14.5mIU/L。20 余天前，患者出现面部、双手白色皮疹，10 余天前，皮疹加重，于 2022 年 6 月 22 日收入院。

患者皮疹情况见图 9-3。

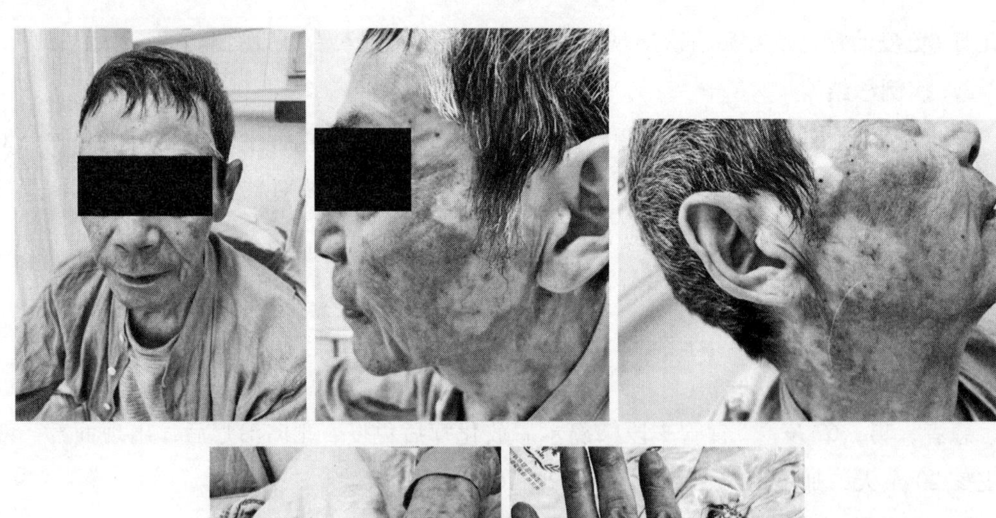

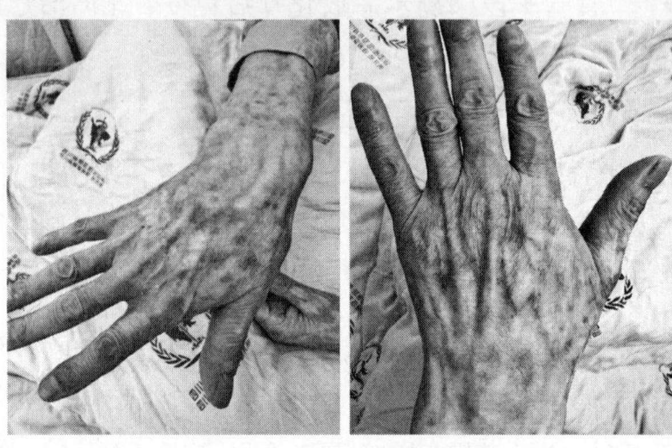

图 9-3　病例 3 皮疹情况

2．入院后诊疗经过

诊断：①ICIs 相关皮炎（1 级）（白癜风样皮疹）；②ICIs 相关甲状腺功能减退症；③食管中段鳞癌术后放化疗后免疫、靶向治疗后。

治疗：①皮疹未予特殊治疗；② 左甲状腺素（优甲乐）纠正甲状腺功能减退症；③继续肿瘤专科随访和治疗。

3．病例总结

白癜风样皮疹是 ICIs 相关皮炎的经典皮损类型，完全有别于其他药物相关性皮炎。如果严重程度分级较低，可予以观察，无需特殊治疗。

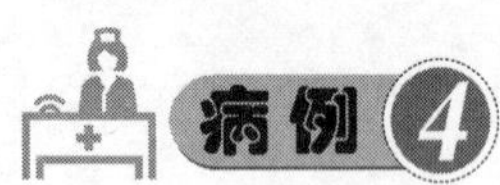

患者，男，58 岁。“胸痛 2^{+}月，确诊左肺上叶鳞癌新辅助化疗联合免疫治疗后 3 周”，于 2023 年 4 月 23 日入院。

1．现病史

2023 年 3 月 3 日患者因左胸痛行胸部 CT：左肺上叶见不规则软组织肿块影，较大截面约 5.0cm×3.9cm，增强后呈不均匀强化，邻近左肺上叶前段支气管截断，远端肺组织片状肺不张，彼此分界欠清，周围斑片渗出影，邻近胸膜牵拉凹陷；双侧锁骨上窝、纵隔、肺门多发稍大淋巴结影，大者约 1.9cm×1.1cm。2023 年 3 月 3 日患者行支气管镜检查：左肺上叶开口通畅，黏膜光滑，前段远端浸润样闭塞；新生物活检及刷检，质脆，易出血。送检病理：查见非小细胞癌细胞，考虑鳞癌。2023 年 3 月 31 日行“紫杉醇 210mg d1+卡铂 400mg d1 +替雷利珠单抗 200mg d1”方案化疗联合免疫治疗，治疗后约 2 周患者出现全身皮疹伴瘙痒，并进行性加重，于 2023 年 4 月 23 日收入院。

2．既往史

牛皮癣病史。

3．入院后诊疗经过

体格检查：患者腹部、背部、四肢、足底散在剥脱样皮疹（图 9–4）。

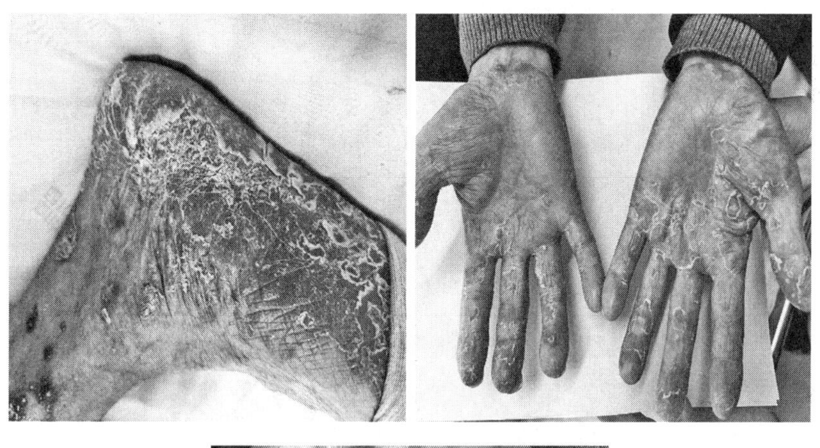

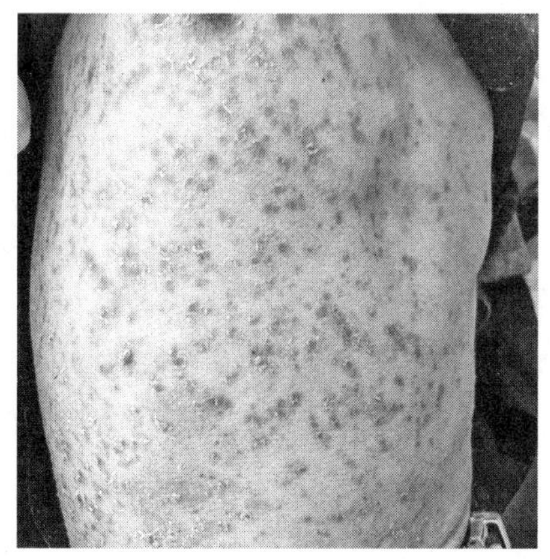

图 9–4　病例 4 入院时皮疹情况。

患者甲状腺功能、肌酶、肝功能等均正常。

诊断：①ICIs 相关皮炎（4 级）（剥脱性皮炎）；②左肺上叶鳞癌新辅助化疗联合免疫治疗 1 周期后。

治疗：甲基泼尼松龙 2mg/(kg・d) 静脉使用，皮疹消退到 1 级，开始糖皮质激素减量。先谨慎减量，避免皮疹加重，患者皮疹稳定消退后匀速减量，总疗程 8 周。糖皮质激素使用 4 周后，使用磺胺预防耶氏肺孢子菌肺炎，直至泼尼松用量小于 20mg/(kg・d)。

患者激素治疗过程中皮疹的消退情况见图 9-5。

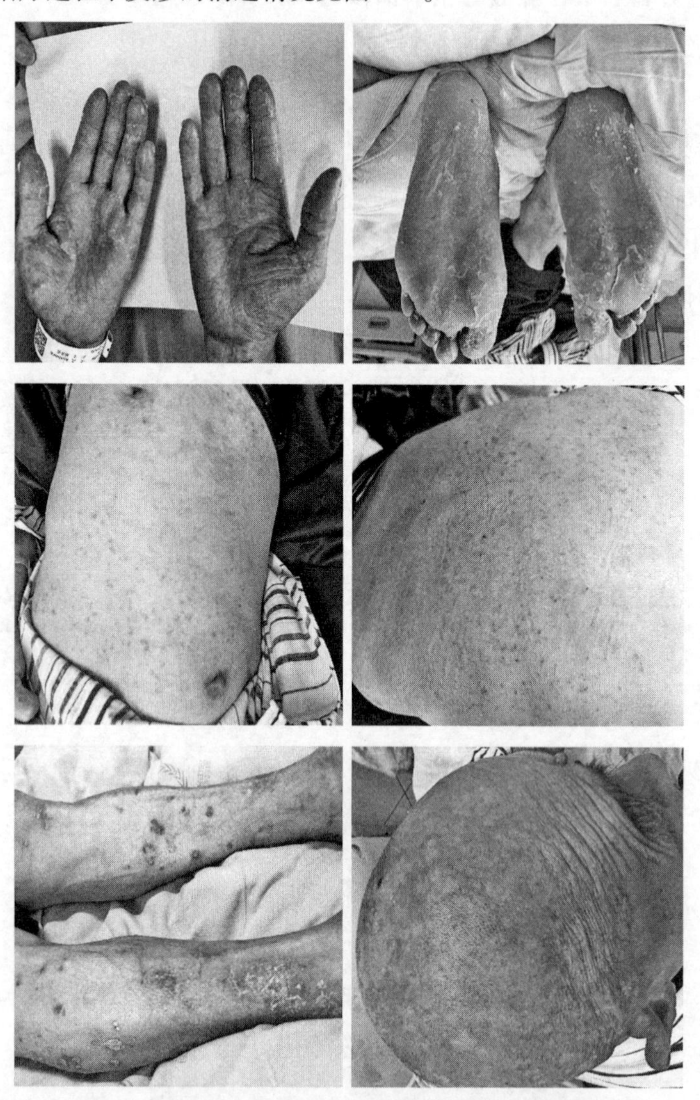

图 9-5　病例 4 激素治疗过程中皮疹的消退情况

4．病例总结

这例患者的皮损比较严重，对这样的患者，重点强调 2 点：①糖皮质激素使用剂量要足够，使用疗程相对更长；②警惕继发感染，注意皮损部位的清洁与保护。

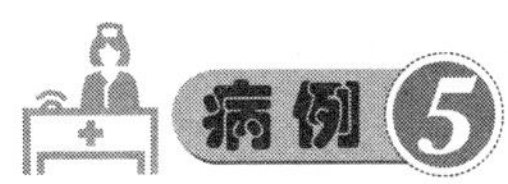

患者，女，40 岁。“宫颈鳞癌Ⅰa 期术后复发，放化疗后左腹股沟淋巴结转移，2 周期免疫治疗后 19 天，乏力 3 天”，于 2021 年 8 月 31 日入院。

1. 现病史

2016 年，患者因“阴道不规则流血”于外院诊断为“宫颈浸润性鳞癌”，2016 年 12 月 28 日于外院行“子宫改良根治性切除+双侧输卵管切除术”，术后病理：高级别上皮内瘤变。出院诊断：宫颈鳞癌Ⅰa 期。2019 年 2 月 20 日，患者于外院行 PET/CT：①双侧膈肌脚内侧多发淋巴结肿大，SUV_{max}值 9.0；腹膜后腹主动脉旁淋巴结肿大，直径约 1.1cm，SUV_{max}值 31.9；双侧髂血管旁淋巴结肿大，直径约 0.8cm，SUV_{max}值 27.7；双侧盆壁多发淋巴结肿大，左侧为著，直径约 1.0cm，SUV_{max}值 24.2，考虑复发转移。②食管左侧见一淋巴结，大小约 0.9cm，SUV_{max}值 8.6，考虑复发转移。患者抗肿瘤治疗方案见表 9-4。

表 9-4　病例 5 抗肿瘤治疗方案

时间	方案	周期	评价
2016 年 12 月 28 日	子宫改良根治性切除+双侧输卵管切除术		2019 年 2 月 20 日 PET/CT：双侧膈肌脚内侧、腹膜后、双侧髂血管、双侧盆壁多发淋巴结转移
2019 年 4 月 20 日/2019 年 5 月 25 日/2019 年 8 月 30 日/2019 年 9 月 24 日/2019 年 10 月 29 日	紫杉醇 240mg ivgtt d1+卡铂 400mg ivgtt d1	5	PD
2019 年 5 月 25 日起	盆腔外照射+后装		2021 年 7 月 5 日左腹股沟淋巴结穿刺活检：宫颈癌转移

因肿瘤复发，2021 年 7 月患者自愿参加四川省肿瘤医院正在开展的“评估 IBI310（重组人源 CTLA-4 抑制剂）或安慰剂联合信迪利单抗用于经一线及以上含铂化疗失败或不能耐受的晚期宫颈癌的有效性和安全性的随机、双盲、对照的平行队列Ⅱ期临床研究”。2021 年 7 月 22 日完成第 1 周期信迪利单抗 200mg+IBI310/安慰剂 207mg 治疗，用药后第 3 天出现无明显诱因反复发热，最高体温为 39℃，伴双侧甲状腺肿痛，偶伴咳嗽、咳白色泡沫痰，无畏寒、恶心、呕吐、腹泻等不适，于当地医院行退热治疗（具体不详），症状好转。为行第 2 周期治疗，患者于 2021 年 8 月 10 日至四川省肿瘤医院门诊检查，甲状腺功能：FT_3 9.42pg/mL，FT_4 5.32ng/dL，TSH 0.006mIU/L；肝功能：ALT

69U/L，AST 47U/L，予暂观察。2021 年 8 月 12 日患者住院行第 2 周期信迪利单抗 200mg+IBI310/安慰剂 207mg 治疗，后出院。之后患者逐渐出现双下肢水肿、食欲减退、全身皮疹，于 2021 年 8 月 30 复查甲状腺功能：FT_3 1.52pg/mL，FT_4 0.41ng/dL，TSH 14.87mIU/L；肝功能：ALT 382U/L，AST 355U/L，收入院。

2．入院后诊疗经过

入院后完善相关辅助检查，结果如下：

1）免疫治疗前、免疫治疗中、糖皮质激素（左甲状腺素和泼尼松龙）治疗后的检查结果见表 9-5。

表 9-5　病例 5 免疫治疗前、免疫治疗中、激素治疗后检查结果

指标		免疫治疗前	免疫治疗中		激素治疗后
		2021 年 7 月 15 日	2021 年 8 月 10 日	2021 年 8 月 30 日	2021 年 10 月 14 日
甲状腺功能	FT_3（pg/mL）	2.22	9.42	1.52	2.30
	FT_4（ng/dL）	0.85	5.32	0.41	1.05
	TSH（mIU/L）	1.388	0.006	14.870	8.000
	TgAb（IU/mL）	21.2	3933.0	3850.0	1954.0
	TPOAb（IU/mL）	5.11	77.55	272.00	85.33
肝功能	ALT（U/L）	29	69	382	26
	AST（U/L）	18	47	355	26

2）病毒性肝炎标志物：乙肝病毒表面抗原阴性、乙肝病毒表面抗体阳性、乙肝病毒 e 抗原阴性、乙肝病毒 e 抗体阴性、乙肝病毒核心抗体阳性。丙肝病毒抗体阴性。

3）HBV-DNA 阴性。

4）腹部 CT：肝质地可，肝内未见确切异常。

5）甲状腺彩超：甲状腺实质回声减低、欠均匀，伴双侧颈Ⅵ区淋巴结肿大。

6）皮疹：见图 9-6。

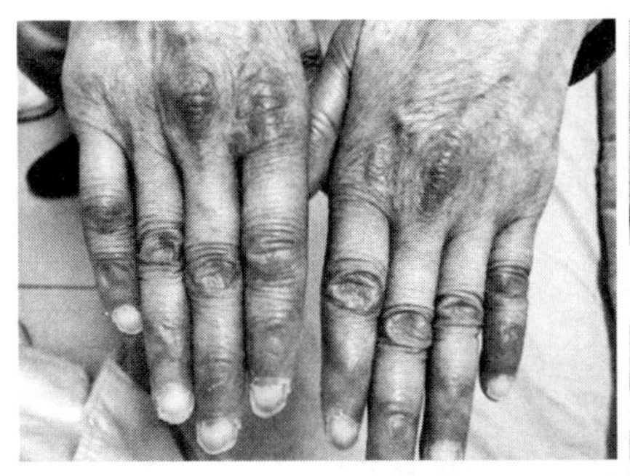
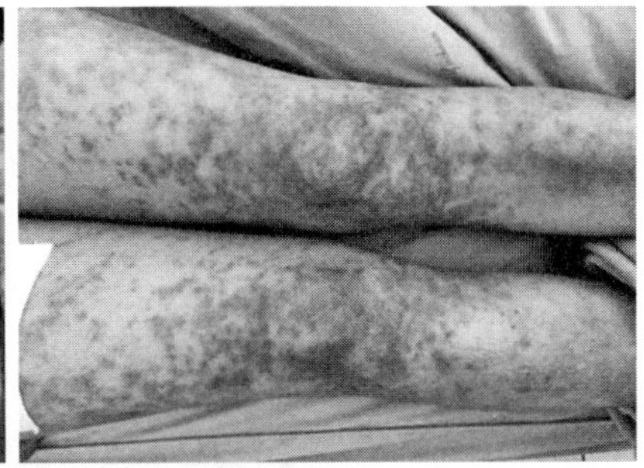
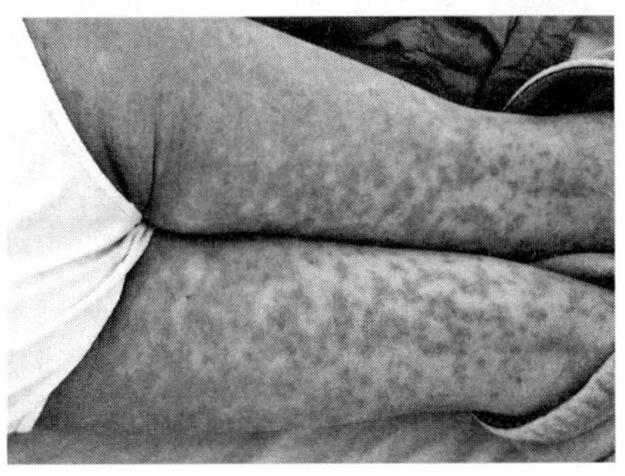

图 9-6　病例 5 入院时皮疹情况

病史特点：

1）肿瘤晚期，放化疗后肿瘤进展，参加临床研究，已行免疫治疗 2 周期。

2）免疫治疗前，患者甲状腺功能、肝功能等检查基线水平均正常。

3）第 1 次免疫治疗联合化疗后，患者出现甲状腺功能亢进症，无特殊用药。

4）第 2 次免疫治疗联合化疗后，患者出现乏力、皮疹、甲状腺功能减退症、肝功能不全。

诊断：①ICIs 相关皮炎（3 级）；②ICIs 相关肝炎（3 级）；③ICIs 相关甲状腺功能异常（先甲状腺功能亢进症，后甲状腺功能减退症）。

治疗：予甲基泼尼松龙，初始 1.5mg/(kg · d)，以后逐渐减量到停药，总疗程 5 周。左甲状腺素 50μg po qd。治疗后患者症状缓解，肝功能恢复正常，皮疹消退。

3. 病例总结

irAEs 多在多个部位同时发生，常见发生部位为皮肤和甲状腺等，这也是鉴别诊断的重要依据。